Inhaltsverzeichnis

Vorwort

Die Selbstverwaltung hat mit der nunmehr vorliegenden Version des Pauschalierenden Entgeltsystems für die Psychiatrie und Psychosomatik 2019 bereits die 7. Fassung des Entgeltkataloges beschlossen. Wie in den vergangenen Jahren zeichnen sich im Sinne einer Konsolidierung primär moderate Anpassungen im Entgeltkatalog ab. Dies gilt sowohl für die Katalogstruktur und die einzelnen Entgelte als auch für die gängigen Splitmerkmale zur differenzierten Leistungsabbildung.

Die scheinbar eingetretene Ruhe in Verbindung mit dem PEPP-Entgeltkatalog darf jedoch nicht darüber hinwegtäuschen, dass bereits zahlreiche weitere Reformen durch den Gesetzgeber angestoßen wurden, die den Bereich Psychiatrie und Psychosomatik enorm fordern werden. In diesem Kontext sind beispielsweise die Psych-PV-Personalnachweise und künftige G-BA-Vorgaben zur Ausstattung mit dem für die Behandlung erforderlichen therapeutischen Personal sowie die Einführung von Qualitätsindikatoren zu nennen. Gleiches gilt für den leistungsbezogenen Krankenhausvergleich zur Unterstützung bei der Vereinbarung eines leistungsgerechten Gesamtbetrages (krankenhausindividueller Basisentgeltwert und sonstiger leistungsgerechter Entgelte). Insofern ist auch im Bereich der Psychiatrie und Psychosomatik weiterhin mit zahlreichen Änderungen zu rechnen. Diese werden das Personal abermals vor enorme bürokratische Herausforderungen stellen, auch wenn im Hinblick auf die Prozedurenklassifikation (OPS) besonders dokumentationsaufwändige Kodes im Sinne des Bürokratieabbaus erstmalig durch das DIMDI gestrichen wurden (Therapieeinheiten für die Pflege und Spezialtherapeuten). Mit der diesbezüglichen langjährigen Forderung verband die DKG den Wunsch, Überregulierung abzubauen, um mehr Zeit der Pflegekräfte für die unmittelbare Versorgung der Patienten zu gewinnen.

Dr. med. Nicole Schlottmann, Dr. med. Roland Laufer

Berlin, im Dezember 2018

Teil I

Kurzerläuterungen
der wichtigsten Änderungen
für das Jahr 2019

Kurzerläuterungen der wichtigsten Änderungen für das Jahr 2019

1 Einleitung

Wie in jedem Jahr haben die Selbstverwaltungspartner im September das PEPP-Entgeltsystem für das nächste Jahr beschlossen. Mit der PEPP-Version 2019 liegt nunmehr die siebte Fassung des pauschalierenden Entgeltsystems für psychiatrische und psychosomatische Einrichtungen vor. Wie bereits in den vergangenen Jahren sind allenfalls kleinere Änderungen zu verzeichnen. Inhalte und struktureller Aufbau des Vergütungssystems bleiben weitestgehend unverändert. Die gleiche Tendenz gilt auch für die Anpassung der Kodierrichtlinien (DKR-Psych). Damit ist die Verweildauer weiterhin der wichtigste Kostentrenner im PEPP-System. Dies kann als ein mögliches Zeichen dafür gewertet werden, dass die Entwicklung geeigneter Leistungsbezeichner (OPS) als wichtige Splitkriterien in pauschalierenden Vergütungssystemen auch vor dem Hintergrund eines angemessenen Dokumentationsaufwandes bereits ihre Grenzen erreicht hat.

In Anbetracht des nunmehr geplanten Einsatzes als Budgetsystem mit praktikablem Differenzierungsgrad und einer Begrenzung des Dokumentationsaufwandes auf das notwendige Maß waren keine weitreichenden Strukturänderungen zu erwarten. Auch zeichnet sich eine gewisse Konsolidierung im Hinblick auf die Leistungsbeschreibung (OPS-Kodes) für den Bereich der Psychiatrie und der Psychosomatik ab. Diese ist vor dem Hintergrund fachlicher Besonderheiten, die einfache Operationskodes verbieten, der bereits vielfach zu verzeichnenden berufsgruppenspezifischen Einzelleistungserfassung und dem mit ihr verbundenen bürokratischen Aufwand nicht verwunderlich. Daher wird begrüßt, dass das DIMDI langjährige Vorschläge zum Bürokratieabbau erstmalig für den Bereich der Pflege und der Spezialtherapeuten aufgegriffen hat. Dies ermöglicht eine Dokumentationserleichterung, da Therapieeinheiten von der Pflege (Einzel und Gruppe) und von Spezialtherapeuten (Gruppe) künftig nicht mehr kodiert werden müssen. Die entsprechenden Kodes wurden im OPS ersatzlos gestrichen. Bereits seit mehreren Jahren hat das Krankenhauspersonal hier mit enormem Aufwand viele Millionen Kodes kodiert sowie mit ihnen in Verbindung stehende Leistungen dokumentiert, obwohl diese über all die Jahre kein geeignetes Splitkriterium für die PEPP-Entgelte darstellten. Auch wenn bisweilen andere Töne zu vernehmen sind, darf dieser Schritt keinesfalls als mangelnde Wertschätzung der Arbeit der Pflege und der Spezialtherapeuten missverstanden werden, sondern vielmehr als das genaue Gegenteil. Durch die Streichung wird Misstrauensbürokratie abgebaut und Zeit für die unmittelbare Versorgung der Patienten gewonnen.

2 Änderungen durch das PsychVVG ab dem Vereinbarungszeitraum 2019

2.1 Psych-PV-Nachweise nach § 18 BPflV

Urban Roths

Mit dem „Gesetz zur Weiterentwicklung der Versorgung und der Vergütung für psychiatrische und psychosomatische Leistungen (PsychVVG)“ vom 19. Dezember 2016 wurde in § 18 Abs. 2 BPflV eine Nachweispflicht zur Personalausstattung und Mittelverwendung eingeführt. Die Nachweisplicht ist verbunden mit der durch § 18 Abs. 3 BPflV geschaffenen Möglichkeit, zusätzlich erforderliches Personal budgetwirksam zu vereinbaren. Die Selbstverwaltung nach § 17b KHG wurde mit § 9 Abs. 1 Nr. 8 BPflV beauftragt, auf der Bundesebene die Ausgestaltung des Nachweises zu vereinbaren.

Einbindung des Nachweises in die Budgetverhandlungen

Gemäß § 18 Abs. 2 BPflV hat das Krankenhaus für die Jahre 2016 bis 2019 dem Institut für das Entgeltsystem im Krankenhaus (InEK) und den Krankenkassen auf der Ortsebene (den andere Vertragsparteien nach § 11 BPflV) nachzuweisen, inwieweit die Vorgaben der Psychiatrie-Personalverordnung (Psych-PV) zur Zahl der Personalstellen eingehalten werden. Ab dem Jahr 2020 hat das Krankenhaus die Einhaltung der vom Gemeinsamen Bundesausschuss (G-BA) bis dahin festzulegenden Vorgaben zur Personalausstattung nachzuweisen. Zudem hat das Krankenhaus für den Nachweis eine Bestätigung des Jahresabschlussprüfers über die zweckentsprechende Mittelverwendung vorzulegen. Aus dem Nachweis müssen insbesondere die vereinbarte Stellenbesetzung in Vollkräften, die tatsächliche jahresdurchschnittliche Stellenbesetzung in Vollkräften, jeweils gegliedert nach Berufsgruppen, sowie der Umsetzungsgrad der personellen Anforderungen hervorgehen. Der Nachweis ist vom Krankenhaus zum 31. März jeden Jahres für das jeweils vorangegangene Kalenderjahr an die Krankenkassen und das InEK zu übermitteln. Der erstmalige Nachweis mit den Angaben für das Jahr 2016 sollte gemäß den gesetzlichen Vorgaben bis zum 1. August 2017 übermittelt werden.

In der amtlichen Begründung des Gesetzesentwurfs wird ausgeführt, dass psychiatrische Einrichtungen „einen Anspruch auf die Finanzierung der Zahl der Personalstellen nach den Vorgaben der Psych-PV sowie auf die budgeterhöhend zu berücksichtigende Nachverhandlung von fehlenden Personalstellen“

haben. Mit dem Nachweis nach § 18 Abs. 2 soll Transparenz darüber geschaffen werden, „inwieweit der Finanzierungsanspruch auch zu einer Personalausstattung geführt hat, die mit dem von der Psych-PV vorgesehenen Behandlungsangebot korrespondiert“. Zudem soll mit dem Nachweis über die zweckentsprechende Mittelverwendung die fehlende Transparenz gewonnen werden, „inwieweit Mittel beziehungsweise zusätzliche Mittel zweckentsprechend für ein Personal- und Behandlungsangebot verwendet werden“.

Es ist zu beachten, dass der Nachweis im Gesetzesentwurf vom 5. September 2016 ausschließlich gegenüber dem InEK, aber nicht gegenüber den Krankenkassen vorgesehen war. Die Nachweispflicht gegenüber den Krankenkassen wurde in Verbindung mit der Einführung des § 18 Abs. 3 BPflV auf Beschlussempfehlung des Ausschusses für Gesundheit des Deutschen Bundestages vom 9. Oktober 2016 aufgenommen. In der Begründung zu dieser Beschlussempfehlung wird ausgeführt, dass mit dem neuen Absatz 3 die Konsequenzen, die sich aus der Einführung der Nachweispflicht auch gegenüber den Kostenträgern ergeben, geregelt werden. Mit § 18 Abs. 3 BPflV wird die gesundheitspolitische Zielsetzung aufgegriffen, bis zum Umstieg auf die Personalanforderungen des G-BA im Jahr 2020 die Umsetzung der Psych-PV zu verbessern. Soweit der Nachweis bei der tatsächlichen jahresdurchschnittlichen Stellenbesetzung für das Jahr 2016 eine Unterschreitung der Vorgaben der Psych-PV zur Zahl der Personalstellen ausweist, ist der Gesamtbetrag für die Jahre 2017 bis 2019 in Höhe der für die zusätzlich zu besetzenden Stellen entstehenden Kosten zu erhöhen. Eine Rückzahlung von Mitteln und eine Absenkung des Gesamtbetrags sind nicht vorzunehmen, wenn die im Gesamtbetrag vereinbarten Mittel für Personal vollständig für die Finanzierung von Personal verwendet wurden. Sofern Personalmittel nicht zweckentsprechend verwendet wurden, haben die Vertragsparteien auf der Ortsebene zu vereinbaren, inwieweit der Gesamtbetrag anzupassen ist. Selbst in diesen Fällen besteht kein gesetzlicher Automatismus für Budgetabsenkungen.

In diesem Zusammenhang ist zu beachten, dass der Mittelverwendungsnachweis nach § 18 Abs. 3 Satz 3 BPflV mit dem „Gesetz zur Stärkung des Pflegepersonals (Pflegepersonal-Stärkungsgesetz – PpSG)“ vom 11. Dezember 2018 angepasst worden ist. In der ursprünglichen Fassung des PsychVVG ist dieser Nachweis für die gesamte Geltungsdauer des § 18 Abs. 3 BPflV für die Jahre 2017 bis 2019 nicht auf das Psych-PV-Personal eingeschränkt. Auch haben die Selbstverwaltungsparteien auf der Bundesebene mit der Psych-Personalnachweis-Vereinbarung vom 26. Juni 2017 klargestellt, dass hier die Mittelverwendung für das gesamte Personal des Krankenhauses maßgeblich ist. Mit dem

PpSG wurde der Nachweis in § 18 Abs. 3 Satz 3 BPflV allerdings neu geregelt und so gefasst, dass sich der Mittelverwendungsnachweis für das Jahr 2019 auf die „Finanzierung von Personal zur Erreichung der Vorgaben der Psychiatrie-Personalverordnung“ und nicht auf das gesamte Personal des Krankenhauses bezieht.

Im Ergebnis sollen Krankenhäuser und Krankenkassen stärker als bisher verpflichtet werden, die Psych-PV umzusetzen. Hierzu wird das Krankenhaus verpflichtet, die tatsächliche Personalausstattung und auch die Mittelverwendung offenzulegen. Im Gegenzug erhält das Krankhaus einen gesetzlichen Anspruch auf zusätzlich erforderliches Personal und auch auf die Finanzierung der Kosten für zusätzlich vereinbartes Personal in voller Höhe. Zudem werden für die Jahre 2017 und 2018 die Kosten des Krankenhauses für das Personal insgesamt durch eine Ausnahmeregelung gegen Rückzahlungs- und Absenkungsforderungen der Kassenseite abgesichert. Eine gesetzliche, verpflichtende Norm für Rückzahlungen und Absenkungen oder eine gesetzliche Zweckbindung von Budgetanteilen ist nach wie vor im Finanzierungsrecht nicht zu finden. Allerdings resultiert aus dem Mittelverwendungsnachweis faktisch eine indirekte Zweckbindung von wesentlichen Budgetanteilen. Im Sinne der gesundheitspolitischen Zielsetzung, die Ortsebene zu stärken, haben die örtlichen Vertragsparteien auf Grundlage der neu geschaffenen und umfassenden Transparenz über die Konsequenzen zu entscheiden. Somit erhält die Ortsebene einen breiten Gestaltungsspielraum. Dies heißt aber auch, dass Krankenhäuser und Krankenkassen gemeinsam in der Verantwortung sind, die tatsächliche Personalausstattung zu verbessern und hierzu realisierbare Vereinbarungen abzuschließen.

Psych-Personalnachweis-Vereinbarung

Die Selbstverwaltungsparteien nach § 17b KHG auf der Bundesebene (DKG, GKV-SV und PKV-Verband) wurden mit § 9 Abs. 1 Nr. 8 BPflV beauftragt, vor diesem Hintergrund bis zum 31. März 2017 die Ausgestaltung des Nachweises nach § 18 Abs. 2 BPflV, insbesondere den einheitlichen Aufbau der Datensätze sowie das Verfahren für die Übermittlung der Daten, zu vereinbaren.

Nach Inkrafttreten des PsychVVG wurden die Verhandlungen im Januar 2017 mit konträren Rechtsauffassungen der Vertragsparteien aufgenommen. Nach mehreren Verhandlungsrunden war erkennbar, dass die gesetzliche Frist zum 31. März 2017 nicht eingehalten werden konnte. Dennoch bestand Einvernehmen, unabhängig von der jeweiligen Rechtsauffassung mögliche Kompromisslinien zu suchen. Nach intensiven Verhandlungen konnte im Juni 2017 ein Kompromiss erreicht werden, der für beide Seiten tragbar war. Die „Vereinbarung nach § 9 Abs. 1 Nr. 8 BPflV zur Ausgestaltung des Nachweises nach § 18 Abs. 2 Satz 2 und 3 BPflV (Psych-Personalnachweis-Vereinbarung)" wurde am 26. Juni 2017 vereinbart und ist zum 1. Juli 2017 in Kraft getreten. Die wesentlichen Regelungen werden im Folgenden entsprechend der Gliederung der Vereinbarung dargestellt.

Präambel und § 1 Nachweis zur Personalausstattung

Die Präambel verweist auf die gesetzlichen Grundlagen der Vereinbarung. In § 1 werden die gesetzlichen Vorgaben zur Ausgestaltung des Nachweises aufgegriffen und die diesbezüglich im Rahmen der Kompromisslösung abgestimmten Regelungsinhalte der Vereinbarung festgehalten. Für die Jahre 2016 bis einschließlich 2019 hat das Krankenhaus den Nachweis zur Psych-PV an das InEK und die Krankenkassen auf der Ortsebene zu übermitteln. Der Nachweis umfasst die vereinbarte Stellenbesetzung in Vollkräften, die tatsächliche jahresdurchschnittliche Stellenbesetzung in Vollkräften, jeweils gegliedert nach Berufsgruppen, sowie den Umsetzungsgrad der personellen Anforderungen. Auch hat das Krankenhaus im Rahmen des Nachweises die Bestätigung des Jahresabschlussprüfers über die zweckentsprechende Mittelverwendung vorzulegen. Somit wird festgehalten, dass die Vertragsparteien neben dem Nachweis für die Stellenbesetzung auch den Nachweis zur Mittelverwendung im Rahmen dieser Vereinbarung regeln. Für die Jahre ab 2020 wird auf die gesetzliche Grundlage für den Nachweis zur Einhaltung der vom G-BA festzulegenden Personalvorgaben verwiesen. Die Vertragsparteien verpflichten sich, nach Beschlussfassung des G-BA zu den Personalvorgaben, die Ausgestaltung des Nachweises zeitnah zu regeln.

§ 2 Geltungsbereich und Grundsätze

In § 2 der Psych-Personalnachweis-Vereinbarung werden der Geltungsbereich und die Grundsätze des Nachweises geregelt. Da der Nachweis für die Jahre 2016 bis einschließlich 2019 ausschließlich die Umsetzung der Psych-PV betrifft, können auch grundsätzlich nur Einrichtungen im Geltungsbereich der Psych-PV nachweispflichtig sein. Dies sind psychiatrische Krankenhäuser sowie selbstständige, gebietsärztlich geleitete psychiatrische Abteilungen an Allgemeinkrankenhäusern, soweit auf sie die Pflegesatzvorschriften des Krankenhausfinanzierungsgesetzes (KHG) und die Bundespflegsatzverordnung (BPflV) Anwendung finden (Abs. 1). In diesem Zusammenhang wird entsprechend der Systematik der Psych-PV vorgegeben, dass psychiatrische Krankenhäuser, die sowohl über eine Einrichtung für Erwachsene als auch eine Einrichtung für Kinder und Jugendliche verfügen, den Nachweis gesondert für Erwachsene und Kinder/Jugendliche zu führen haben. Dabei wird klargestellt, dass die Budgetvereinbarung und Budgetunterlagen davon unberührt bleiben (Abs. 2) und das Budget wie bisher für das Krankenhaus insgesamt zu verhandeln und zu vereinbaren ist.

Krankenhäuser und Abteilungen für Psychosomatik, die nicht vom Geltungsbereich der Psych-PV erfasst werden, unterliegen für die Jahre 2016 bis einschließlich 2019 grundsätzlich keiner Nachweispflicht (Abs. 3). Psychosomatische Einrichtungen müssen daher weder den Nachweis zu den Vereinbarungsdaten noch zur tatsächlichen Personalausstattung und Mittelverwendung führen. Eine Sonderreglung ist lediglich für Krankenhäuser im Geltungsbereich der Psych-PV mit einer psychosomatischen Abteilung, die im Einvernehmen mit den Krankenkassen ggf. die Psych-PV auch für die Psychosomatik anwenden, vorgesehen. In diesen Fällen ist der Nachweis für beide Versorgungsbereiche gemeinsam zu führen, sodass durch den Nachweis keine zusätzliche Abgrenzung der Psychosomatik erforderlich wird.

Entsprechend dem Geltungsbereich bzw. der Anwendung der Psych-PV sind auch Krankenhäuser, die Modellvorhaben gemäß § 64b SGB V vereinbart haben und die Psych-PV für die Patienten des Modellvorhabens nicht anwenden, von der Nachweispflicht hinsichtlich der Patienten des Modellvorhabens befreit (Abs. 4). Mit dieser Regelung wird die Anwendung bzw. Nichtanwendung der Psych-PV in den Modellvorhaben so berücksichtigt, dass der Nachweis konform zur Anwendung der Psych-PV ist und die Problematik von neuen Abgrenzungsfragen auch hier vermieden werden kann.

In den folgenden Absätzen werden die für den Nachweis relevanten Leistungs- und Versorgungsbereiche des Krankenhauses geregelt. Der Nachweis umfasst alle diagnostischen, therapeutischen und pflegerischen Tätigkeiten für den voll- und teilstationären Versorgungsbereich. Ab dem Jahr 2018 sind auch die stationsäquivalenten psychiatrischen Behandlungen (StäB) in den Nachweis einzubeziehen (Abs. 5). Die Einbeziehung der StäB in den Nachweis ist dadurch begründet, dass dieser neue Leistungsbereich gemäß BPflV über die Krankenhausbudgets finanziert wird und somit auch der Personalbedarf für die Durchführung der StäB im Krankenhausbudget berücksichtigt werden muss. Da die StäB nicht von der Psych-PV erfasst wird, ist für den Nachweis das hierfür erforderliche Personal zusätzlich zu dem Personalbedarf nach Psych-PV zu berücksichtigen und in den nachzuweisenden Vollkräften enthalten. Nicht umfasst sind Tätigkeiten in der vor- und nachstationären Behandlung, im psychiatrischen Konsiliardienst für andere nicht-psychiatrische Fachabteilungen, in der ambulanten Versorgung einer psychiatrischen Institutsambulanz (PIA) oder einem Medizinischen Versorgungszentrum (MVZ), in der Forensik, in der medizinischen Rehabilitation, in Forschung und Lehre, in Krankenpflegeschulen, in der ambulanten Soziotherapie oder in anderen, nicht der Psych-PV unterliegenden Leistungsbereichen des Krankenhauses (Abs. 6).

Der Umfang bzw. die Inhalte des Nachweises werden in Absatz 7 mit Verweis auf die entsprechenden Regelungen in der Psych-PV aufgegriffen. Somit umfasst der Nachweis neben dem Regeldienst einschließlich des Stationssockels (§ 5 Abs. 2 Psych-PV) auch die Ausfallzeiten (§ 6 Abs. 1 Psych-PV), die Leitungskräfte (§ 7 Psych-PV), Ersetzungen von Berufsgruppen (§ 6 Abs. 2 Psych-PV), Abweichungen bei der Zahl der Personalstellen (§ 3 Abs. 4 Psych-PV), Tätigkeitsanteile für Nachtdienste, Bereitschaftsdienste, ärztliche Rufbereitschaft, ärztlichen Konsiliardienst in den psychiatrischen Fachabteilungen des Krankenhauses sowie Tätigkeiten in Nachtkliniken (§ 3 Abs. 2 Satz 2 Psych-PV).

In Absatz 8 werden Anforderungen an die Unterlagen zur Ermittlung der tatsächlichen Stellenbesetzung und der Kosten für den Nachweis der Mittelverwendung vorgegeben. Dies muss mindestens eine nach Berufsgruppen und Leistungsbereichen differenzierende Vollkräftestatistik des Krankenhauses oder eine Personalkostenverrechnung, die eine sachgerechte Abgrenzung der Tätigkeiten gemäß den oben genannten Vorgaben gewährleistet, sein. Eine hochdifferenzierte und aufwendige Kostenträgerrechnung im Sinne der InEK-Kalkulation oder eine mitarbeiterbezogene Aufstellung ist jedoch nicht erforderlich. Zudem sind diese Anforderungen an das Krankenhaus und den Jahresabschlussprüfer adressiert. Das Krankenhaus muss die Daten entsprechend dieser Anforderungen aufbereiten und gegenüber dem Jahresabschlussprüfer neben den nachzuweisenden Ergebnissen auch die Abgrenzung der relevanten Bereiche nachvollziehbar darlegen. Der Jahresabschlussprüfer hat ausdrücklich auch die sachgerechte Abgrenzung der relevanten Bereiche zu bestätigen.

Mit Absatz 9 wird im Einvernehmen der Vertragsparteien auf Bundesebene festgehalten, dass sich die Organisations- und Personalstrukturen in den Krankenhäusern seit den 90er Jahren weiterentwickelt haben. Um die veränderten Personalstrukturen aufgrund von Weiterentwicklungen in Therapie und Pflege seit Inkrafttreten der Psych-PV zu berücksichtigen, können für den Nachweis der tatsächlichen Personalausstattung auch weitere Berufsgruppen als Psych-PV-Personal angerechnet werden. Diese Anrechnung ist für den Nachweis der tatsächlichen Personalausstattung von Bedeutung. Da die Herleitung des Personalbedarfs und die auf dieser Grundlage zu vereinbarende Personalausstattung nach den Vorgaben und dem Berechnungsschema der Psych-PV zu erfolgen hat, stellt sich die Frage der Anrechnung bei den Vereinbarungsdaten dagegen nicht. Das Nähere zur Anrechnung wird daher auch nicht in § 3, sondern ausschließlich in § 4 der Psych-Personalnachweis-Vereinbarung geregelt.

§ 3 Vereinbarte Stellenbesetzung

Mit § 3 werden zunächst die gesetzlichen Vorgaben gemäß § 18 Abs. 2 BPflV zum Nachweis der vereinbarten Vollkräfte aufgegriffen und klargestellt, dass es sich hier um die Vollkräfte handelt, die über das vereinbarte Budget finanziert werden. Der Nachweis der vereinbarten und somit budgetrelevanten Stellenbesetzung erfolgt in jahresdurchschnittlichen Vollkräften, gegliedert nach den Psych-PV-Berufsgruppen (Abs. 1). Zudem sind die vereinbarten und somit budgetrelevanten Kosten je Vollkraft, ebenfalls gegliedert nach den Psych-PV-Berufsgruppen, nachzuweisen (Abs. 2). Neben der Angabe der vereinbarten Vollkräfte ist auch die Angabe der vereinbarten Kosten je Vollkraft erforderlich, da so der für das Psych-PV-Personal vereinbarte Budgetanteil für den Nachweis der Mittelverwendung berechnet werden kann.

Für den Nachweis der vereinbarten Vollkräfte sind die Tätigkeiten der Psych-PV gemäß § 2 zu berücksichtigen. Ggf. erforderliche Vollkräfte, die nicht von der Psych-PV erfasst werden (wie z.B. Anästhesisten) und daher in der Budgetvereinbarung zusätzlich zum Psych-PV-Personal zu berücksichtigen sind, sind nicht Inhalt des Nachweises zur Psych-PV. Bereitschaftsdienste und ärztliche Rufbereitschaft sind berufsgruppenbezogen als Vollkräfte zu berücksichtigen (Abs. 3). Hierzu ist zu beachten, dass die Berücksichtigung von Bereitschaftsdiensten und Rufbereitschaft in den Budgetvereinbarungen unterschiedlich umgesetzt wird. Diese werden entweder als Vollkräfte oder in den vereinbarten Durchschnittskosten je Vollkraft berücksichtigt. Aus Gründen der Vergleichbarkeit wird für den Nachweis vorgegeben, dass diese Aufgaben bundeseinheitlich als Vollkräfte auszuweisen sind. Auch wenn die Psych-PV-Personalnachweisvereinbarung die gesetzlichen Vorschriften für die Budgetverhandlungen nicht verändern darf, wird dies in der Praxis voraussichtlich dennoch für einige Krankenhäuser zu einer Umstellung bei der Budgetvereinbarung führen. Mit der Psych-PV-Personalnachweisvereinbarung werden keine Vorgaben gemacht, wie die Umrechnung der Kosten in Vollkräfte zu erfolgen hat, sodass die Möglichkeiten für eine sachgerechte Umsetzung auf der Ortsebene erhalten bleiben.

Über die Frage, wie der Umsetzungsgrad der Psych-PV erfasst werden soll, wurde auf der Bundesebene intensiv und kontrovers diskutiert (siehe § 6). Das konsentierte Ergebnis dieser Diskussion wird, soweit es die Vereinbarungsdaten betrifft, in Absatz 4 wie folgt formuliert: Für die Ermittlung des Umsetzungsgrades der Psych-PV ist die Stellenbesetzung in Vollkräften für eine vollständige Umsetzung der Vorgaben der Psych-PV erforderlich. Hierzu haben die Vertragsparteien auf der Ortsebene im Rahmen der Budgetverhandlungen neben den vereinbarten, budgetrelevanten Vollkräften zudem die Anzahl der Vollkräfte je Psych-PV-Berufsgruppe bei vollständiger Umsetzung der Psych-PV zu vereinbaren. Die dem Budget zugrunde gelegte vereinbarte Stellenbesetzung darf nur in Ausnahmefällen (z.B. Stufenplan) von der Stellenbesetzung, die für eine vollständige Umsetzung der Vorgaben der Psych-PV erforderlich ist, abweichen.

Entsprechend der Zielsetzung der Psych-PV soll der Personalbedarf nach Psych-PV auch möglichst vollständig und budgetwirksam vereinbart werden. Durch die Vorgabe, dass nur in Ausnahmefällen abgewichen werden darf, wird nochmals der Rechtsanspruch der Krankenhäuser auf eine vollständige Umsetzung der Psych-PV betont. Sofern eine vollständige, budgetwirksame Umsetzung nicht möglich ist, kann dies z.B. im Rahmen eines Stufenplans über mehrere Jahre erfolgen. Die Vereinbarung eines Stufenplans ist jedoch nicht zwingend, sodass auch ohne Stufenplan eine abweichende Zahl der Vollkräfte als budgetrelevant vereinbart werden können. Eine realistische Vereinbarung der budgetrelevante Vollkräften ist unter den neuen Rahmenbedingungen zwingend erforderlich, da diese der Maßstab für den Abgleich mit der tatsächlichen Vollkräftezahl in den Budgetverhandlungen des Folgejahrs sind.

In Absatz 5 wird vorgegeben, dass der Nachweis zu den Vereinbarungsdaten erst ab Inkrafttreten der Bundesvereinbarung von den Vertragsparteien auf der Ortsebene gemäß Anlage 1 im Rahmen der Budgetverhandlungen für den entsprechenden Vereinbarungszeitraum zu dokumentieren und zu unterzeichnen ist. Dies gibt den Konsens der Vertragsparteien auf Bundesebene wieder, dass die nachzuweisenden Vereinbarungsdaten im Zusammenhang mit der Budgetvereinbarung stehen und daher im Rahmen der Budgetvereinbarung abzustimmen sind. Zudem wird von allen Vertragsparteien auf Bundesebene anerkannt, dass der Nachweis gemäß Anlage 1 für bereits abgeschlossene Budgetvereinbarungen in der Regel nicht erbracht werden kann, sodass die Anlage 1 erst ab Inkrafttreten der Vereinbarung zum 01.07.2017 von den Vertragsparteien auf der Ortsebene abgestimmt und unterzeichnet werden muss. Die Anlage 1 ist gesondert zu unterzeichnen, da diese auf Grund der gesetzlichen Vorgaben formal nicht Inhalt der Budgetunterlagen ist. Die Möglichkeit, die Anlage 1 zur Verfahrensvereinfachung auf freiwilliger Basis den Budgetunterlagen beizufügen und im Rahmen des Unterschriftenverfahrens der Budgetvereinbarung zu unterzeichnen, bleibt davon unberührt.

§ 4 Tatsächliche Stellenbesetzung

Der Nachweis der tatsächlichen jahresdurchschnittlichen Stellenbesetzung erfolgt entsprechend den gesetzlichen Vorgaben des § 18 Abs. 2 BPflV und analog zu den Vereinbarungsdaten gegliedert nach Psych-PV-Berufsgruppen in Vollkräften (Abs. 1). Für den Nachweis sind das relevante Personal und die Tätigkeiten nach Psych-PV gemäß § 2 zu berücksichtigen (siehe oben). Somit sind für die relevanten Vollkräfte die Kosten sachgerecht abzugrenzen. Bereitschaftsdienstvergütungen, Rufbereitschaftsvergütungen und Überstundenvergütungen sind in Vollkräfte umzurechnen und bei der tatsächlichen Stellenbesetzung der jeweiligen Psych-PV-Berufsgruppe als Vollkräfte zu berücksichtigen (Abs. 2). Die Umrechnung von Kosten in Vollkräfte ist dadurch begründet, dass der mit diesen Kosten verbundene Personaleinsatz unmittelbar der Patientenversorgung zu Gute kommt. Die Bundesvereinbarung macht keine Vorschriften, wie die Umrechnung zu erfolgen hat. Somit obliegt es dem Krankenhaus, in Abhängigkeit von den verfügbaren Daten ein sachgerechtes Verfahren anzuwenden und dieses gegenüber dem Jahresabschlussprüfer zu begründen.

Mit Absatz 3 wird die Berücksichtigung von Auszubildenden in der Krankenpflege und von Psychotherapeuten in Ausbildung ermöglicht. Tätigkeiten von Personen, die in der Krankenpflege, der Kinderkrankenpflege oder in der Krankenpflegehilfe ausgebildet werden, sind entsprechend den in § 17a KHG genannten Schlüsseln im Verhältnis anzurechnen. Der Anrechnungsschüssel in § 17a KHG beträgt 9,5:1 bzw. 6:1. Auf die Benennung der konkreten Anrechnungsschüssel wird verzichten, sodass eventuelle Änderungen der gesetzlichen Schlüssel ohne Anpassung der Bundesvereinbarung in den Nachweis einfließen können. Psychotherapeuten in Ausbildung sind im Nachweis zu berücksichtigen, wenn diese vom Krankenhaus eine Vergütung entsprechend ihres Grundberufes erhalten. Hiermit wird den beschäftigungspolitischen Interessen auf der Kassenseite Rechnung getragen. Die Vergütung von Psychotherapeuten kann allerdings regional sehr unterschiedlich sein. Die Vereinbarung macht keine Vorgaben zur Höhe eines angemessenen Gehaltes. Sofern Psychotherapeuten in Ausbildung angerechnet werden sollen, muss das Krankenhaus dem Jahresabschlussprüfer darlegen, dass diese entsprechend ihrem Grundberuf vergütet werden.

Mit den Absätzen 4 bis 6 werden die Möglichkeiten zur Anrechnung zwischen den Psych-PV-Berufsgruppen sowie die Anrechnung von weiteren Berufsgruppen geregelt. Die entsprechend den folgenden drei Anrechnungsmöglichkeiten ermittelten Vollkräfte sind in der Anlage 2 gesondert auszuweisen und zu erläutern. Für den Nachweis zur tatsächlichen Stellenbesetzung können entsprechend § 6 Abs. 2 Psych-PV Fachkräfte aus Psych-PV-Berufsgruppen auf andere Psych-PV-Berufsgruppen angerechnet werden, soweit diese Regelaufgaben der Psych-PV-Berufsgruppe, bei der die Anrechnung erfolgen soll, erbringen. Die angerechneten Fachkräfte sind als Vollkräfte gemäß Anlage 2 gesondert auszuweisen und zu erläutern (Abs. 4).

Zwingende Voraussetzung ist hier – und auch für die weiteren Anrechnungsmöglichkeiten –, dass die anzurechnenden Fachkräfte Regelaufgaben der jeweiligen Psych-PV-Berufsgruppen erbringen. Die Regelaufgaben nach Psych-PV und deren Berufsgruppenzuordnung werden in der Psych-Personalnachweis-Vereinbarung nicht vorgegeben, da eine Auflistung der aktuellen, vielfältigen Organisationsstrukturen und Aufgabenverteilungen nicht möglich ist. Eine Orientierungshilfe für die Frage, was zu den Regelaufgaben nach Psych-PV gehört, kann die Tabelle zur Herleitung der Minutenwerte der Psych-PV bieten. Diese Tabelle wurde in der amtlichen Begründung zur Psych-PV veröffentlicht und wird in bekannten Kommentaren zur Psych-PV abgedruckt. Dabei ist jedoch zu beachten, dass diese Tabelle in den 90er Jahren mit dem Ziel erstellt wurde, den durchschnittlichen Zeitaufwand für die einzelnen Psych-PV-Behandlungsbereiche relativ pauschal zu erfassen und somit vor allem auf die zu dieser Zeit wesentlichen Aufgaben der einzelnen Berufsgruppen abstellt. Die vielfältigen Aufgaben und die Vielzahl einzelner Leistungen zur Behandlung und Versorgung der Patienten können auch von dieser Auflistung nicht abschließend erfasst werden. Somit sind auch weitere Aufgaben, die in der Regel von den in der Psych-PV genannten Berufsgruppen erbracht wurden bzw. werden, im Sinne der Nachweisvereinbarung als Regelaufgaben nach Psych-PV zu verstehen.

Fachkräfte anderer Berufsgruppen, die nicht in der Psych-PV genannt werden, können in begrenzten Umfang auf Psych-PV-Berufsgruppen angerechnet werden (Abs. 5). Auch hier gilt als Voraussetzung, dass die anzurechnenden Fachkräfte Regelaufgaben der Psych-PV-Berufsgruppe, bei der die Anrechnung erfolgen soll, erbringen. Zusätzlich ist bei diesen Nicht-Psych-PV-Berufsgruppen eine Anrechnung nur in begrenztem Umfang möglich. Eine abschließende Auflistung der anrechnungsfähigen Nicht-Psych-PV-Berufsgruppen oder eine normative Höchstgrenze für deren anrechnungsfähigen Anteil wird mit der Bundesvereinbarung nicht vorgegeben. Die Einschränkung auf einen „begrenzten Umfang" ist als Apell der Vertragsparteien zu verstehen, die qualitätssichernde Bedeutung der Qualifikationsanforderungen der Psych-PV zu beachten. Daher sollten insbesondere die direkt am Patienten zu erbringenden Regelaufgaben zur Therapie und Pflege durch entsprechend qualifiziertes Personal erbracht werden, sodass keine übermäßige Anrechnung von anderen Berufsgruppen erfolgen sollte. Der heute übliche Einsatz von anderen Berufsgruppen zur Entlastung der Psych-PV-Berufsgruppen (z.B. von administrativen Aufgaben) soll dagegen uneingeschränkt berücksichtigt werden können. Da die angerechneten Vollkräfte gesondert auszuweisen sind, wird sowohl auf der Bundes- als auch auf der Ortsebene transparent werden, wie hoch der Anteil von anderen Berufsgruppen an der Erbringung von Regelaufgaben der Psych-PV ist. In Abhängigkeit vom Anteil der angerechneten Vollkräfte aus Nicht-Psych-PV-Berufsgruppen kann dies insbesondere auf der Ortsebene, aber auch auf der Bundesebene zu Diskussionen über die Qualifikation des Personals und die damit einhergehende Qualität der Patientenversorgung führen.

Um den aktuellen Organisationstrukturen der psychiatrischen Einrichtungen Rechnung zu tragen, wird mit Absatz 6 die Möglichkeit geschaffen, auch „Fremdpersonal" in den Nachweis der tatsächlichen Personalausstattung einzubeziehen. Gemäß den Vorgaben des Absatzes 6 können Fachkräfte aus Psych-PV-Berufsgruppen ohne direktes Beschäftigungsverhältnis mit dem Krankenhaus angerechnet werden, soweit diese Regelaufgaben der Psych-PV-Berufsgruppe, bei der die Anrechnung erfolgen soll, erbringen. Da dieses „Fremdpersonal" gemäß Krankenhausbuchführungsverordnung (KHBV) unter den Sachkosten gebucht wird, sind die Sachkosten für Regelaufgaben der Psych-PV – ggf. anteilig – in Vollkräfte umzurechnen. Die angerechneten Vollkräften sind mit Angabe der Höhe der umgerechneten Sachkosten in der Anlage 2 auszuweisen und zu erläutern.

Hier ist zu beachten, dass eine Anrechnung von Nicht-Psych-PV-Berufsgruppen – abweichend zur Anrechnung des vom Krankenhaus beschäftigten Personals gem. Absatz 5 – grundsätzlich nicht möglich ist. Hier ist lediglich die Anrechnung von Psych-PV-Berufsgruppen auf andere Psych-PV-Berufsgruppen möglich. Im Ergebnis werden Krankenhäuser, die ansonsten anrechnungsfähige Regelaufgaben nach Psych-PV z.B. durch Tochtergesellschaften des Krankenhausträgers erbringen lassen, deutlich benachteiligt. Die Einschränkung ist auch nicht fachlich oder durch Qualitätsaspekte, sondern ausschließlich durch das beschäftigungspolitische Engagement der Kassenseite begründet. Aus Sicht der Krankenkassen auf der Bundesebene soll kein zusätzlicher Anreiz zur Auslagerung von Personal in „Servicegesellschaften" durch eine Anrechnung im Personalnachweis gesetzt werden. Auch wenn diese Mitarbeiter nicht für den Nachweis angerechnet werden, sind diese bzw. die damit verbundenen Kosten budgetrelevant. Daher sollten in den Budgetverhandlungen auf der Ortsebene auch die Vollkräfte ohne direktes Beschäftigungsverhältnis (soweit diese Regelaufgaben nach Psych-PV erbringen) dargelegt werden. Somit kann auf der Ortsebene gemeinsam mit der Kassenseite trotz dieser beschäftigungspolitisch motivierten Einschränkung der Bundesebene über eine sachgerechte Lösung verhandelt werden, die mit der üblichen Forderung der Kassenseite nach mehr Wirtschaftlichkeit in Einklang zu bringen ist.

§ 5 Zweckentsprechende Mittelverwendung

Mit § 5 wird der Nachweis der zweckentsprechenden Mittelverwendung geregelt. In Absatz 1 wird als ein wesentlicher Punkt des Kompromisses auf der Bundesebene festgehalten, dass hierzu die tatsächlichen Kosten für das Psych-PV-Personal in Summe nachzuweisen sind. Eine berufsgruppenbezogene Darlegung der tatsächlichen Kosten ist somit nicht erforderlich. Der Nachweis der Mittelverwendung wird so umgesetzt, dass der Jahresabschlussprüfer ausschließlich die tatsächlichen Kosten und nicht die Mittelverwendung als solche zu bestätigen hat. Die Mittelverwendung ergibt sich aus dem Abgleich des nach Anlage 1 zu berechnenden, vereinbarten Budgetanteils für alle Psych-PV-Berufsgruppen mit den testierten, tatsächlichen Kosten für das Psych-PV-Personal in Summe.

Mit Absatz 2 wird klargestellt, dass sich die tatsächlichen Personalkosten auf die Vollkräfte nach § 4 einschließlich der angerechneten Vollkräfte beziehen. Die Kosten sind auf Basis der personalgruppenspezifischen Unterkonten der Kontengruppen 60 bis 64 gemäß Anlage 4 der KHBV zu ermitteln. Zudem sind die Sachkosten für Personal ohne direktes Beschäftigungsverhältnis mit dem Krankenhaus gemäß den Vorgaben des § 4 zu berücksichtigen. Das Krankenhaus hat gegenüber dem Jahresabschlussprüfer – und nicht gegenüber den Krankenkassen – die relevanten Kosten schlüssig darzulegen (Abs. 3). Die tatsächlichen Kosten sind nach den Vorgaben der Absätze 1 bis 3 durch den Jahresabschlussprüfer zu prüfen und zu bestätigen, und vom Krankenhaus an das InEK und die Krankenkassen zu übermitteln (Abs. 4).

Mit Absatz 5 wird betont, dass im Rahmen des Nachweises zur Umsetzung der Psych-PV der Nachweis zur Mittelverwendung nach § 18 Abs. 2 Satz 4 BPflV ausschließlich für die Berufsgruppen nach Psych-PV zu führen ist. Für die Absicherungsregelung bzw. zum Nachweis nach § 18 Abs. 3 Satz 3 BPflV wird von allen Vertragsparteien auf der Bundesebene anerkannt, dass hier die Mittelverwendung für das gesamte Personal des Krankenhauses und unter Einbeziehung der als Sachkosten gebuchten Kosten für Personal ohne direktes Beschäftigungsverhältnis mit dem Krankenhaus maßgeblich ist. Allerdings ist im Zusammenhang mit dieser Klarstellung zu beachten, dass der Mittelverwendungsnachweis nach § 18 Abs. 3 Satz 3 BPflV mit dem „Gesetz zur Stärkung des Pflegepersonals (Pflegepersonal-Stärkungsgesetz – PpSG)“ vom 11. Dezember 2018 neu gefasst worden ist, sodass sich der Mittelverwendungsnachweis für das Jahr 2019 auf die „Finanzierung von Personal zur Erreichung der Vorgaben der Psychiatrie-Personalverordnung“ und nicht mehr auf das gesamte Personal des Krankenhauses bezieht.

§ 6 Umsetzungsgrad

Über die Frage, wie der Umsetzungsgrad der Psych-PV erfasst werden soll, wurde auf der Bundesebene intensiv und kontrovers diskutiert. Unstrittig ist, dass der Umsetzungsgrad das Verhältnis des Personalbedarfs nach Psych-PV zum tatsächlichen Personalbedarf beschreibt. Während die tatsächliche Personalausstattung eindeutig aus den Unterlagen eines Krankenhauses zu ermitteln ist, war strittig, wie der Personalbedarf bestimmt werden soll. Dem Sinn und Zweck der Psych-PV als Instrument zur Sicherstellung der Versorgungsqualität der Patienten entsprechend, müsste der Personalbedarf für die im vorangegangenen Jahr tatsächlich versorgten Patienten retrospektiv ermittelt werden. Somit wäre auch die tatsächliche Patientenstruktur und Inanspruchnahme der Krankenhäuser maßgeblich für den Personalbedarf. Diese retrospektive Ermittlung hätte jedoch dazu geführt, dass die Vertragsparteien auf der Ortsebene die Psych-PV nochmals für einen bereits abgeschlossenen Budgetzeitraum hätten verhandeln und vereinbaren müssen. Neben dem zusätzlichen Aufwand wären auch Widersprüche zwischen den prospektiv zu vereinbarenden Budgets und der Vereinbarung eines retrospektiven Personalbedarfs zu erwarten, die im Rahmen des geltenden Finanzierungsrechts nicht gelöst werden können. Daher haben sich die Vertragsparteien auf der Bundesebene aus Gründen der Praktikabilität darauf verständigt, dass auch der Personalbedarf für eine vollständige Umsetzung der Psych-PV begleitend zu den jährlichen Budgetverhandlungen prospektiv für den nächsten Budgetzeitraum zwischen den Vertragsparteien auf der Ortsebene abgestimmt und unterzeichnet wird.

Die Berechnung des Umsetzungsgrads wird in § 6 wie folgt formuliert: Der Umsetzungsgrad der personellen Anforderungen entspricht dem Quotienten aus der tatsächlichen jahresdurchschnittlichen Stellenbesetzung in Vollkräften unter Anrechnung weiterer Berufsgruppen gemäß § 4 und der für eine vollständige Umsetzung der Vorgaben der Psych-PV vereinbarten Stellenbesetzung in Vollkräften gemäß § 3 Abs. 4 (Abs. 1). Der Umsetzungsgrad ist gegliedert nach Psych-PV-Berufsgruppen und für das Psych-PV-Personal in Summe zu berechnen (Abs. 2).

Da die Ermittlung des Personalbedarfs bereits ein wesentlicher Schritt der Budgetfindung ist, hält sich der Mehraufwand für den Nachweis in Grenzen. Allerdings entfaltet der vereinbarte Personalbedarf aufgrund der neuen Rahmenbedingungen direkte Wirkung auf den Nachweis im Folgejahr, sodass zukünftig zwischen den Vollkräften für eine vollständige Umsetzung der Psych-PV und den als budgetrelevant vereinbarten Vollkräften zu unterscheiden ist. Der Umsetzungsrad der Psych-PV wird somit als Quotient des zwischen Krankenhaus und Krankenkassen abgestimmten Personalbedarfs für eine vollständige Umsetzung der Psych- und der tatsächlichen Personalausstattung des Krankenhauses berechnet. Sofern eine budgetwirksame Umsetzung des Personalbedarfs in voller Höhe nicht möglich ist, z.B. weil das erforderliche Personal auf dem regionalen Arbeitsmarkt nicht verfügbar ist oder die Krankenkassen eine ausreichende Finanzierung der Personalkosten verweigern, sind nur die mit der Budgetvereinbarung berücksichtigten Vollkräfte als budgetrelevante Vollkräfte auszuweisen. Somit wird auch transparent, inwieweit die Psych-PV gemeinsam mit den Krankenkassen in den Budgetvereinbarungen umgesetzt wird.

§ 7 Bestätigung des Jahresabschlussprüfers

Mit § 7 werden die Inhalte und die Anforderungen an die Bestätigung des Jahresabschlussprüfers festgelegt. Das Krankenhaus hat eine Bestätigung des Jahresabschlussprüfers über die tatsächliche Stellenbesetzung nach § 4 sowie über die zweckentsprechende Mittelverwendung nach § 5 vorzulegen (Abs. 1). Die Bestätigung der tatsächlichen Stellenbesetzung gegliedert nach Psych-PV-Berufsgruppen und der tatsächlichen Kosten für das Psych-PV-Personal in Summe erfolgt entsprechend der Anlage 2. Dabei hat der Jahresabschlussprüfer auch die sachgerechte Abgrenzung entsprechend § 2 Absätze 5 bis 8 zu bestätigen (Abs. 2).

§ 8 Übermittlung und Auswertung

Mit Absatz 1 werden die gesetzlich vorgegebenen Fristen und Adressaten des Nachweises aufgegriffen. Das Krankenhaus übermittelt den Nachweis zum 31. März jeden Jahres für das jeweils vorangegangene Kalenderjahr an das InEK und die anderen Vertragsparteien nach § 11 BPflV, d.h. die Krankenkassen auf der Ortsebene. Die Angaben für das Jahr 2016 sollten gemäß den gesetzlichen Vorgaben bis zum 1. August 2017 übermittelt werden (Abs. 1). Da die Frist im ersten Jahr aufgrund des verzögerten Abschlusses der Bundesvereinbarung von den Krankenhäusern faktisch nicht erfüllt werden konnte und auch die Frist in den Folgejahren in der Praxis kaum einzuhalten wäre, werden mit der Vereinbarung Nachmeldungsfristen vorgegeben: Sofern die erforderlichen Unterlagen zu dem gesetzlich vorgegebenen Termin noch nicht vorliegen, hat eine Nachmeldung innerhalb von zwei Monaten bis zum 31. Mai zu erfolgen. Für den erstmaligen Nachweis für das Jahr 2016 hat die Nachmeldung innerhalb von drei Monaten bis zum 1. November zu erfolgen (Abs. 2). Mit Absatz 3 wird nochmals festgehalten, dass die Adressaten der Übermittlung und die Fristen bzw. Nachmeldefristen sowohl für die Anlage 1 (Vereinbarungsdaten) als auch für Anlagen 2 (tatsächliche Daten) verbindlich sind.

In Verbindung mit den Fristen wird in Absatz 4 berücksichtigt, dass eine Übermittlung der Anlage 1 faktisch erst nach Abschluss der Budgetvereinbarung möglich ist. Dabei wird als Stichtag für den Abschluss der Budgetvereinbarung der Tag der Genehmigung durch die Landesbehörde zu Grunde gelegt. Sofern dem Krankenhaus die Genehmigung der Budgetvereinbarung bis zur Nachmeldefrist noch nicht vorliegt, hat das Krankenhaus die Anlage 1 unverzüglich nach Genehmigung zu übermitteln. Ergänzend wird klargestellt, dass unabhängig davon die Anlage 2 mit den vom Jahresabschlussprüfer bestätigten Angaben fristgerecht zu übermitteln ist.

Mit Absatz 5 werden die Krankenhäuser, die ihre Budgetvereinbarung bereits vor Inkrafttreten der Bundesvereinbarung, d.h. vor dem 1. Juli 2017 abgeschlossen haben und dabei die erforderlichen Angaben nicht vollständig dokumentiert wurden, vom Nachweis der Vereinbarungsdaten (Anlage 1) für das Jahr 2016 bzw. 2017 befreit. Da die differenzierten Anforderungen der Anlage 1 erst seit dem 26. Juni 2017 bekannt sind, dürfte kaum eine bis dahin abgeschlossene Budgetvereinbarung diese Anforderungen vollständig erfüllen, sodass dieser Befreiungstatbestand im ersten Jahr der Nachweispflicht eher die Regel als eine Ausnahme darstellen dürfte. Dies heißt aber auch, dass Krankenhäuser, die ihre Budgetvereinbarung für 2016 oder 2017 nicht prospektiv abgeschlossen haben, sondern erst nach dem 1. Juli 2017 abschließen, auch die Anlage 1 mit den Krankenkassen abstimmen und übermitteln müssen.

Der in § 3 Abs. 5 formulierte Grundsatz, dass der Nachweis zu den Vereinbarungsdaten erst ab Inkrafttreten der Bundesvereinbarung im Rahmen der Budgetverhandlungen zu dokumentieren und zu unterzeichnen ist (s. oben), wird an dieser Stelle aufgegriffen und konkretisiert. Dabei wird aus Gründen der Eindeutigkeit auf das Datum der Genehmigung der Budgetvereinbarung durch die Landesbehörde abgestellt. Als Stichtag für die Genehmigung wird der 1. August 2017 vorgegeben. Dabei sind die Vertragsparteien auf der Bundesebene davon ausgegangen, dass bei einem Abschluss der Budgetverhandlungen bis zum 1. Juli 2017 die Genehmigung der Landesbehörde innerhalb eines Monats, d.h.

bis zum 1. August 2017, vorliegt. Sofern Verzögerungen, die nicht vom Krankenhaus zu vertreten sind (z.B. Verzögerungen der Unterzeichnung durch die Krankenkassen oder im Genehmigungsverfahren der Landesbehörde), dazu führen, dass diese Frist nicht eingehalten werden kann, ist dennoch der in § 3 Abs. 5 formulierte Grundsatz zu beachten. Das Krankenhaus hat dem InEK mitzuteilen, dass dieser Befreiungstatbestand geltend gemacht wird. Dabei können ggf. auch Verzögerungen des Genehmigungsverfahrens als Begründung angegeben werden. Absatz 5 schließt mit der Feststellung, dass die Krankenhäuser unabhängig von der Befreiung von Anlage 1 zur fristgerechten Übermittlung der Anlage 2 verpflichtet sind.

Die wesentlichen Eckpunkte für das Übermittlungsverfahren an das InEK und die Krankenkassen wird in den Absätzen 6 bis 8 geregelt. Das Krankenhaus hat die Daten nach Anlagen 1 und 2 auf elektronischem Wege und die unterzeichneten Bestätigungen in Form einer elektronischen Kopie an das InEK zu übermittelt. Das InEK stellt dem Krankenhaus in maschinenlesbarer Form und unveränderlich gekennzeichnet die übermittelten Daten zur Weiterleitung an die Krankenkassen zur Verfügung. Das Nähere zur technischen Umsetzung der Datenübermittlung legt das InEK im Einvernehmen mit den Vertragsparteien dieser Vereinbarung fest (Abs. 6). Das Krankenhaus übermittelt den Krankenkassen die vom InEK bereitgestellte Version der übermittelten Daten sowie die unterzeichneten Bestätigungen in Form einer elektronischen Kopie (PDF-Datei). Über das Nähere zum Übermittlungsweg (z.B. E-Mail Adressen oder Datenträgerversand) verständigen sich die Vertragsparteien auf der Ortsebene (Abs. 7). Zur Bestätigung, dass die Daten korrekt übermittelt wurden, hat das Krankenhaus den Krankenkassen die Bestätigung des Jahresabschlussprüfers im Original in der nächstmöglichen Budgetverhandlung vorzulegen. Zudem können das InEK oder die Krankenkassen bei Bedarf vom Krankenhaus eine beglaubigte Abschrift der Bestätigung des Jahresabschlussprüfers verlangen, wobei die Kosten hierfür vom Anfordernden zu tragen sind (Abs. 8).

Mit Absatz 9 wird das InEK beauftragt, die Daten auszuwerten und die Selbstverwaltungsparteien auf der Bundesebene über die Erfüllung der Nachweispflicht zu informieren. Das InEK informiert die Vertragsparteien über die zum 31.03., 31.05., 31.08. und 31.12. übermittelten Datensätze jeden Jahres. Sofern Krankenhäuser die Daten nicht oder nicht vollständig bis zum Ablauf der Nachmeldefrist übermittelt haben, hat das InEK diese Krankenhäuser gegenüber den Vertragsparteien auf der Bundesebene zu benennen. Somit wird die Bundesebene in aggregierter Form über die Vollständigkeit der Nachweise informiert. Krankenhäuser, die der gesetzlichen Nachweispflicht nicht nachkommen, müssen vom InEK gegenüber den Selbstverwaltungsparteien namentlich benannt werden. Die Selbstverwaltungsparteien werden dann beraten, welche Maßnahmen geeignet und erforderlich sind, um die gesetzliche Verpflichtung zu erfüllen. Zudem wird das InEK beauftragt, den Vertragsparteien auf Bundesebene umfassende, aggregierte Auswertungen über die vorliegenden Daten zur Verfügung zu stellen, damit der Umsetzungsstand der Psych-PV auf der Bundesebene geprüft werden kann.

§ 9 Kündigung, § 10 Salvatorische Klausel und § 11 Inkrafttreten

Mit § 9 werden die Regelungen zur Kündigung der Vereinbarung und in § 10 die übliche salvatorische Klausel vereinbart. Das Inkrafttreten der Vereinbarung wird in § 11 mit Datum zum 1. Juli 2017 festgelegt. Als Muster für die zu übermittelnden Daten und die Anforderungen an die Bestätigungen sind der Vereinbarung die Anlagen 1 und 2 beigefügt.

2.2 Stationsäquivalente psychiatrische Behandlung

2.2.1 OPS-Kodeentwicklung aus medizinischer Sicht

Ivan Petković

Mit dem Gesetz zur Weiterentwicklung der Versorgung und der Vergütung für psychiatrische und psychosomatische Leistungen (PsychVVG) hatte der Gesetzgeber die stationsäquivalente psychiatrische Behandlung (StäB) als eine neue Versorgungsform des Krankenhauses implementiert. Die gesetzlichen Regelungen ergeben sich aus den §§ 39 SGB V und 115d SGB V. In diesem Kontext waren die Selbstverwaltungspartner, bestehend aus dem GKV-Spitzenverband, dem Verband der Privaten Krankenversicherung (PKV) und der Deutschen Krankenhausgesellschaft (DKG), beauftragt worden, im Benehmen mit den maßgeblichen medizinischen Fachgesellschaften eine Leistungsbeschreibung für die neue Behandlungsform als Grundlage für die Verschlüsselung der Leistungen nach § 301 Abs. 2 Satz 2 SGB V zu vereinbaren. Da sich die StäB vom bereits vorhandenen Hometreatment unterscheidet, bestand die Herausforderung darin, einen neuen Kode zu entwickeln, der einerseits für solche Patienten eine Therapie ermöglicht, die bislang nicht in den Genuss einer ausreichenden Versorgung gekommen sind, und andererseits die gute Versorgung einer vollstationären Behandlung in ihrer Flexibilität und Komplexität im häuslichen Umfeld anbietet. Die Selbstverwaltungspartner haben mit den medizinischen Fachgesellschaften in mehreren Runden beraten und zuletzt einen in einzelnen Punkten dissenten Entwurf erarbeitet.

Das DIMDI hat auf dieser Basis die abschließenden Kodeinhalte festgelegt, die sich an den bereits bestehenden Komplexkodes orientieren. Es gibt jeweils einen Kode für Erwachsene und einen für Kinder und Jugendliche. Die Differenzierung erfolgt nach Therapiezeiten im halbstündlichen bzw. stündlichen Intervallen und berufsgruppenspezifisch. Leider wurde an dieser Stelle dem Wunsch der DKG, sich von der minutengenauen Einzelerfassung der Arbeitszeiten zu lösen und sich, wie vom Gesetzgeber gewünscht, in Richtung Entbürokratisierung zu bewegen, nicht entsprochen.

2.2.2 Vereinbarung zur Stationsäquivalenten psychiatrischen Behandlung

Anja Röske

Grundlage für die Erbringung stationsäquivalenter psychiatrischer Leistungen ist die „Vereinbarung zur Stationsäquivalenten psychiatrischen Behandlung nach § 115d Abs. 2 SGB V" zwischen dem GKV-Spitzenverband, dem Verband der Privaten Krankenversicherung und der Deutschen Krankenhausgesellschaft. Sie ist am 01.08.2017 in Kraft getreten und enthält die wesentlichen Eckpunkte zur Dokumentation, zur Qualitätssicherung und zur Beauftragung weiterer Leistungserbringer. Die Regelungen werden im Folgenden entsprechend der Gliederung der Vereinbarung dargestellt.

§ 1 Geltungsbereich

Zur Erbringung stationsäquivalenter psychiatrischer Behandlung im Sinne des Gesetzgebers sind nach § 1 psychiatrische Krankenhäuser mit regionaler Versorgungsverpflichtung und Allgemeinkrankenhäuser mit selbständigen, fachärztlich geleiteten psychiatrischen Abteilungen mit regionaler Versorgungsverpflichtung berechtigt. Diese Beschränkung beruht auf der Annahme, dass die neue Behandlungsform besondere Anforderungen an die Qualifikation des Personals und die Flexibilität der Organisation des Krankenhauses stellt. Üblicherweise sind diese Voraussetzungen bei Kliniken mit regionaler Versorgungsverpflichtung gegeben, da diese in der Lage sein müssen, kurzfristig auf wechselnde Bedarfslagen zu reagieren.

§ 2 Grundsätze

Der Absatz 1 in § 2 erläutert den Rahmen und die Ausgestaltung der stationsäquivalenten psychiatrischen Behandlung. Der grundsätzliche Ansatz ist die Behandlung des Krankenhauses durch mobile fachärztlich geleitete multiprofessionelle Behandlungsteams im häuslichen Umfeld des Patienten, die einer vollstationären Behandlung entsprechen soll.

Nach Absatz 2 müssen die leistungsrechtlichen Voraussetzungen für eine stationsäquivalente psychiatrische Behandlung vorliegen. Gemäß § 39 Abs. 1 Satz 2 SGB V ist dies nach Prüfung der Fall, wenn die Behandlung im häuslichen Umfeld durch ein Krankenhaus erforderlich ist, weil das Behandlungsziel nicht durch teilstationäre, vor- und nachstationäre oder ambulante Behandlung einschließlich häuslicher Krankenpflege erreicht werden kann. Ein Vorrangprinzip oder eine Verpflichtung, dass die Behandlung stationsäquivalent statt vollstationär zu erbringen ist, besteht nicht. Die Entscheidung über die Erbringung einer stationsäquivalenten psychiatrischen Behandlung obliegt der therapeutischen und organisatorischen Entscheidung des Krankenhauses in Abstimmung mit dem Patienten und seinen Angehörigen. Dabei sollte berücksichtigt werden, mit welcher Behandlungsform das Therapieziel am ehesten zu erreichen ist. Darüber hinaus müssen die weiteren Voraussetzungen nach dieser Vereinbarung vorliegen.

Für die stationsäquivalente psychiatrische Behandlung gelten nach Absatz 3 die Regelungen zum Entlassmanagement nach § 39 Abs. 1a SGB V.

§ 3 Eignung des häuslichen Umfeldes

Es ist nach Absatz 1 zu prüfen, ob das häusliche Umfeld für die Durchführung einer stationsäquivalenten psychiatrischen Behandlung geeignet ist. Wenn zum Beispiel keine Möglichkeit für ein therapeutisches Vier-Augen-Gespräch besteht oder eine Kindeswohlgefährdung droht oder bereits besteht, liegen Faktoren vor, die dem Erreichen des Behandlungsziels entgegenstehen, womit eine andere Behandlungsform zu wählen ist.

Die Prüfung hat zu Beginn der Behandlung und im Behandlungsverlauf zu erfolgen. Eine Festlegung der zeitlichen Frequenz (wöchentlich, monatlich o.ä.) wurde in Absatz 2 bewusst nicht vorgenommen.

Weiterhin ist nach Absatz 3 mit dem häuslichen Umfeld zu klären, ob und wie die Versorgung des Patienten sichergestellt wird. Nach Auffassung des BMG bleiben Ansprüche zu Leistungen aus weiteren Sozialgesetzbüchern während einer stationsäquivalenten psychiatrischen Behandlung bestehen (z.B. pflegerische Leistungen im Pflegeheim) und müssen somit nicht von der Klinik getragen werden.

§ 4 Zustimmung des häuslichen Umfeldes

Das Einverständnis der im selben Haushalt lebenden Mitbewohner muss nach § 4 in der Patientenakte vermerkt werden. Eine formelle schriftliche Zustimmung ist nicht vorgesehen. Dass eine Zustimmung notwendig ist, ergibt sich aus der Unverletzlichkeit der eigenen Wohnung (Artikel 13 GG), die ja auch jeweils die Wohnung der Mitbewohner ist. Wird die stationsäquivalente psychiatrische Behandlung in den Räumlichkeiten einer Einrichtung erbracht, muss ebenso das Einverständnis eingeholt werden. Eine Vorgabe, durch welche Person der Einrichtung dies konkret zu erfolgen hat, ist nicht vorgesehen und wird nicht näher ausgeführt.

§ 5 Berücksichtigung des Kindeswohls

Die Beurteilung einer Kindeswohlgefährdung spielt bei der Feststellung der Eignung des häuslichen Umfeldes eine wichtige Rolle. Bei Unsicherheiten ist nach Absatz 1 zur Beurteilung ein Facharzt für Pädiatrie oder ein Facharzt für Kinder- und Jugendpsychiatrie und -psychotherapie hinzuzuziehen. Es besteht dazu jedoch keine Verpflichtung.

Die für die stationsäquivalente psychiatrische Behandlung zuständige fachärztliche Leitung muss sich gemäß Absatz 2 bei im Haushalt lebenden Kindern im Säuglingsalter (0–1 Jahre) davon überzeugen, dass diese adäquat versorgt sind. Eine adäquate Versorgung kann durch den Patienten selbst erfolgen oder aber durch Angehörige (z.B. Ehepartner, Lebenspartner, Eltern). Sollte dies nicht möglich sein, sind bei Bedarf entsprechende Fachkräfte (z.B. Hebamme, Kinderkrankenschwester, -pfleger) hinzuziehen.

§ 6 Eltern-Kind-Behandlung

Bei jeder stationsäquivalenten psychiatrischen Behandlung mit Kindern im häuslichen Umfeld muss nach § 6 die Notwendigkeit einer gemeinsamen Eltern-Kind-Behandlung geprüft und ggf. in die Wege geleitet werden. In diesem Zusammenhang bedeutet „sicherstellen“ nicht, dass die gemeinsame Behandlung noch während der Phase der stationsäquivalenten psychiatrischen Behandlung erfolgen muss.

§ 7 Behandlungsteam

Das Team, welches die stationsäquivalente psychiatrische Behandlung erbringt, muss gemäß Absatz 1 aus mindestens drei Berufsgruppen zusammengesetzt sein. Ein Mitglied der Berufsgruppe der Ärzte und ein Mitglied der Berufsgruppe Pflege sind in jedem Fall Bestandteil des Teams. Die Berufsgruppe des dritten Teammitgliedes kann frei gewählt werden. Grundsätzlich müssen in der Klinik Vertreter der Berufsgruppen Ärzte, Psychologen, Pflegefachpersonen und Spezialtherapeuten vorgehalten werden, um bei Bedarf auf diese zurückgreifen zu können.

Die Gesamtverantwortung für die Behandlungsplanung und -durchführung, auch beim Einbezug von weiteren Leistungserbringern, liegt nach Absatz 2 und 3 beim zuständigen Facharzt.

Findet eine stationsäquivalente psychiatrische Behandlung an mehr als sechs Tagen in Folge statt, muss gemäß Absatz 4 einmal in der Woche eine multiprofessionelle Fallbesprechung durchgeführt werden. Mindestens drei beteiligte Berufsgruppen müssen daran teilnehmen. Die weiteren beauftragten Leistungserbringer sind dabei – soweit möglich – einzubeziehen. Dies kann auch mit technischen Hilfsmitteln der Kommunikation erfolgen (z.B. per Telefon- und Videokonferenz). Anforderungen zur Dokumentation der Fallbesprechung sind unter § 11 aufgeführt.

§ 8 Patientenkontakte

Die stationsäquivalente psychiatrische Behandlung erfordert nach Absatz 1 einen täglichen direkten Patientenkontakt durch ein Mitglied des Teams. Gemeint ist damit ein direkter persönlicher Kontakt. Alle weiteren Kontakte können auch ggf. telefonisch stattfinden. Kommt ein täglicher direkter Kontakt von Seiten des Patienten nicht zustande (z.B. wenn ein Teammitglied zwar zur verabredeten Zeit an der Tür klingelt, diese aber nicht geöffnet wird), wird gemäß Absatz 2 dieser Versuch als täglicher direkter Kontakt gewertet. Dies ist entsprechend in der Dokumentation nachvollziehbar darzulegen.

Findet eine stationsäquivalente psychiatrische Behandlung an mehr als sechs Tagen in Folge statt, muss nach Absatz 3 einmal in der Woche eine ärztliche Visite durchgeführt werden. Hierbei gilt der Facharztstandard. Demnach ist der Arzt verpflichtet, nach dem anerkannten und gesicherten Standard der medizinischen Wissenschaft zu behandeln und die jeweilige Behandlung so vorzunehmen wie ein sorgfältig arbeitender Facharzt. Dies wird durch die fachärztliche

Leitung des Behandlungsteams (vgl. § 7 Absatz 2 und 3) gewährleistet. Das gilt auch bei (noch) nicht vorhandener Facharztanerkennung. In der Regel sollte die Visite im häuslichen Umfeld des Patienten stattfinden. Das heißt, dass der Ort sich durchaus auch woanders befinden kann, z.B. in der Klinik.

§ 9 Sicherstellung der Behandlung

Nach Absatz 1 muss die Klinik ein Konzept haben, wie mit Krisensituationen der stationsäquivalent psychiatrisch behandelten Patienten umzugehen ist. Hierzu ist eine verbindliche Vorgehensweise (z.B. in Form einer SOP) festzulegen. Dies sollte auch entsprechend dem Patienten kommuniziert werden, damit für beide Seiten Handlungssicherheit besteht (z.B. in Verbindung mit einem Krisenpass).

Die Rufbereitschaft des Behandlungsteams muss gemäß Absatz 2 werktags zu den üblichen Tagesdienstzeiten gewährleistet werden. Es erfolgen keine konkreten Zeit- oder auch Schichtvorgaben; somit sind diese Zeiten an den krankenhausindividuellen Gegebenheiten zu orientieren.

Die darüber hinaus bestehende ärztliche 24-stündige Eingriffsmöglichkeit durch das Krankenhaus nach Absatz 3 kann über eine allgemeine Rufbereitschaft (z.B. im Rahmen der bestehenden Versorgungsverpflichtung) gewährleistet werden. Die konkrete Gestaltung der ärztlichen Eingriffsmöglichkeit und der Ort sind nicht vorgeschrieben. Die Verpflichtung zur vollstationären Aufnahme bei Verschlechterung des Gesundheitszustandes des Patienten ist im Grunde keine Zusatzverpflichtung. Diese besteht im Rahmen der bestehenden Versorgungsverpflichtung der Kliniken, die stationsäquivalente psychiatrische Behandlung anbieten, ohnehin. Dies bedeutet nicht, dass für stationsäquivalent psychiatrisch behandelte Patienten ein Bett freigehalten werden muss.

§ 10 Anforderungen an die Beauftragung von weiteren Leistungserbringern

Nach Absatz 1 können für die Durchführung von Teilen der stationsäquivalenten psychiatrischen Behandlung weitere Leistungserbringer beauftragt werden. Wer diese Leistungserbringer konkret sein können, ist offen gehalten. Es sollen lediglich „an der ambulanten psychiatrischen Versorgung teilnehmende Leistungserbringer“ sein oder „ein anderes zur Erbringung der stationsäquivalenten psychiatrischen Behandlung berechtigtes Krankenhaus“. Als Beispiele, in welchen Fällen dies als geeignet erscheint, sind Wohnortnähe oder Behandlungskontinuität als nicht abschließende Aufzählung genannt. Wird der Patient beispielsweise bereits vor der stationsäquivalenten psychiatrischen Behandlung von einem bestimmten ambulanten psychiatrischen Pflegedienst versorgt, kann dieser per Beauftragung Teil des Behandlungsteams werden. Die Gesamtverantwortung liegt jedoch gemäß Absatz 2 immer bei dem auftraggebenden Krankenhaus.

Die vertragliche Ausgestaltung der Beauftragung obliegt dem auftraggebenden Krankenhaus. Die Vergütung der stationsäquivalenten psychiatrischen Behandlung erfolgt auch bei einer Beauftragung von externen Leistungserbringern nach dem Krankenhausfinanzierungsrecht gegenüber dem auftraggebenden Krankenhaus. Die Vergütung der vereinbarten Leistungen zwischen dem auftraggebenden Krankenhaus und dem beauftragten Leistungserbringer ist im Innenverhältnis zu regeln.

Insgesamt darf gemäß Absatz 3 der Anteil der extern beauftragten Leistungen nicht mehr als die Hälfte der in einem Budgetjahr erbrachten Therapiezeiten – im Rahmen der stationsäquivalenten psychiatrischen Behandlung – betragen.

§ 11 Anforderungen an die Dokumentation in der Patientenakte

Nach § 39 Abs. 1 Satz 2 SGB V haben Versicherte Anspruch auf vollstationäre oder stationsäquivalente Behandlung, wenn die Behandlung durch ein Krankenhaus erforderlich ist, weil das Behandlungsziel nicht durch teilstationäre, (...) oder ambulante Behandlung einschließlich häuslicher Krankenpflege erreicht werden kann. Gemäß Absatz 1 ist diese Krankhausbehandlungsbedürftigkeit zusammen mit dem Aufnahmebefund und der Anamnese beziehungsweise Fremdanamnese in der Patientenakte zu dokumentieren. Ein Krankenhauseinweisungsschein muss nicht regelhaft vorgelegt werden. Ohnehin ersetzt dieser nicht die Prüfung der Krankhausbehandlungsbedürftigkeit. Die Begründung für die Entscheidung zur stationsäquivalenten psychiatrischen Behandlung in Abgrenzung zur vollstationären Behandlung muss nicht dokumentiert werden. In der Akte müssen zudem nach Absatz 1 bis 5 dokumentiert werden:

- die Therapiezielplanung und die Verlaufsdokumentation,
- Gründe eines ggf. nicht zustande gekommenen direkten Patientenkontaktes,
- die Zustimmung der im Haushalt lebenden Angehörigen oder der Einrichtung,
- die Ergebnisse der Prüfung auf Kindeswohlgefährdung und ggf. abgeleitete Maßnahmen nach § 5,

- die Ergebnisse der Prüfung einer gemeinsamen Eltern-Kind-Behandlung und ggf. entsprechend abgeleitete Maßnahmen nach § 6,
- die teilnehmenden und entschuldigten Mitglieder (berufsgruppenbezogen und namentlich) des Behandlungsteams bei der wöchentlichen Fallbesprechung § 7 Abs. 4.

Die Durchführung der ordnungsgemäßen Dokumentation durch weitere beauftragte Leistungserbringer ist gemäß Absatz 6 ebenso zu gewährleisten.

§ 12 Anforderungen an die Datenübermittlung nach § 301 SGB V an die Krankenkassen und an die privaten Krankenversicherungen

Gemäß Absatz 1 ist im Rahmen der Datenübermittlung nach § 301 SGB V der Ort des häuslichen Umfeldes der stationsäquivalenten psychiatrischen Behandlung kenntlich zu machen. Hierzu stehen ab dem 01.01.2018 neue Fachabteilungsschlüssel zur Verfügung, die eine Angabe des Ortes der Leistungserbringung (Privatwohnung, Pflegeheim, weitere Wohnformen), jeweils unterschieden nach Allgemeiner Psychiatrie bzw. Kinder- und Jugendpsychiatrie, ermöglichen.

Die Therapiezeiten sind nach Absatz 2 im Rahmen der OPS-Kodierung berufsgruppenspezifisch zu übermitteln. Es sind keine Angaben zu den konkreten medizinischen bzw. pflegerischen Leistungen zu machen. Maßgeblich ist die jeweils gültige OPS-Version.

§ 13 Inkrafttreten, Kündigung und § 14 Salvatorische Klausel

Die Vereinbarung tritt zum 01.08.2017 in Kraft. Mit den §§ 13 und 14 werden darüber hinaus die Regelungen zur Kündigung der Vereinbarung und die übliche salvatorische Klausel vereinbart.

2.2.3 Hinweise zu den Budgetverhandlungen und Abrechnungsbestimmungen im Rahmen der stationsäquivalenten psychiatrischen Behandlung

Stefan Koerdt, Michael Draheim

Die stationsäquivalente psychiatrische Behandlung (StäB) wird im PEPP-Katalog 2019 wie bereits für das Jahr 2018 über die unbewerteten PEPP QA80Z *Stationsäquivalente psychiatrische Behandlung bei Erwachsenen*, QK80Z *Stationsäquivalente psychiatrische Behandlung bei Kindern und Jugendlichen* sowie die Fehler-PEPP PF05Z *Fehlkodierung bei stationsäquivalenter psychiatrischer Behandlung* in der Anlage 6b zur PEPPV 2019 abgebildet. Abrechenbar und vereinbarungsfähig sind dabei lediglich die beiden erstgenannten PEPP QA80Z und QK80Z, nicht jedoch die Fehler-PEPP, die nur zu Plausibilitätszwecken aufgenommen wurde. Soweit die Fehler-PEPP über den Gruppierungsprozess angesteuert wird, ist die Dokumentation zu korrigieren.

Zur Abrechnung der PEPP bei StäB finden die Regelungen der PEPPV 2019 analog Anwendung, obwohl die Behandlung nicht im Krankenhaus, sondern im häuslichen Umfeld des Patienten erbracht wird. Nach § 1 Abs. 3 PEPPV 2019 zählen der Aufnahmetag sowie jeder weitere Tag mit direktem Patientenkontakt inklusive des Verlegungs- oder Entlassungstages aus der stationsäquivalenten Behandlung als Berechnungstage in der StäB. Vollständige Tage der Abwesenheit, die während eines Behandlungsfalls anfallen, zählen nicht als Berechnungstage und für diese darf kein Entgelt abgerechnet werden. Bei der StäB sind vollständige Tage der Abwesenheit Tage, an denen kein direkter Patientenkontakt stattfindet. Wie für die voll- und teilstationäre Behandlung ist auch für die StäB eine eindeutige Falldefinition erforderlich. Die Falldefinition ist in § 1 Abs. 5 Satz 2 PEPPV 2019 geregelt, wonach jede Aufnahme zur StäB als ein Fall zu zählen ist. Der Begriff der „Aufnahme" ist hier gleichzusetzen mit dem Beginn der stationsäquivalenten Behandlung.

Nach § 1 Abs. 8 der PEPPV 2019 kann für jeden stationsäquivalenten Berechnungstag eine Bewertungsrelation in Höhe von 0,8 als Abschlagszahlung für eine Zwischenrechnung herangezogen werden. Für die Kinder- und Jugendpsychiatrie ist bei der StäB entsprechend eine Bewertungsrelation in Höhe von 1,20 (80% des vollstationären Entgeltes) bei einer Zwischenrechnung abrechenbar.

Mit Blick auf eine zukünftige Bewertung der PEPP bei StäB haben sich die Vertragsparteien auf Bundesebene auf eine Anwendung der Regelungen zur Wiederaufnahme nach § 2 Abs. 1 bis 3 PEPPV 2019 und zur Verlegung nach § 3 PEPPV 2019 verständigt, obwohl diese ansonsten bei unbewerteten Entgelten (Anlagen 1b und 2b PEPPV 2019) nicht vorgesehen ist. Eine Zusammenfassung von Behandlungsfällen zwischen den Bereichen vollstationär, stationsäquivalent und teilstationär erfolgt jedoch nicht.

Wenn ein Patient in demselben Krankenhaus sowohl vollstationär als auch teilstationär oder stationsäquivalent behandelt wird, sind diese Fälle nach § 3 Abs. 4 PEPPV 2019 jeweils getrennt zu betrachten. Bei Wechsel zwischen vollstationären, teilstationären oder stationsäquivalenten Aufenthalten sind die Regelungen zur Fallzusammenfassung nur innerhalb der jeweiligen Bereiche anzuwenden und somit kann eine vollstationäre Fallzusammenfassungskette nicht durch einen teilstationären oder stationsäquivalenten Aufenthalt unterbrochen werden – und umgekehrt.

Nach § 5 PEPPV 2019 können zusätzlich zu den bewerteten StäB-Entgelten nach Anlage 6a (Anlage leer) und den unbewerteten StäB-Entgelten nach Anlage 6b die bundeseinheitlichen Zusatzentgelte nach dem Zusatzentgelte-Katalog (Anlage 3) abgerechnet werden.

Nach § 8 PEPPV 2019 ist auch für die StäB-Entgelte grundsätzlich die nach § 6 Abs. 1 BPflV bisher krankenhausindividuell vereinbarte Entgelthöhe bis zum Beginn des Wirksamwerdens der neuen Budgetvereinbarung weiter zu erheben. Sollte jedoch noch kein Entgelt für die StäB vereinbart worden sein, sind bis zum Abschluss der Budgetvereinbarung für den Vereinbarungszeitraum 2019 für jeden stationsäquivalenten Berechnungstag 200 Euro abzurechnen (vgl. § 8 Satz 5 PEPPV 2019). Die Mehr- oder Mindererlöse, die sich aufgrund von Abweichungen zu der später vereinbarten Entgelthöhe ergeben, werden gemäß § 15 Abs. 2 BPflV vollständig ausgeglichen. Eine Abrechnungsmöglichkeit entfällt jedoch für den restlichen Vereinbarungszeitraum dann, wenn im Rahmen der Budgetvereinbarung kein Entgelt für die StäB vereinbart wurde.

Als unbewertete PEPP ist die StäB im Vereinbarungszeitraum 2019 den krankenhausindividuellen Entgelten nach § 6 Abs. 1 BPflV zuzurechnen. Auch wenn die StäB ihren Ursprung in § 115d SGB V hat und somit in Nähe zu der vor- und nachstationären Behandlung (§ 115a SGB V) und dem ambulanten Operieren (§ 115b SGB V) verortet ist, kann daraus nicht die Schlussfolgerung gezogen werden, dass diese nicht Bestandteil des Gesamtbetrags ist. Gemäß § 17b Abs. 2 KHG werden mit den pauschalierenden Entgelten (PEPP) die voll- und teilstationären sowie stationsäquivalenten allgemeinen Krankenhausleistungen vergütet. Darüber hinaus wird die StäB in § 39 Abs. 1 Satz 2 SGB V gleichwertig zur vollstationären Behandlung genannt. In § 1 Abs. 1 BPflV wird zudem klargestellt, dass die stationsäquivalente Behandlung nach den Vorgaben der Bundespflegesatzverordnung vergütet wird.

Als krankenhausindividuelles Entgelt nach § 6 Abs. 1 BPflV kann die StäB als tages-, fall- oder zeitraumbezogenes Entgelt vereinbart werden. Es ist davon auszugehen, dass überwiegend tagesbezogene Entgelte vereinbart werden. In diesem Fall erfolgt die Vereinbarung innerhalb des Abschnitts E3.3 der AEB-Psych.

Die Ausführungen im Entgeltkatalog (Anlage 6b zur PEPPV 2019) lassen dabei den Vertragsparteien vor Ort für die Vereinbarung viele Optionen offen. Dort heißt es:

„Für die nachfolgend aufgeführten Leistungen sind krankenhausindividuelle Entgelte nach § 6 Abs. 1 Satz 1 BPflV zu vereinbaren, soweit diese als Krankenhausleistung erbracht werden dürfen. Dabei können für die aufgeführten PEPP-Entgelte auch weiter differenzierende Entgelte vereinbart werden. Bei der Vereinbarung der Entgelte ist die Leistungsbeschreibung für die stationsäquivalente psychiatrische Behandlung im OPS zu berücksichtigen."

Neben der Vereinbarung tagesgleicher Pauschalen („Mischpreis" je Tagessatz) ist somit auch die Vereinbarung weiter differenzierender Entgelte für die beiden aufgeführten PEPP-Entgelte denkbar. Da mit dem OPS für die StäB (9-701 bei Erwachsenen bzw. 9-801 bei Kindern und Jugendlichen) auch die Therapiezeiten für die relevanten Berufsgruppen (Ärzte, Psychologen, Spezialtherapeuten, pädagogisch-pflegerische Fachpersonen) zu dokumentieren sind, könnte z.B. ein tagesgleicher Teilbetrag für den Grundaufwand und weitere Teilbeträge in Abhängigkeit vom Therapieaufwand vereinbart werden. Unabhängig von der Ausgestaltung bzw. Differenzierung der krankenhausindividuellen Entgelte ist für die Vereinbarung die Beschreibung der stationsäquivalenten psychiatrischen Behandlung im OPS zu berücksichtigen.

Auch ggf. vereinbarte Teilbeträge auf Basis der Endstellen im OPS sind im Abschnitt E3.3 darstellbar. In der Spalte 2 ist dabei – soweit vorhanden – der Entgeltschlüssel nach § 301 SGB V anzugeben.

Insgesamt würden sich danach bis zu 28 (4 x 7) unterschiedliche Teilbeträge für die Therapieleistung bei Erwachsenen ergeben (s. nachfolgende Tabelle 1):

OPS	Leistung
9-701.0	**Therapiezeiten am Patienten durch Ärzte**
9-701.00	Bis 30 Minuten pro Tag
9-701.01	Mehr als 30 bis 60 Minuten pro Tag
9-701.02	Mehr als 60 bis 90 Minuten pro Tag
9-701.03	Mehr als 90 bis 120 Minuten pro Tag
9-701.04	Mehr als 120 bis 180 Minuten pro Tag
9-701.05	Mehr als 180 bis 240 Minuten pro Tag

OPS	Leistung
9-701.06	Mehr als 240 Minuten pro Tag
9-701.1	**Therapiezeiten am Patienten durch Psychologen**
9-701.10	Bis 30 Minuten pro Tag
9-701.11	Mehr als 30 bis 60 Minuten pro Tag
9-701.12	Mehr als 60 bis 90 Minuten pro Tag
9-701.13	Mehr als 90 bis 120 Minuten pro Tag
9-701.14	Mehr als 120 bis 180 Minuten pro Tag
9-701.15	Mehr als 180 bis 240 Minuten pro Tag
9-701.16	Mehr als 240 Minuten pro Tag
9-701.2	**Therapiezeiten am Patienten durch Spezialtherapeuten**
9-701.20	Bis 30 Minuten pro Tag
9-701.21	Mehr als 30 bis 60 Minuten pro Tag
9-701.22	Mehr als 60 bis 90 Minuten pro Tag
9-701.23	Mehr als 90 bis 120 Minuten pro Tag
9-701.24	Mehr als 120 bis 180 Minuten pro Tag
9-701.25	Mehr als 180 bis 240 Minuten pro Tag
9-701.26	Mehr als 240 Minuten pro Tag
9-701.3	**Therapiezeiten am Patienten durch Pflegefachpersonen**
9-701.30	Bis 30 Minuten pro Tag
9-701.31	Mehr als 30 bis 60 Minuten pro Tag
9-701.32	Mehr als 60 bis 90 Minuten pro Tag
9-701.33	Mehr als 90 bis 120 Minuten pro Tag
9-701.34	Mehr als 120 bis 180 Minuten pro Tag
9-701.35	Mehr als 180 bis 240 Minuten pro Tag
9-701.36	Mehr als 240 Minuten pro Tag

Tab. 1 OPS 9-701: Therapiezeiten nach Berufsgruppen

Ergänzend zu den Teilbeträgen für die Therapieleistung könnte, wie oben beschrieben, ein Teilbetrag für den Grundaufwand kalkuliert werden. Darin könnten auch pauschal Fahrtkosten einkalkuliert werden. Zu den Fahrtkosten gehören neben den direkten Einsatzkosten (z. B. Benzin) auch die fahrzeitbedingten

Personalkosten. Alternativ ist auch die Vereinbarung von Fahrtkostenpauschalen in Abhängigkeit von der jeweiligen Fahrtzeit denkbar.

Erste getroffene Vereinbarungen zur StäB zeigen, dass von der Vereinbarung von tagesbezogenen Teilbeträgen in der Praxis Gebrauch gemacht wird. In der Datenübermittlungsvereinbarung nach § 301 SGB V werden Teilbeträge, die mit Zeitintervallen (z. B. 91 bis 120 Minuten) versehen sind, als zeitraumbezogene Entgelte tituliert. Auch hierbei handelt es sich jedoch um Beträge, die in Abhängigkeit von der jeweiligen Behandlungsdauer einmal je Behandlungstag der StäB abrechenbar wären. Insofern sind diese grundsätzlich auch über den Abschnitt E3.3 abbildbar.

Offen ist die Frage, wie die StäB in den Abschnitten L1 und L3 der LKA zu berücksichtigen ist, weil die LKA für die Abbildung der voll- und teilstationären Behandlung konzipiert wurde und mit der Einführung der StäB keine Anpassungen an der LKA vorgenommen wurden. Wird vor diesem Hintergrund die StäB nicht innerhalb der LKA berücksichtigt, wofür gute Gründe sprechen, kann auch der Gesamtbetrag nach der LKA (K5, Nr. 9 + K5, Nr. 13) nicht mit dem Gesamtbetrag nach B1, Nr. 8 übereinstimmen. Im Falle der Einbeziehung der StäB in die LKA müssen die Kosten für die StäB in die Abschnitte K2 und K3 Eingang finden, weil diese wie die Kosten für die voll- und teilstationäre Behandlung pflegesatzfähig sind und damit im Gesamtbetrag Berücksichtigung finden.

Unklar ist auch, ob und ggf. wie die StäB bei den Belegungsdaten des Krankenhauses bzw. der Fachabteilung in den Abschnitten L1 und L3 der LKA zu berücksichtigen ist. Im Falle der Einbeziehung der StäB bei den Berechnungstagen des Krankenhauses würde der Nutzungsgrad der Planbetten nach lfd. Nr. 3 falsch berechnet, da die StäB außerhalb des Krankenhauses erbracht wird und dazu keine Planbetten des Krankenhauses in Anspruch genommen werden. Darüber hinaus bereitet auch der Ausweis der StäB-Fälle Schwierigkeiten, weil in L1 und L3 nur der Ausweis von voll- und teilstationären Fällen sowie von Fällen mit nur vorstationärer Behandlung vorgesehen ist. Sollte für die StäB ein eigener Abschnitt L3 in Betracht gezogen werden, müssten wohl etliche Zeilen leer bleiben (z. B. Planbetten, Nutzungsgrad der Planbetten, Angaben zur Fallzahl etc.).

Zur Darstellung der Kostenstruktur könnte erwogen werden, einen „virtuellen" Abschnitt K7 für die StäB zu erstellen, auch wenn dieser Abschnitt eigentlich nur fachabteilungsbezogen zu erstellen ist. Dies setzt auf jeden Fall voraus, dass sich die entsprechenden Kosten auch im Abschnitt K2 und K3 wiederfinden. Die obigen Ausführungen machen deutlich, dass den Vertragsparteien vor Ort angesichts fehlender gesetzlicher Vorgaben ein hoher Gestaltungsspielraum bei der budgettechnischen Umsetzung der StäB verbleibt.

Jedes Krankenhaus sollte darüber hinaus individuell prüfen, inwieweit die Erbringung der stationsäquivalenten psychiatrischen Behandlung mit einer Veränderung der medizinischen Leistungsstruktur oder der Fallzahlen einhergeht, die eine Überschreitung des Gesamtbetrags um den Veränderungswert gemäß § 6 Abs. 1 Satz 4 Nr. 1 BPflV begründet.

Nach § 2 Abs. 5 der Psych-Personalnachweis-Vereinbarung sind ab dem Jahr 2018 auch die stationsäquivalenten psychiatrischen Behandlungen nach § 115d SGB V einzubeziehen. Vor diesem Hintergrund sollte auch eine Psych-PV-Einstufung für StäB-Fälle in Erwägung gezogen werden, auch wenn eine Verpflichtung zur Anwendung der Psych-PV aus der Verordnung selbst nicht ableitbar ist. Grundsätzlich ist zu empfehlen, vor Erbringung der StäB Vorklärungsgespräche mit den Krankenkassen gemäß § 11 Abs. 5 BPflV zu führen.

2.3 Vereinbarung zur Dokumentation in den Psychiatrischen Institutsambulanzen

Anja Röske

Mit dem Gesetz zur Weiterentwicklung der Versorgung und der Vergütung für psychiatrische und psychosomatische Leistungen (PsychVVG) wurden der GKV-Spitzenverband, der Verband der Privaten Krankenversicherung und die Deutsche Krankenhausgesellschaft durch Neufassung des § 295 Abs. 1b Satz 4 SGB V beauftragt, die Dokumentation in den Psychiatrischen Institutsambulanzen (PIA) zu erweitern. Bis zum 01.01.2018 war ein bundeseinheitlicher Katalog zu vereinbaren, der nach Art und Umfang der Leistung sowie der zur Leistungserbringung eingesetzten personellen Kapazitäten getrennt nach Berufsgruppen und Fachgebieten differenziert.

Die Vereinbarung mit seinen drei Anlagen ist zum 01.07.2018 in Kraft getreten und im Anhang der Kurzerläuterungen aufgeführt. Im Rahmen des Nachtrags vom 11.04.2018 zur Fortschreibung der § 301 SGB V-Vereinbarung vom 22.05.2017 wurde für die Umsetzung der neuen PIA-Dokumentation ein Übergangszeitraum vom 01.07.2018 bis 31.12.2018 vereinbart. Ab dem 01.01.2019 hat die Dokumentation in den PIA nach der neuen PIA-Doku-Vereinbarung zu erfolgen.

Mit der PIA-Doku-Vereinbarung vom 02.02.2018 wird die Dokumentation in den Psychiatrischen Institutsambulanzen bundeseinheitlich neu geregelt. Die angepasste Vereinbarung beinhaltet – neben dem neuen PIA-Dokumentationsschema – Regelungen zur Freistellung von der Leistungsdokumentation in Bundesländern mit Einzelleistungsvergütungsvereinbarungen. Zusätzlich wurde ein Schema zur Zuordnung von Vollzeitäquivalenten aufgenommen. Die damit zusammenhängende zusätzliche Übermittlung der „eingesetzten personellen Kapazitäten" wurde als **freiwillige** Datenübermittlung vereinbart.

Die neue PIA-Dokumentation löst die Dokumentation der bisherigen vier Leistungsschlüssel ab (PIA-001 bis PIA-004). Zu dokumentieren sind nunmehr Basisleistungsschlüssel und Zusatzleistungsschlüssel. Die Verschlüsselung der Basisleistungsschlüssel erfolgt tagesbezogen. Pro Mitarbeiter und Leistungsart ist ein Leistungsschlüssel je Tag zu vergeben, der dem zeitlichen Gesamtaufwand der von einem Mitarbeiter erbrachten Leistungsart an diesem Tag entspricht. Es sind Besonderheiten für die Kinder- und Jugendpsychiatrie zu beachten. Die Zusatzleistungsschlüssel liefern ergänzende Informationen über die medizinischen Inhalte der erbrachten Leistungen bzw. das Behandlungssetting. Sie können nur in Ergänzung zu Basisleistungsschlüsseln maximal 1 Mal je Tag angegeben werden (vgl. Anlage 1 zur PIA-Doku-Vereinbarung).

In den PIAs der fünf Bundesländer mit Vereinbarungen zu Einzelleistungsvergütungen (Bayern, Mecklenburg-Vorpommern, Sachsen, Thüringen und Sachsen-Anhalt) müssen lediglich die Zusatzleistungsschlüssel dokumentiert werden. Die Basisleistungsschlüssel werden aus den abgerechneten Entgelten durch das Institut für das Entgeltsystem im Krankenhaus (InEK) abgeleitet (vgl. Anlage 2 zur PIA-Doku-Vereinbarung).

Eine freiwillige zusätzliche Übermittlung der eingesetzten personellen Kapazitäten für die Berufsgruppen der Ärzte und Psychologen könnte erstmalig bis zum 31.03.2020 für die Leistungen des Jahres 2019 erfolgen. Ein Verfahren hierzu ist mit den entsprechenden Partnern auf der Landesebene zu klären. Der Umfang der anzusetzenden Vollkräfte ergibt sich als Summe der den entsprechenden Leistungsziffern zugeordneten Vollkräfte-Anteilen nach der Anlage 3 der PIA-Doku-Vereinbarung. Zu beachten sind hierbei die zugrunde liegenden Annahmen für die Zuordnung (Jahresnettoarbeitszeit, Definition einer mittleren Gruppengröße, bestimmte Leistungen). Diese Abschätzung der personellen Kapazitäten wird vom tatsächlichen Personalaufwand abweichen.

3 Erläuterungen zum PEPP-Entgeltkatalog 2019

3.1 Systematik der Bewertungsrelationen, Methodik der Berechnung und Fallerlöskurve

Jochen Vaillant

Gegenüber dem Jahr 2018 bleibt der Aufbau des Entgeltkataloges auch in 2019 weitgehend unverändert. Die Unterteilung der voll- und teilstationären Versorgung in die drei Strukturkategorien Psychiatrie, Kinder- und Jugendpsychiatrie und Psychosomatik, die in der vollstationären Versorgung durch die Prä-Strukturkategorie ergänzt ist, wurde weiterhin beibehalten.

Die grundlegenden Veränderungen, die ab dem Katalog des Jahres 2015 bezüglich der Darstellung und der Berechnungsweise eingeführt wurden, wurden auch für 2019 beibehalten.

Demnach werden die Relativgewichte aus den durchschnittlichen Tageskosten der am Tag X entlassenen Patienten berechnet, wobei auch der Entlassungstag als Abrechnungstag berücksichtigt und die ergänzenden Tagesentgelte (ET) herausgerechnet werden.

Auf dieser Berechnungsgrundlage wird ab dem Behandlungstag, ab dem die Tageskosten nur noch geringfügig variieren („Degressionsendpunkt“), im Entgeltkatalog für die jeweilige PEPP ein einheitliches Relativgewicht ausgewiesen, das den durchschnittlichen Tageskosten dieser Behandlungsfälle entspricht. Hierfür wird der „Degressionsendpunkt“ bestimmt, ab dem eine konstante Vergütung innerhalb einer PEPP einsetzt. Der Degressionsendpunkt ergibt sich aus dem Tag nach dem Schnittpunkt der Kurven „Gew. Tageskostenmittelwert aller Fälle mit Entlassung ab Tag X“ und „Mittlere Tageskosten der Fälle am Tag X entlassen“. Beispielhaft wird dies in Abb. 1 zur Illustration anhand einer fiktiven PEPP dargestellt. In diesem Beispiel ist der Degressionsendpunkt auf den neunten Tag festgelegt.

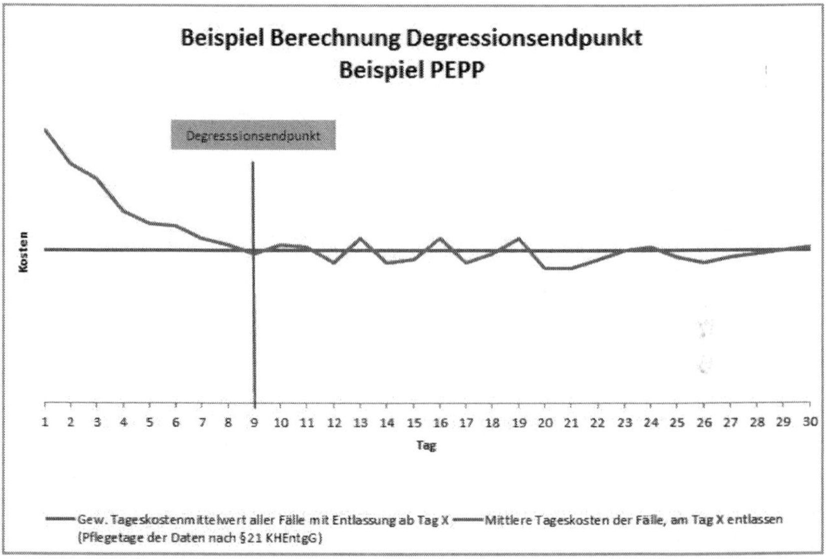

Abb. 1 Beispiel: Berechnung Degressionsendpunkt

In einem nächsten Schritt wird, bezogen auf den berechneten Degressionsendpunkt, eine Glättung mittels einer linearen Regression unter Verwendung der Kleinste-Quadrate-Methode (KQ-Methode) durchgeführt. Hierfür werden verschiedene lineare Glättungen simuliert. Dazu werden die mittleren Tageskosten der ersten Tage fix gehalten (Simulation 1 = Tag 1 fix, Simulation 2 = Tag 1 und Tag 2 fix usw. bis Simulation 5 = Tag 1 bis Tag 5 fix). Die linearen Glättungen werden jeweils ab dem letzten festgehaltenen Tag begonnen. Die gleichen Berechnungen werden durch Verschiebung des Degressionsendpunktes um bis zu vier Tage vor und vier Tage zurück durchgeführt. Hierdurch ergeben sich 45 verschiedene Varianten von linearen Glättungen pro PEPP. Anhand der gewählten Methode werden die Berechnungen verglichen und die Variante mit der geringsten Quadratsumme ausgewählt.

Das Ergebnis für die Beispiel-PEPP wurde in der Abb. 2 dargestellt.

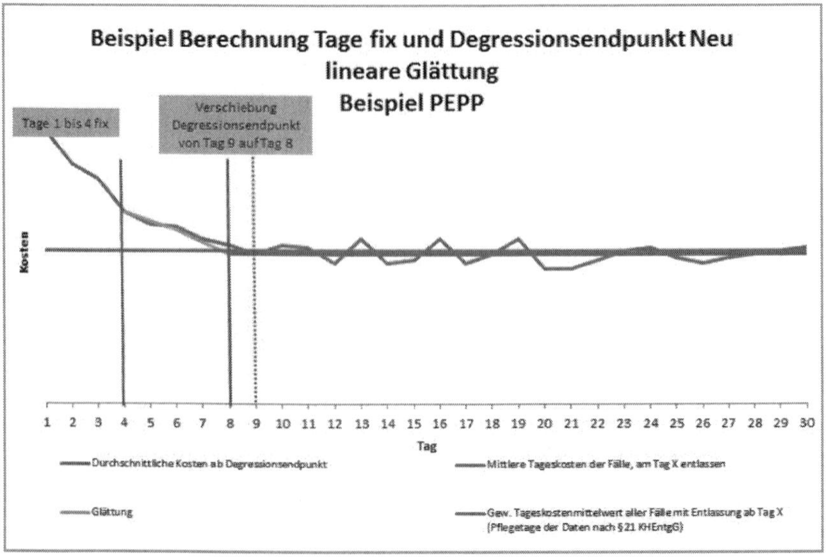

Abb. 2 Beispiel: Berechnung Tage fix und Degressionsendpunkt neu – lineare Glättung

In diesem Beispiel werden die Tage eins bis vier fix gehalten und der Degressionsendpunkt von Tag neun um einen Tag nach vorne auf Tag acht verschoben.

In einem letzten Schritt wird die PEPP so adjustiert, dass (bei Gewichtung durch die Pflegetage der § 21-Daten) für die geglätteten Tageskosten gilt:

Kostenvolumen = Erlösvolumen

Die Berechnungsmethode führt zu sehr geringen Adjustierungsfaktoren (sehr eng an 1,0000).

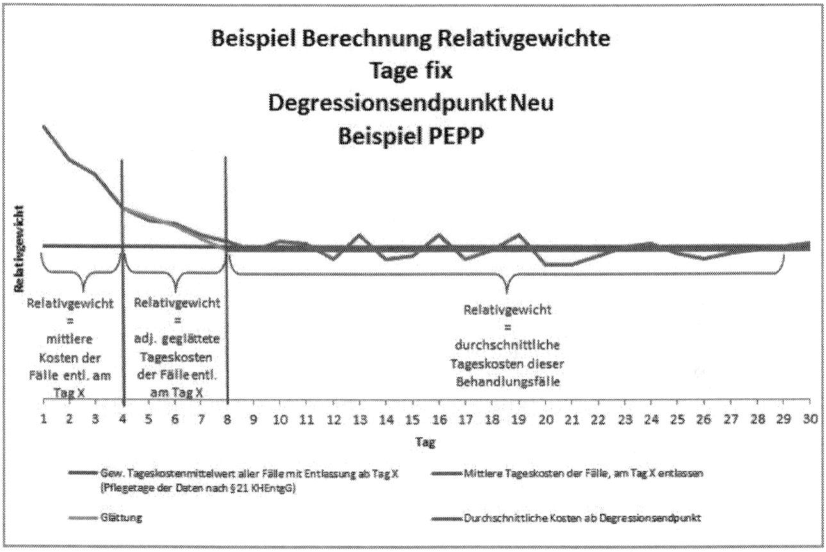

Abb. 3 Beispiel: Berechnung Relativgewichte Tage fix und Degressionsendpunkt neu

Die Ermittlung der Relativgewichte wird in Abb. 3 illustriert. In der Beispiel-PEPP entsprechen die Relativgewichte (bezogen auf die Bezugsgröße) der ersten vier Tage den mittleren Tageskosten der am Tag X entlassenen Fälle. Zwischen dem vierten und dem achten Tag sind die geglätteten mittleren Tageskosten der am Tag X entlassenen Fälle und ab dem Tag neun würde eine einheitliche Bewertungsrelation ausgewiesen, die den durchschnittlichen Tageskosten dieser Behandlungsfälle entspricht.

Für die Abrechnung ist das für die am jeweiligen Tag entlassenen Patienten im Katalog ausgewiesene Relativgewicht für alle Berechnungstage relevant (Tab. 2). Das für die höchste Tagesanzahl im Katalog angegebene Relativgewicht (in dem Beispiel der PEPP PA04C = 20 Tage) ist auch für alle Fälle mit einer höheren Anzahl von Berechnungstagen abzurechnen. Dabei ist zu beachten, dass sich die Definition des „Berechnungstages" aufgrund der Abrechnungsfähigkeit des Entlassungstages geändert hat. Im neuen Katalog entsprechen die Behandlungstage den Kalendertagen, an denen ein Patient in stationärer Behandlung ist. Das für einen Berechnungstag angegebene Relativgewicht ist daher für Patienten abzurechnen, die bereits am Aufnahmetag entlassen werden. Bei Entlassung am Folgetag, d.h. mit einer Übernachtung, werden zwei Berechnungstage gezählt. Für diese Fälle ist das für zwei Berechnungstage angegebene Relativgewicht für jeden der beiden Tage abzurechnen.

PEPP	Bezeichnung	Anzahl Berechnungstage / Vergütungsklasse	Bewertungsrelation je Tag
1	2	3	4
PA04C	Affektive, neurotische, Belastungs-, somatoforme und Schlafstörungen, Alter < 65 Jahre, ohne komplizierende Konstellation, ohne komplizierende Diagnose, ohne erhebliche Pflegebedürftigkeit	1	1,3119
		2	1,1471
		3	1,0989
		4	1,0834
		5	1,0703
		6	1,0572
		7	1,0440
		8	1,0309
		9	1,0178
		10	1,0047
		11	0,9916
		12	0,9785
		13	0,9654
		14	0,9523
		15	0,9391
		16	0,9260
		17	0,9129
		18	0,8998
		19	0,8867
		20	0,8736

Tab. 2 Auszug aus dem PEPP-Entgeltkatalog 2019 – PA04C

Im Ergebnis bildet diese Berechnungsweise die tatsächlichen Kosten der Fälle (unter Vernachlässigung der Unschärfen durch das Glättungsverfahren) sehr sachgerecht ab. Es findet so gut wie keine Übervergütung in den ersten Tagen statt, sodass sich die Korrektur auf ein Minimum reduziert.

3.2 Datengrundlage und wichtige Kenngrößen des PEPP-Systems 2019

Ivan Petković

Grundlage der Kalkulation des PEPP-Systems 2019 sind die Falldaten aus dem Datenjahr 2017. Gemäß § 21 KHEntgG wurden von rund 600 psychiatrischen Einrichtungen die „Leistungsdaten" (Diagnosen, Prozeduren, Aufnahmegrund etc.) von etwa einer Million Behandlungsfällen an das InEK übersandt. Zusätzlich zu diesen Daten wurden von 117 Einrichtungen fall- und tagesbezogene Kostendaten zu 282.761 vollstationären und 49.396 teilstationären Behandlungsepisoden übermittelt. Nach Aufbereitung und Plausibilisierung dieser Daten verblieben 112 Einrichtungen für die Kalkulationsstichprobe, welche sich damit im Vergleich zum Vorjahr um zehn Einrichtungen erhöht hat. Der Anteil der für die Kalkulation verwendeten Fälle, bezogen auf die Gesamtfallzahl in Deutschland, lag für vollstationäre Behandlungen bei 27,9% (Vorjahr 25,5%) und für teilstationäre Behandlungen bei 25,1% (Vorjahr: 23,5%), sodass insgesamt von einer breiten Datenbasis für die PEPP-Kalkulation ausgegangen werden kann. In allen vollstationären und teilstationären Strukturkategorien ist der Anteil der für die Kalkulation verwendeten Fälle an der Gesamtfallzahl für diese Strukturkategorie in den § 21er-Daten für das Jahr 2017 im Vergleich zum Vorjahr gestiegen. Lediglich der Anteil der Prä-Strukturkategorie ist um 1,1% gesunken.

In Bezug auf die vorhandenen Strukturkategorien sowie deren grundlegende Definition und die Anzahl der PEPP haben sich im Vergleich zum Vorjahr keine Änderungen ergeben (vgl. Abbildung 4). Abbildung 5 zeigt die Verteilung der zur Kalkulation verwendeten vollstationären Fälle (Kalkulationsdaten) auf die Strukturkategorien, wobei jeweils nur Fälle in bewerteten PEPP berücksichtigt werden. In Bezug auf die Verteilung der Fallzahlen auf die einzelnen Strukturkategorien und die Verteilung der Fälle auf die einzelnen bewerteten vollstationären PEPP innerhalb der einzelnen Strukturkategorien sind keine wesentlichen Änderungen festzustellen. Der überwiegende Anteil aller vollstationären Fälle entfällt weiterhin auf die Strukturkategorie Psychiatrie (87% der Fälle).

Die Veränderung der maximalen und minimalen Bewertungsrelation bezogen auf die einzelnen Strukturkategorien zeigt Abbildung 6. Auch hier sind keine relevanten Veränderungen festzustellen.

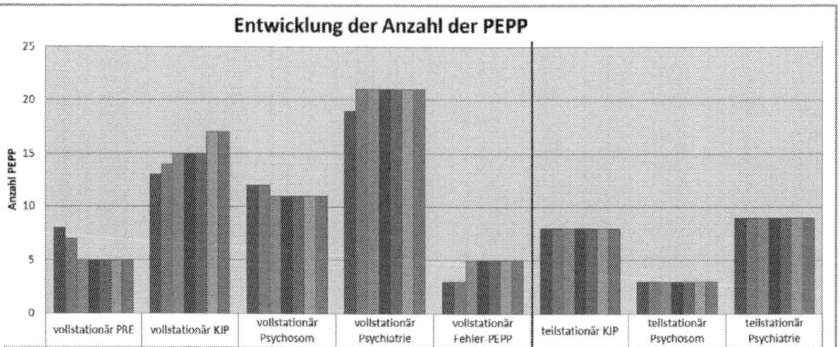

	vollstationär PRE	vollstationär KJP	vollstationär Psychosom	vollstationär Psychiatrie	vollstationär Fehler-PEPP	teilstationär KJP	teilstationär Psychosom	teilstationär Psychiatrie
2013	8	13	12	19	3	8	3	9
2014	7	14	12	21	3	8	3	9
2015	5	15	11	21	5	8	3	9
2016	5	15	11	21	5	8	3	9
2017	5	15	11	21	5	8	3	9
2018	5	17	11	21	5	8	3	9
2019	5	17	11	21	5	8	3	9

Abb. 4 Überblick über Veränderungen auf PEPP-Ebene

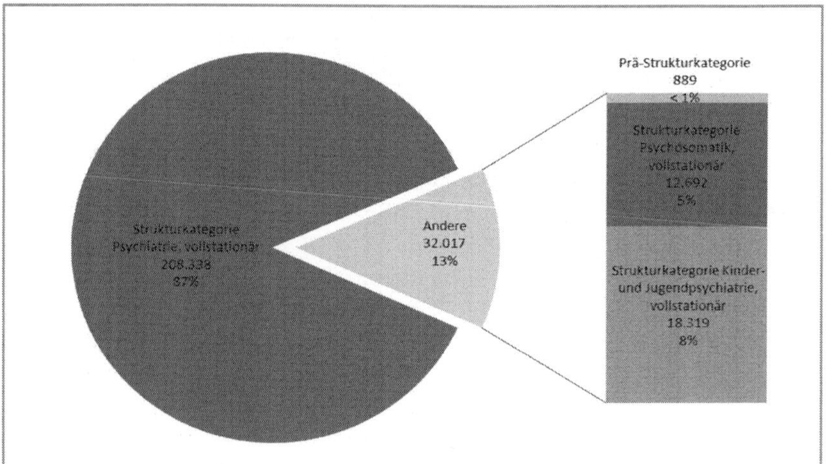

Abb. 5 Fallverteilung bewerteter vollstationärer PEPP (Kalkulationsdaten) über die Strukturkategorien (vgl. Statistischer Bericht des InEK)

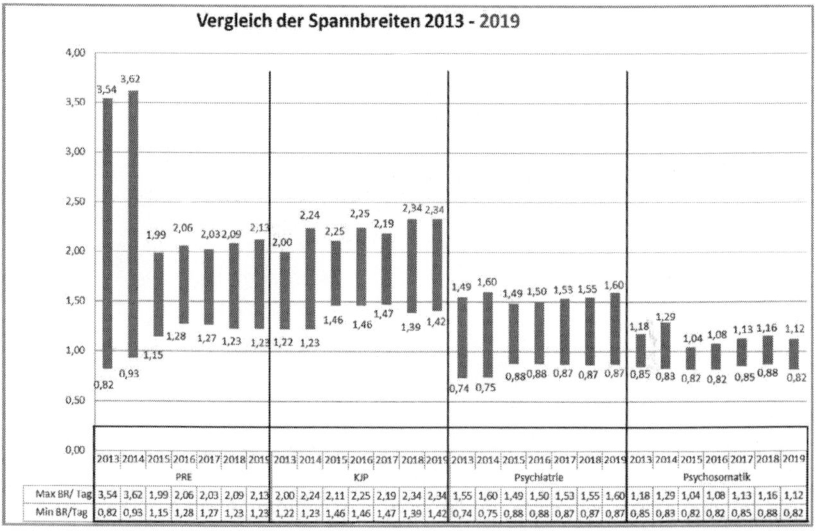

	PRE 2013	2014	2015	2016	2017	2018	2019
Max BR/ Tag	3,54	3,62	1,99	2,06	2,03	2,09	2,13
Min BR/Tag	0,82	0,93	1,15	1,28	1,27	1,23	1,23

	KJP 2013	2014	2015	2016	2017	2018	2019
Max BR/ Tag	2,00	2,24	2,11	2,25	2,19	2,34	2,34
Min BR/Tag	1,22	1,23	1,46	1,46	1,47	1,39	1,42

	Psychiatrie 2013	2014	2015	2016	2017	2018	2019
Max BR/ Tag	1,55	1,60	1,49	1,50	1,53	1,55	1,60
Min BR/Tag	0,74	0,75	0,88	0,88	0,87	0,87	0,87

	Psychosomatik 2013	2014	2015	2016	2017	2018	2019
Max BR/ Tag	1,18	1,29	1,04	1,08	1,13	1,16	1,12
Min BR/Tag	0,85	0,83	0,82	0,82	0,85	0,88	0,82

Abb. 6 Vergleich der Spannbreiten der Bewertungsrelationen in den Strukturkategorien

3.3 Fallverteilung als Maß der Differenzierung in den vollstationären Strukturkategorien

Ivan Petković

In den Abbildungen 7 bis 10 werden für die Kalkulationsstichprobe die Fallverteilungen auf die bewerteten PEPP innerhalb der einzelnen Strukturkategorien gezeigt. Die Fallverteilung innerhalb der Prä-Strukturkategorie für die bewerteten vollstationären PEPP zeigt die Abbildung 7. Bei der Strukturkategorie Psychiatrie, vollstationär werden 70% aller Fälle durch fünf PEPP abgedeckt (vgl. Abbildung 8). In der Strukturkategorie *Psychosomatik, vollstationär* werden in die beiden fallzahlstärksten PEPP 87% aller Fälle eingruppiert, in der Strukturkategorie *Kinder- und Jugendpsychiatrie, vollstationär* entfallen auf die fünf fallzahlstärksten PEPP 88% aller Fälle.

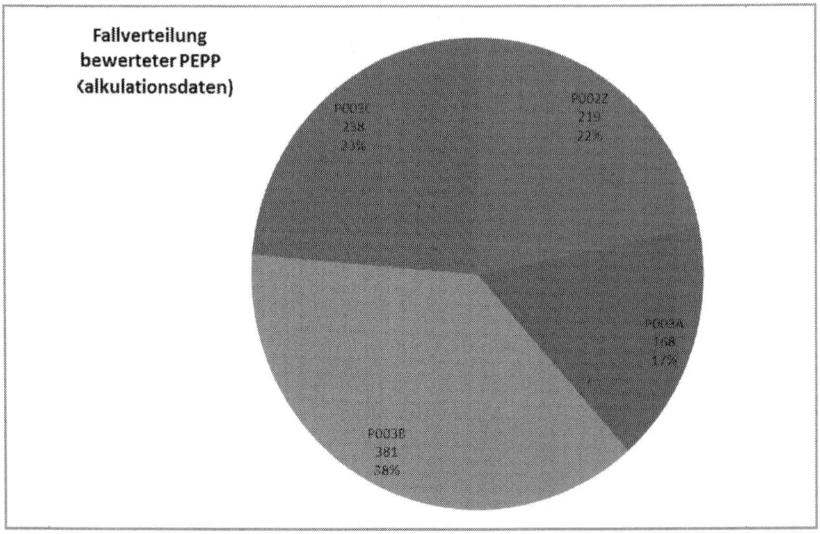

Abb. 7 Fallverteilung in der Prä-Strukturkategorie (Kalkulationsdaten)

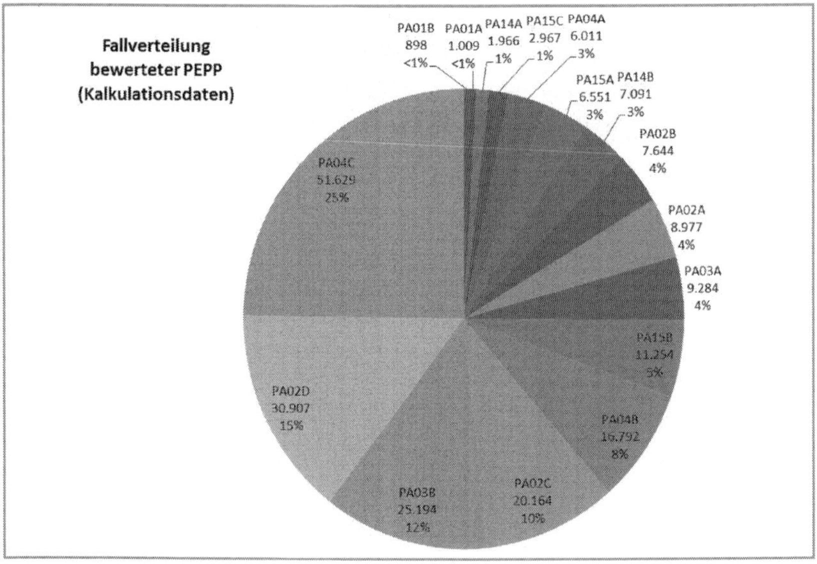

Abb. 8 Fallverteilung in der Strukturkategorie Psychiatrie, vollstationär (Kalkulationsdaten)

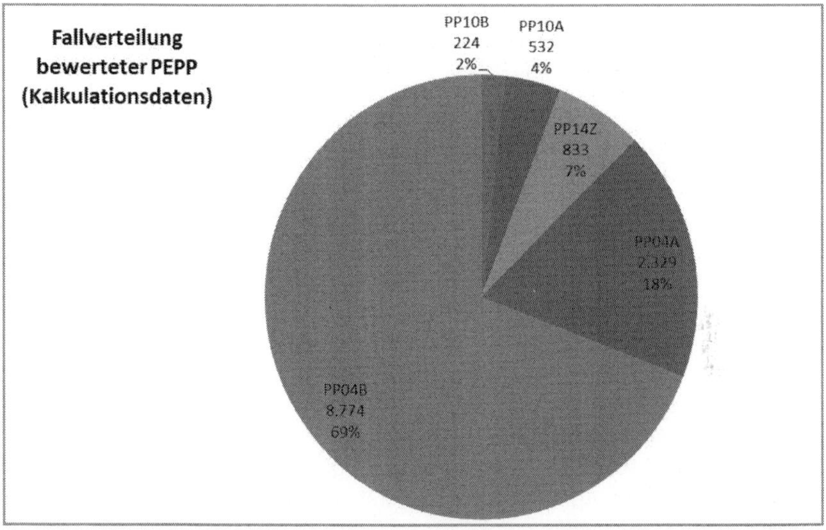

Abb. 9 Fallverteilung in der Strukturkategorie Psychosomatik, vollstationär (Kalkulationsdaten)

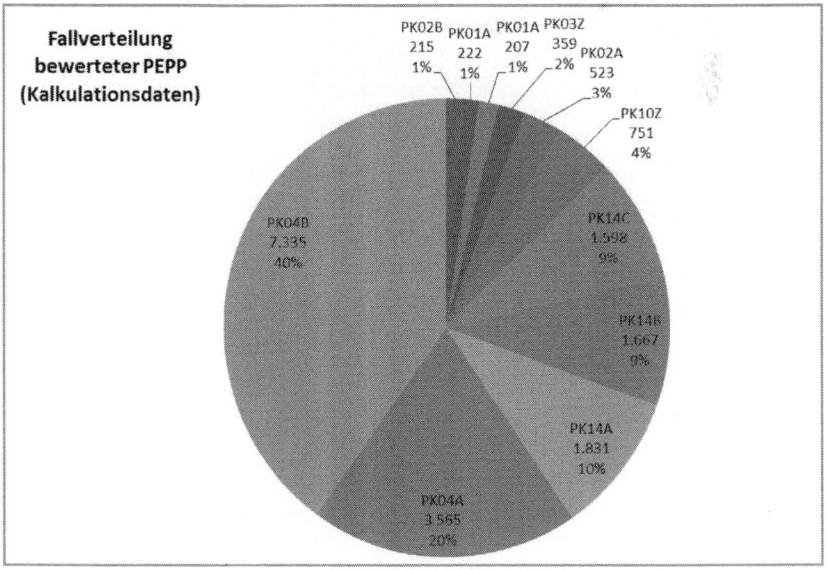

Abb. 10 Fallverteilung in der Strukturkategorie Kinder- und Jugendpsychiatrie, vollstationär (Kalkulationsdaten)

3.4 Betrachtungen zur Katalogstruktur und zur Degression

Jochen Vaillant

Der PEPP-Katalog für 2019 zeigt nur geringfügige Veränderungen gegenüber dem Katalog 2018, die sich insbesondere auf textliche Anpassungen beziehen.

Vollstationär, bewertet (Anlage 1a des Kataloges)

Die Anzahl der vollstationären PEPP in allen Strukturkategorien ist bei 36 geblieben (ohne Fehler und sonstige PEPP). In der textlichen Beschreibung wurde in der Prä-Strukturkategorie der Begriff der „schweren oder schwersten Pflegebedürftigkeit" oder eine „Intensivbehandlung" (P003B) und die „schwere oder schwerste Pflegebedürftigkeit" ohne Intensivbehandlung (P003C) aufgenommen. Dies hat nur marginale Auswirkungen auf die Bewertungsrelationen dieser PEPP. Bei einer unveränderten Anzahl der Vergütungsklassen (VK; jeweils: 19), findet eine minimale Aufwertung in der ersten VK um 0,06 (P003B) und 0,19 (P003C) Bewertungsrelationen (BR) statt. In der letzten VK ist sogar eine leichte Abwertung gegenüber dem Vorjahr vorgenommen worden (P003B = -0,15 BR; P003C = 0,003 BW).

In der Strukturkategorie Psychiatrie wurde in der PA02A ebenfalls eine textliche Anpassung vorgenommen und der Zusatz der „hohen Therapieintensität oder des hohen Betreuungsaufwandes" bei ebenfalls gleicher Anzahl der Vergütungsklassen und marginaler Aufwertung der ersten VK (0,06 BR) aufgenommen.

In der Strukturkategorie Kinder- und Jugendpsychiatrie wurden die PK04A und PK14A mit dem textlichen Zusatz „oder mit hoher Therapieintensität oder mit Intensivbehandlung" versehen. In den PK04B, PK14B und PK14C wurde nur der Zusatz „ohne hohe Therapieintensität, ohne Intensivbehandlung" aufgenommen. Veränderungen bezüglich der Anzahl der Vergütungsklassen wurden auch in diesen PEPP nicht vorgenommen und die Anhebungen der Bewertungsrelationen sind ebenfalls nur dezent.

In der Strukturkategorie Psychosomatik wurde analog zu den PEPP in der Prä-Strukturkategorie die textliche Beschreibung der „schweren oder schwersten Pflegebedürftigkeit" in der PP04A aufgenommen. Insgesamt wurden die PEPP der Psychosomatik gegenüber dem Katalog 2018 in den Vergütungsklassen leicht abgewertet.

Die VK sind für das Jahr 2019 über alle PEPP insgesamt um 14 reduziert worden.

Teilstationär, bewertet (Anlage 2a des Kataloges)

Die Anzahl der bewerteten, teilstationären PEPP in der Anlage 2a ist im Vergleich zum Vorjahr in den Strukturkategorien Psychiatrie (4) und KJP (2) und Psychosomatik (1) unverändert geblieben. Die auffälligste Veränderung ist in der TA15Z zu sehen. Hier wurden die BR um 5,99% abgesenkt.

Vollstationär und teilstationär, unbewertet (Anlagen 1b und 2b des Kataloges)

Die unbewerteten PEPP bei vollstationärer und teilstationärer Versorgung sind gegenüber dem Katalog 2018 unverändert.

Zusatzentgelte (Anlagen 3 und 4 des Kataloges)

Im Bereich der bewerteten Zusatzentgelte (ZP) der Anlage 3 zum PEPP-Katalog hat sich die Anzahl in Folge von Verschiebungen in die Anlage 4 (3 ZP) und aus der Anlage 4 (2 ZP) auf insgesamt 51 reduziert. Im Bereich der unbewerteten Zusatzentgelte hat es insgesamt eine Erhöhung von 10 ZP gegeben. In 2018 waren hiervon 3 ZP bewertet, 2 ZP wurden in die Anlage 3 verschoben und 9 Zusatzentgelte wurden neu aufgenommen.

Die 3 originär psychiatrisch/psychosomatischen Zusatzentgelte für Elektrokrampftherapie (EKT), die Gabe von Paliperidon und die Strahlentherapie werden im neuen Katalog weiterhin als unbewertete Zusatzentgelte ausgewiesen.

Ergänzende Tagesentgelte (Anlage 5 des Kataloges)

Die Anzahl der ergänzenden Tagesentgelte (ET) ist gegenüber 2018 unverändert geblieben. Die größten Steigerungen bei den Bewertungsrelationen sind bei den ET02.03 (+ 8,58%), ET02.04 (+ 9,83%) und ET04.01 (+ 24,26%) zu beobachten. Die Bewertungsrelationen der ET01 wurden insgesamt zwischen 4,74 und 7,45% abgesenkt. Wie bereits in den Vorjahren ist davon auszugehen, dass für zusätzliche ergänzende Tagesentgelte weiterhin keine ausreichende Datenlage vorliegt.

Einen Überblick über die ergänzenden Tagesentgelte (ET) gibt Abbildung 11.

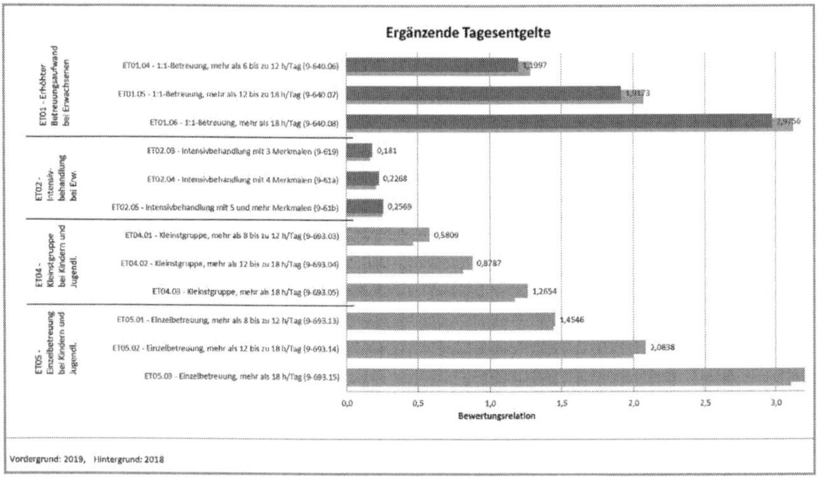

Abb. 11 Ergänzende Tagesentgelte

Stationsäquivalente Behandlung (Anlagen 6a und 6b des Kataloges)

Für die PEPP-Entgelte der stationsäquivalenten Behandlung gibt es weiterhin keine bewerteten Entgelte (Anlage 6a) und jeweils ein unbewertetes Entgelt für die stationsäquivalente Behandlung von Erwachsenen oder Kindern und Jugendlichen (Anlage 6b) (vgl. hierzu ausführlich Kapitel 2.2.3.).

3.5 Weitere Detailanpassungen auf medizinischer Basis

Ivan Petković

Im PEPP-Katalog 2019 haben sich im Vergleich zur Vorversion Anpassungen auf Basis spezifischer medizinischer Aspekte ergeben, auf die im Folgenden eingegangen wird.

Globale Funktionen

Um unter anderem komplexe und aufwendige Leistungen und den damit einhergehenden Ressourcenverbrauch gleichzeitig für mehrere PEPP sachgerechter und einheitlich abbilden zu können, werden sogenannte **Globale Funktionen** genutzt.

Die Anzahl der globalen Funktionen hat sich von 12 auf 13 erhöht. Alle relevanten Änderungen stehen im Zusammenhang mit der Berücksichtigung der Therapieeinheiten. Neu ist die Aufnahme der OPS-Kodes zur Erfassung von Therapieeinheiten für den Bereich Kinder- und Jugendpsychiatrie (OPS 9-696.1-, 9-696.3- und 9-696.5-) bei den Funktionen *Therapie Arzt/Psychologe ab 6 TE mit hohem Anteil, Therapie Arzt/Psychologe ab 8 TE mit hohem Anteil* und *Hoher Anteil Einzeltherapie*, ohne dass die Funktionen bei einer entsprechenden PEPP aus dem Kinder- und Jugendbereich Anwendung finden. Dafür fließen sie gleichberechtigt in die Berechnung der Gesamttherapieeinheiten mit den TE-Kodes für Erwachsene ein. Laut InEK käme es in seltenen Fällen dazu, dass Patienten im Rahmen der Fallzusammenführung bei einem Aufenthalt in der KJP und bei einem anderen Aufenthalt in der Erwachsenenpsychiatrie behandelt werden. Durch die Streichung der Therapieeinheiten für Pflegefachpersonen und die Streichung der Kodes für die Gruppentherapie bei Spezialtherapeuten haben erstmals alle Kodes für die Abbildung von Therapieeinheiten eine Vergütungsrelevanz.

Die neue Funktion *Äußerst hoher Anteil Einzeltherapie* knüpft an die im letzten Jahr eingeführte Funktion *Hoher Anteil Einzeltherapie* an, stellt allerdings höhere Eingangsbedingungen. So werden analog die Einzel-Therapieeinheiten von Ärzten mit dem Faktor 1,0, die von Psychologen mit dem Faktor 0,8 und die der Spezialtherapeuten mit dem Faktor 0,6 gewichtet. Die Bedingungen der Funktion sind aber erst erfüllt, wenn mindestens 7 Pflegetage vorliegen und wenigstens 10 gewichtete Einzel-Therapieeinheiten sowie durchschnittlich mindestens 1,5 gewichtete Einzel-Therapieeinheiten pro Tag erbracht werden. Diese Funktion dient als Splitkriterium bei den PEPP PK04A *Affektive, neurotische, Belastungs-, somatoforme und Schlafstörungen mit komplizierender Nebendiagnose oder mit erhöhtem Betreuungsaufwand oder mit hoher Therapieintensität oder mit Intensivbehandlung* und PK14A *Verhaltensstörungen mit Beginn in der Kindheit und Jugend, Persönlichkeits- und Verhaltensstörungen oder andere Störungen, Alter < 8 Jahre oder mit komplizierender Nebendiagnose oder mit erhöhtem Betreuungsaufwand, oder mit hoher Therapieintensität oder mit Intensivbehandlung*. Auch hier finden die Kodes für die Therapieeinheiten im Bereich Kinder- und Jugendpsychiatrie Anwendung (s.o.).

Die Funktionen *Hoher Anteil Einzeltherapie* und *Mäßig erhöhter Betreuungsaufwand bei Erwachsenen* sind als Splitkriterium um eine Ebene nach oben verschoben worden und sind nun für die PEPP PA02A *Psychische und Verhaltensstörungen durch psychotrope Substanzen mit Heroinkonsum oder intravenösem Gebrauch sonstiger Substanzen oder mit schwerer Begleiterkrankung bei Opiat-*

abhängigkeit oder mit schwerer oder schwerster Pflegebedürftigkeit oder mit hoher Therapieintensität oder mit hohem Betreuungsaufwand und nicht mehr für die PA02B *Psychische und Verhaltensstörungen durch psychotrope Substanzen mit komplizierender Konstellation oder mit multiplem Substanzmissbrauch bei Opiat- oder Kokainkonsum oder mit hoher Therapieintensität oder mit Mutter/Vater-Kind-Setting* wirksam.

Die Funktion *Intensivbehandlung bei Erwachsenen, ab 3 Merkmalen, mit hohem Anteil* ist als Splitkriterium für die PEPP P003B *Erhöhter Betreuungsaufwand bei Erwachsenen, 1:1-Betreuung, Krisenintervention und komplexer Entlassaufwand mit sehr hohem Aufwand oder mit schwerer oder schwerster Pflegebedürftigkeit oder mit Intensivbehandlung* und PA04A *Affektive, neurotische, Belastungs-, somatoforme und Schlafstörungen, Alter > 84 Jahre oder mit komplizierender Diagnose und Alter > 64 Jahre oder mit komplizierender Konstellation oder mit hoher Therapieintensität* neu eingeführt worden. In der PEPP PA04A ist die Funktion allerdings noch an die Bedingung geknüpft, dass mehr als 13 Pflegetage vorliegen müssen. Im KJP-Bereich ist die Funktion *Intensivbehandlung bei Kindern und Jugendlichen mit hohem Anteil* als Splitkriterium auf die PEPP PK04A und PK14A ausgeweitet worden.

Tabelle 3 gibt einen Überblick über alle Funktionen im Zeitraum von 2017 bis 2019, bei denen Therapieeinheiten als Splitkriterium dienen.

Funktion	PEPP 2017	PEPP 2018	PEPP 2019
Funktion *Therapie Arzt/Psychologe ab 6 TE mit hohem Anteil* **Berücksichtigt werden:** **Ärzte**: Einzel-, Gruppen-TE **Psychologen**: Einzel-, Gruppen-TE Gewichtet nach ET/GT ≥ 6 TE an mehr als 50% der Pflegetage sowie Pflegetage > 7	PA02B, PA03A, PA04A, PA14A, PA15A	PA02B, PA03A, PA04A, PA14A, PA15A	PA02B, PA03A, PA04A, PA14A, PA15A
Funktion *Therapie Arzt/Psychologe ab 8 TE mit hohem Anteil* **Berücksichtigt werden:** **Ärzte**: Einzel-, Gruppen-TE **Psychologen**: Einzel-, Gruppen-TE Gewichtet nach ET/GT ≥ 8 TE an mehr als 50% der Pflegetage sowie Pflegetage > 7	PA02B, PA03A, PA04A, PA14A, PA15A, PP04A, PP10A	PP04A, PP10A	PP04A, PP10A

Funktion	PEPP 2017	PEPP 2018	PEPP 2019
Funktion *Hoher Anteil Einzeltherapie* **Berücksichtigt werden:** **Ärzte**: Einzel-TE **Psychologen**: Einzel-TE **Spezialtherapeuten**: Einzel-TE Gewichtet nach ET Arzt (1,0), Psychologe (0,8) und ST (0,6) ≥ 10 ET sowie ≥ 1 ET durchschnittlich pro Tag und > 3 Pflegetage		PA02B, PA03A, PA04A, PA14A	**PA02A**, PA03A, PA04A, PA14A
Funktion *Äußerst hoher Anteil Einzeltherapie* **Berücksichtigt werden:** **Ärzte:** Einzel-TE **Psychologen:** Einzel-TE **Spezialtherapeuten:** Einzel-TE Gewichtet nach ET Arzt (1,0), Psychologe (0,8) und ST (0,6) ≥ 10 ET sowie ≥ 1,5 ET durchschnittlich pro Tag und > 6 Pflegetage			PK04A, PK14A

Tab. 3 Funktionen mit TE als Splitkriterium 2017 bis 2019 im Vergleich

Prä-Strukturkategorie

Bislang waren die Bedingungen der PEPP P003B *Erhöhter Betreuungsaufwand bei Erwachsenen, 1:1-Betreuung, Krisenintervention und komplexer Entlassaufwand mit sehr hohem Aufwand oder mit schwerer oder schwerster Pflegebedürftigkeit oder mit Intensivbehandlung* erfüllt, wenn im Durchschnitt mehr als 1 Stunde pro Tag aus 1:1-Betreuung, Krisenintervention und komplexem Entlassaufwand und mehr als 150 Stunden in Summe erreicht wurden. Daneben gelangt man nun in die P003B, wenn im Durchschnitt mehr als 1 Stunde pro Tag und mehr als 100 Stunden in Summe aus 1:1-Betreuung, Krisenintervention und komplexem Entlassaufwand erreicht werden sowie zusätzlich die Funktion Intensivbehandlung bei Erwachsenen, ab 3 Merkmalen, mit hohem Anteil erfüllt ist oder eine Pflegebedürftigkeit ab Grad 3 vorliegt.

Strukturkategorie Psychiatrie, vollstationär

Das Splitkriterium Adipositas, Grad III nach WHO, wird für die PA01A *Intelligenzstörungen, tief greifende Entwicklungsstörungen, Ticstörungen und andere Störungen mit Beginn in der Kindheit und Jugend mit komplizierender Konstellation* neu eingeführt.

In die PA02B *Psychische und Verhaltensstörungen durch psychotrope Substanzen mit komplizierender Konstellation oder mit multiplem Substanzmissbrauch bei Opiat- oder Kokainkonsum oder mit hoher Therapieintensität oder mit Mutter/Vater-Kind-Setting* gelangt man nun auch über die Diagnose „Psychotische Störung durch Opioide, Kokain und Halluzinogene", die damit zum ersten Mal gruppierungsrelevant wird, sowie über die Nebendiagnose „Enteritis". Die Enteritiden umfassen Salmonellen, Campylobacter, Yersinia enterocolitica und die Enterokolitis durch Clostridium difficile.

Die Nebendiagnose „Morbus Crohn" ist als neues Splitkriterium für die PA03A *Schizophrenie, schizotype und wahnhafte Störungen oder andere psychotische Störungen, Alter > 64 Jahre oder mit komplizierender Konstellation oder mit hoher Therapieintensität oder mit Mutter/Vater-Kind-Setting* eingeführt worden.

In die PA04B *Affektive, neurotische, Belastungs-, somatoforme und Schlafstörungen, Alter < 85 Jahre, ohne komplizierende Konstellation, mit Mutter/Vater-Kind-Setting oder mit komplizierender Diagnose oder mit erheblicher Pflegebedürftigkeit oder Alter > 64 Jahre* gelangt man nun auch mit der Nebendiagnose „Infantile Zerebralparese", die erstmalig gruppierungsrelevant wird, der Nebendiagnose „Schwangerschaft" und der Nebendiagnose „Sekundäre bösartige Neubildung am Knochen", ebenfalls erstmalig gruppierungsrelevant.

Für die Einordnung in die PA14A *Persönlichkeits- und Verhaltensstörungen, Essstörungen und andere Störungen, Alter > 64 Jahre oder mit komplizierender Konstellation oder mit hoher Therapieintensität oder mit erheblicher Pflegebedürftigkeit* war bislang erforderlich, dass eine Pflegebedürftigkeit ab Grad 3 vorliegt. Ab dem neuen Jahr reicht nun erstmalig auch eine Pflegebedürftigkeit ab Grad 2 aus. Neben der Diagnose „Anorexia nervosa" triggert die „Atypische Anorexia nervosa" nun ebenfalls in die PA14A.

Das bisherige Splitkriterium Nebendiagnose „Enteritis" umfasst nicht mehr die Enteritis durch Rotaviren und die akute Gastroenteritis durch Noroviren und entfällt damit für die PEPP:

- PA04A *Affektive, neurotische, Belastungs-, somatoforme und Schlafstörungen, Alter > 84 Jahre oder mit komplizierende Diagnose und Alter > 64 Jahre oder mit komplizierender Konstellation oder mit hoher Therapieintensität*,
- PA04B *Affektive, neurotische, Belastungs-, somatoforme und Schlafstörungen, Alter < 85 Jahre, ohne komplizierende Konstellation, mit Mutter/Vater-Kind-Setting oder mit komplizierender Diagnose oder mit erheblicher Pflegebedürftigkeit oder Alter > 64 Jahre* und
- PA15A *Organische Störungen, amnestisches Syndrom, Alzheimer-Krankheit und sonstige degenerative Krankheiten des Nervensystems mit komplizierender Konstellation oder mit hoher Therapieintensität oder 1:1-Betreuung mit erhöhtem Aufwand*.

Andere Gastroenteritiden bleiben – wie bisher – gruppierungsrelevant.

Strukturkategorie Psychosomatik, vollstationär

Eine Pflegebedürftigkeit ab Grad 3 wird als Splitkriterium bei der PEPP PP04A *Affektive, neurotische, Belastungs-, somatoforme und Schlafstörungen, Alter > 64 Jahre oder mit komplizierender Konstellation oder mit hoher Therapieintensität oder mit Mutter/Vater-Kind-Setting oder mit schwerer oder schwerster Pflegebedürftigkeit* eingeführt.

Das bisherige Splitkriterium „Nebendiagnose Enteritis“ umfasst auch in der PP04A nicht mehr die Enteritis durch Rotaviren und die Gastroenteritis durch Noroviren. Andere Gastroenteritiden bleiben – wie bisher – gruppierungsrelevant.

Die Basis-PEPP PP04 *Affektive, neurotische, Belastungs-, somatoforme und Schlafstörungen* weist weiterhin als einzige in der Strukturkategorie Psychosomatik eine Degression der Entgelte auf.

Während im letzten Jahr die PP04 hinsichtlich der Bewertung eine Verbesserung gegenüber der PA04 erfahren und eine Annäherung der Bewertungen der beiden Strukturkategorien stattgefunden hat, zeigt sich in diesem Jahr ein umgekehrtes Bild. Alle PEPP der PA04 haben eine Aufwertung erfahren. Lediglich die letzten drei Vergütungsklassen der PA04B *Affektive, neurotische, Belastungs-, somatoforme und Schlafstörungen, Alter < 85 Jahre, ohne komplizierende Konstellation, mit Mutter/Vater-Kind-Setting oder mit komplizierender Diagnose oder mit erheblicher Pflegebedürftigkeit oder Alter > 64 Jahre* sind leicht abgewertet worden. Dagegen sind beide PEPP der PP04 zum Teil deutlich abgewertet worden.

Nur die PP04A *Affektive, neurotische, Belastungs-, somatoforme und Schlafstörungen, Alter > 64 Jahre oder mit komplizierender Konstellation oder mit hoher Therapieintensität oder mit Mutter/Vater-Kind-Setting oder mit schwerer oder schwerster Pflegebedürftigkeit* erreicht am dritten Tag das Niveau der PA04C *Affektive, neurotische, Belastungs-, somatoforme und Schlafstörungen, Alter < 65 Jahre, ohne komplizierende Konstellation, ohne komplizierende Diagnose, ohne erhebliche Pflegebedürftigkeit* und liegt bis zum fünften Tag und ab dem zwanzigsten Tag leicht darüber (siehe Abbildung 12).

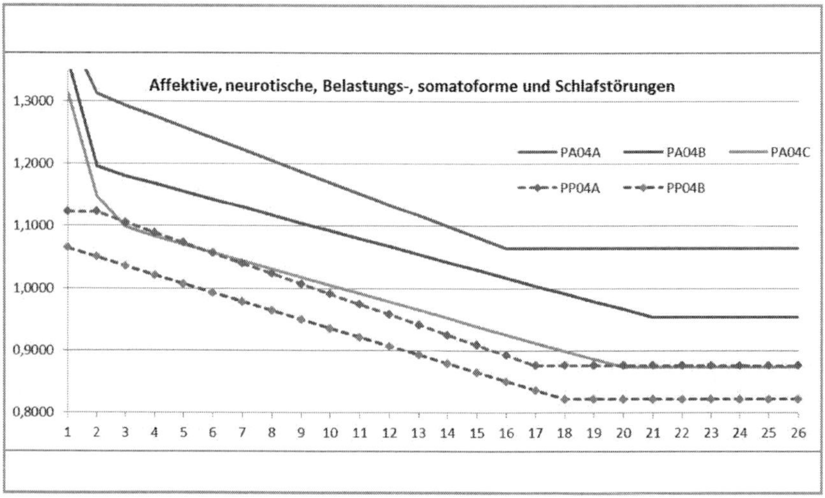

Abb. 12 Vergleich der Bewertungsrelationen in den Strukturkategorien

Strukturkategorie Kinder- und Jugendpsychiatrie, vollstationär

Neben der bereits erwähnten Einführung der Funktionen *Intensivbehandlung bei Kindern und Jugendlichen mit hohem Anteil* und *Äußerst hoher Anteil Einzeltherapie* bei den PEPP PK04A *Affektive, neurotische, Belastungs-, somatoforme und Schlafstörungen mit komplizierender Nebendiagnose oder mit erhöhtem Betreuungsaufwand oder mit hoher Therapieintensität oder mit Intensivbehandlung* und PK14A *Verhaltensstörungen mit Beginn in der Kindheit und Jugend, Persönlichkeits- und Verhaltensstörungen oder andere Störungen, Alter < 8 Jahre oder mit komplizierender Nebendiagnose oder mit erhöhtem Betreuungsaufwand, oder mit hoher Therapieintensität oder mit Intensivbehandlung* haben sich keine relevanten Änderungen ergeben.

Unbewertete und teilstationäre PEPP

Im Bereich der unbewerteten PEPP bei vollstationärer Versorgung und der teilstationären Versorgung (bewertet/unbewertet) haben sich gegenüber der PEPP-Version 2018 keine relevanten Veränderungen ergeben.

Prozedurenklassifikation (OPS)

Um einige Änderungen im Vergütungssystem besser nachvollziehen zu können, werden im Folgenden relevante OPS-Anpassungen für den Geltungsbereich des § 17d KHG dargestellt.

Mit den aktuellen Änderungen im OPS Version 2019 wurden zahlreiche Kodes zur Erfassung von Therapieeinheiten für Erwachsene sowie Kinder und Jugendliche durch Spezialtherapeuten und Pflegefachpersonen gestrichen. Während bei den Spezialtherapeuten lediglich die Kodes für die Gruppentherapie entfielen, sind es bei den Pflegefachpersonen sowohl die Kodes für die Einzel- als auch für die Gruppentherapie. Diese Änderungen sind außerordentlich positiv zu bewerten, da sie im Bereich der Psychiatrie und Psychosomatik zu einer nachhaltigen Entlastung insbesondere des Pflegefachpersonals beitragen können. Diesbezüglich mussten über die Jahre viele Millionen Kodes mit zusätzlichen Dokumentationen in den Patientenakten kodiert werden, obwohl sie zu keiner Zeit Entgeltrelevanz entfaltet haben. Das DIMDI hat hier einer langjährigen Forderung der DKG entsprochen.

Bei den Hinweisen zur Intensivbehandlung bei Erwachsenen (9-61) ist die Bedingung des Vorliegens eines Intensivbehandlungsbedarfs durch die Bedingung des Vorliegens eines Patientenmerkmals ersetzt worden. Beim Kode 9-643 (Mutter/Vater-Kind-Setting) ist im Hinweistext die Beschreibung „nach der Geburt" gestrichen worden, sodass der Kode jetzt nicht mehr nur postpartal angewendet werden kann. Außerdem hat eine sprachliche Anpassung stattgefunden, sodass von nun an der Kode auch für psychisch kranke Väter angewendet werden kann. Bisher war gefordert worden, dass die Väter lediglich eine psychische Störung aufweisen müssen. Im Zusammenhang mit dem Mindestmerkmal „Standardisiertes Suchtmedizinisches Assessment sowie Erhebung eines nicht substanzgebundenen Suchtverhaltens" beim Kode 9-694 ist das Wort *standardisiert* gestrichen worden. Zur sprachlichen Vereinheitlichung ist der Begriff „Klinik" an sämtlichen Stellen gestrichen und konsequent in „Krankenhaus", „Abteilung" oder „Therapiebereich" überführt worden.

3.6 Fazit und Ausblick

Ähnlich wie im vergangenen Jahr zeigt der neue PEPP-Entgeltkatalog allenfalls kleinere Änderungen. Gängige Instrumente des Vergütungssystems zur differenzierten Leistungsabbildung haben sich offensichtlich etabliert. Die scheinbar eingetretene Ruhe in Verbindung mit dem PEPP-Entgeltsystem darf jedoch nicht darüber hinweg täuschen, dass bereits zahlreiche weitere Reformen durch den Gesetzgeber angestoßen wurden, die den Bereich Psychiatrie und Psychosomatik weiter in Trab halten werden. In diesem Kontext sind beispielsweise die Psych-PV-Personalnachweise und künftige G-BA-Vorgaben zur Ausstattung mit dem für die Behandlung erforderlichen therapeutischen Personal sowie die Einführung von Qualitätsindikatoren zu nennen. Gleiches gilt für den leistungsbezogenen Krankenhausvergleich zur Unterstützung bei der Vereinbarung eines leistungsgerechten Gesamtbetrages (krankenhausindividueller Basisentgeltwert und sonstiger leistungsgerechter Entgelte). Insofern ist auch im Bereich der Psychiatrie und Psychosomatik weiterhin mit zahlreichen Änderungen zu rechnen. Diese werden das Personal abermals vor enorme Herausforderungen stellen.

4 Deutsche Kodierrichtlinien für die Psychiatrie/ Psychosomatik Version 2019

Ivan Petković

Wie in jedem Jahr wurden die Deutschen Kodierrichtlinien für die Psychiatrie/ Psychosomatik (DKR Psych) durch die Selbstverwaltungspartner nach § 17d KHG unter Einbindung des InEK sowie der Bundesärztekammer und des Deutschen Pflegerates angepasst. Auch in diesem Jahr gibt es zu den DKR-Psych neben redaktionellen Anpassungen keine wesentlichen Änderungen. Durch die Streichung der OPS-Kodes für die Therapieeinheiten für das Pflegefachpersonal (einzel- und gruppentherapeutische Therapieeinheiten) und für die Spezialtherapeuten (nur gruppentherapeutische Therapieeinheiten) ergab sich eine notwendige inhaltliche Anpassung der DKR PP005 *Multiple/Bilaterale Prozeduren*. Das Beispiel 1 wurde im Hinblick auf die erbrachten Therapieeinheiten geändert.

5 Abrechnungsbestimmungen 2019

Michael Draheim

Die zentrale Änderung in den Abrechnungsbestimmungen befindet sich in § 10 Absatz 3 der PEPPV 2019 und bezieht sich auf alle Krankenhäuser, die im Jahr 2018 das Vergütungssystem nach § 17d KHG einführen und bis zum 1. Januar 2019 noch keine Budgetvereinbarung für das Jahr 2018 abgeschlossen haben. Für diese Krankenhäuser ist die Anwendung des PEPP-Systems mit der PEPPV ab dem 01. Januar 2019 verbindlich vorgeschrieben. Ziel sollte es sein, dass die Vertragsparteien nach § 11 BPflV möglichst einen vorläufigen krankenhausindividuellen Basisentgeltwert vereinbaren. Sofern dies nicht möglich sein sollte, erfolgt die Abrechnung von Patienten, die ab dem 1. Januar 2019 in das Krankenhaus aufgenommen werden, mit einem vorläufigen – in der PEPPV vorgegebenen – Ersatzbetrag für den vorläufigen Basisentgeltwert in Höhe von 280 €. Für Patienten, die ab dem 1. Januar 2019 aufgenommen werden, ist somit eine Abrechnung mit weitergeltenden tagesgleichen Pflegesätzen ausgeschlossen. Krankenhäuser, die bereits einen krankenhausindividuellen Basisentgeltwert vereinbart haben, sind von dieser Vorgabe nicht betroffen. In § 10 Absatz 3 Satz 3 der PEPPV wurde zudem eine Ausgleichsregelung aufgenommen, wonach die aus der Abrechnung eines vorläufigen Basisentgeltwertes entstehenden Mehr- oder Mindererlöse vollständig auszugleichen sind. Da mit der neuen Textierung des § 10 Absatz 3 PEPPV 2019 auch die bisher in der PEPPV geregelten Umstiegsregelungen entfallen können, ergeben sich entsprechende Folgeänderungen in § 1 Absatz 6, § 8 Satz 5 und § 10 Absatz 1 Satz 2 PEPPV 2019.

Neben den Änderungen in Bezug auf die Einführung des Vergütungssystems enthält die PEPPV 2019 redaktionelle Folgeänderungen in § 2 Absatz 5 PEPPV, die aus der bereits in 2018 vereinbarten Abschaffung der Fallzusammenfassung über den Jahreswechsel resultieren. Bei Fällen mit Aufnahmetag aus unterschiedlichen Jahren erfolgen zukünftig keine Fallzusammenfassungen mehr und die bisherige Regelung in § 2 Absatz 5 PEPPV wurde entsprechend angepasst. Die Neuregelung wird erstmals für den Jahreswechsel 2018/2019 angewendet.

Zudem wurden Anpassungen bei der Abrechenbarkeit von Zusatzentgelten (ZP) vorgenommen. Die Abrechnung von krankenhausindividuellen ZP ist nach § 5 Absatz 2 Satz 2 PEPPV nun auch bei bewerteten StäB-Entgelten möglich. Es wurde klargestellt, dass krankenhausindividuelle ZP nun auch zu bewerteten StäB-Entgelten abgerechnet werden können. Weitere redaktionelle Klarstellungen wurden in § 5 Absatz 1 Satz 1, § 5 Absatz 2 Satz 2 sowie § 7 Absatz 1 Satz 1 PEPPV vorgenommen. Hierbei wurde der bisherige Bezug auf Entgelte, die nach § 6 Absatz 1 Satz 1 krankenhausindividuell vereinbart wurden, auf die entsprechenden Anlagen 1b, 2b und 6b des PEPP-Kataloges angepasst.

Mit der PEPPV 2019 wird auf eine redaktionelle Anpassung der Fallbeispiele verzichtet. In den Klarstellungen zur PEPPV 2019 wird auf die Fallbeispiele zur PEPPV 2018 verwiesen.

6 AEB-Psych-Vereinbarung

Stefan Koerdt

Die wesentliche Verhandlungsunterlage im PEPP-Entgeltsystem ist die *„Vereinbarung zur Weiterentwicklung der Aufstellung der Entgelte und Budgetermittlung gemäß § 9 Abs. 1 Nr. 6 der Bundespflegesatzverordnung – AEB-Psych-Vereinbarung"*. Die in der Bundespflegesatzverordnung als Anlage vorgegebene Fassung wurde mit dem PsychVVG aufgehoben. Es gilt nunmehr allein die zwischen den Vertragsparteien auf Bundesebene gemäß § 9 Abs. 1 Nr. 6 BPflV abgeschlossene AEB-Psych-Vereinbarung.

Mit Blick auf die mit dem PsychVVG neu geschaffenen gesetzlichen Rahmenbedingungen war die bis zum Jahr 2018 geltende AEB-Psych-Vereinbarung an einigen Stellen überholt. Für den Vereinbarungszeitraum 2019 haben sich die Vertragsparteien auf Bundesebene daher auf eine Neuvereinbarung verständigt, mit der eine Anpassung an die aktuell geltenden gesetzlichen Rahmenbedingungen vorgenommen wurde.

Im Einzelnen wurden im Vergleich zu der bis zum Jahr 2018 geltenden Vereinbarung folgende Anpassungen vorgenommen:

1. Vereinbarungstext

§ 1 Vereinbarungsgrundlage

Da sich mit dem PsychVVG auch die Fassung des § 9 Abs. 1 Nr. 6 BPflV geändert hat, ist die Textierung einschließlich der Überschrift an die aktuell geltende Gesetzesfassung angepasst worden.

§ 4 Inkrafttreten, Geltungsdauer

Es erfolgte eine Anpassung an die neue Geltungsdauer (Vereinbarungszeitraum 2019) und die Aufnahme einer Absichtserklärung, nach der die Vertragsparteien bereits im 1. Quartal 2019 die Verhandlungen zu den Anpassungen für den Vereinbarungszeitraum 2020 infolge der neuen Budgetsystematik und den Zwecken des leistungsbezogenen Vergleichs aufnehmen.

2. AEB-Abschnitte

Abschnitt B1

Der Abschnitt B1 stellt die Ermittlung des Gesamtbetrags und des Basisentgeltwerts nach § 3 Abs. 2 BPflV in der budgetneutralen Phase dar. Aufgrund der Verlängerung der budgetneutralen Phase um ein Jahr bis zum Jahr 2019 mit dem PsychVVG war der Jahresbezug im Abschnitt B1 (2013 bis 2018) veraltet und wurde daher entsprechend verlängert.

Die Angaben zu den Entgelten aus weitergeltenden tagesgleichen Pflegesätzen für Überlieger (B1, lfd. Nr. 12) sind für den Vereinbarungszeitraum 2019 nicht mehr relevant, da ein Ausweis an dieser Stelle nur im Jahr der erstmaligen Systemanwendung zu erfolgen hat. Daher wurden diese Spalten grau hinterlegt. Lediglich für die im Vereinbarungszeitraum 2018 auf das PEPP-Vergütungssystem umgestiegenen Krankenhäuser sind in B1, lfd. Nr. 12, Spalte 2 (Vereinbarung für das laufende Kalenderjahr) die Daten aus der Vereinbarung für das Jahr 2018 zu übertragen. Die Anlage zum Abschnitt B1 (Zusammenstellung der Entgelte aus weitergeltenden tagesgleichen Pflegesätzen für Überlieger zu Jahresbeginn im Jahr der erstmaligen Systemanwendung) ist insofern für den Vereinbarungszeitraum 2019 auch nicht mehr relevant und wurde daher aufgehoben.

3. Fußnoten zu den Abschnitten

Zum Abschnitt E1:

Der Zusatz „bei Übermittlungen von Daten nach dem Entgeltkatalog 2014 sind die Vorgaben der AEB-Psych-Vereinbarung für den Vereinbarungszeitraum 2014 zu beachten“ war überholt und wurde daher gestrichen.

Ausblick

Die Anpassungsnotwendigkeit der AEB-Psych-Vereinbarung für das Jahr 2020 ist unbestritten. Anpassungsbedarf ist allein schon deshalb gegeben, weil ab dem Jahr 2020 die Ermittlung des Gesamtbetrags und des krankenhausindividuellen Basisentgeltwerts nach den neuen Vorgaben des § 3 Abs. 3 und 5 BPflV erfolgt. Diese neue Systematik wäre in der AEB-Psych ab 2020 entsprechend abzubilden.

Inhalte

Neben einem Vereinbarungstext besteht die AEB-Psych-Vereinbarung aus folgenden Abschnitten mit ergänzenden Fußnoten:

E Entgelte nach § 17d KHG

E1 Aufstellung der mit Bewertungsrelationen bewerteten Entgelte

E2 Aufstellung der Zusatzentgelte

E3 Aufstellung der nach § 6 krankenhausindividuell verhandelten Entgelte

B Budgetermittlung

B1 Gesamtbetrag und Basisentgeltwert nach § 3 für die Kalenderjahre 2013 bis 2019

Zur Vorbereitung der Verhandlung hat der Krankenhausträger für das Jahr 2019 den anderen Vertragsparteien (Sozialleistungsträger bzw. Arbeitsgemeinschaften von Sozialleistungsträgern), den in § 18 Abs. 1 Satz 2 KHG Beteiligten (Landeskrankenhausgesellschaft, Landesverbände der Krankenkassen, Ersatzkassen, Landesausschuss des Verbandes der privaten Krankenversicherung) und der zuständigen Landesbehörde – soweit diese nicht darauf verzichtet – die Formulare E1 bis E3 und B1 zu übermitteln (vgl. § 11 Abs. 4 Satz 1 Nr. 1 BPflV).

Anhang zu Teil I:

Vereinbarung zur Weiterentwicklung der Aufstellung der Entgelte und Budgetermittlung gemäß § 9 Abs. 1 Nr. 6 der Bundespflegesatzverordnung (AEB-Psych-Vereinbarung)

zwischen

dem GKV-Spitzenverband, Berlin

sowie

dem Verband der Privaten Krankenversicherung e.V., Köln

gemeinsam

und

der Deutschen Krankenhausgesellschaft e.V., Berlin

§ 1
Vereinbarungsgrundlage

(1) Gemäß § 9 Abs. 1 Nr. 6 BPflV vereinbaren der Spitzenverband Bund der Krankenkassen und der Verband der privaten Krankenversicherung gemeinsam mit der Deutschen Krankenhausgesellschaft (Vertragsparteien auf Bundesebene) mit Wirkung für die Vertragsparteien nach § 11 BPflV die Weiterentwicklung der Aufstellung der Entgelte und Budgetermittlung (AEB-Psych).

(2) In Erfüllung dieses Auftrags vereinbaren die Vertragsparteien die Fassung der AEB-Psych für die Abschnitte E1 bis E3 und B1 entsprechend den Anlagen zu dieser Vereinbarung.

§ 2
Grundsätze

(1) Eine veränderte Zählweise der Fälle und Berechnungstage aufgrund der neuen Abrechnungsbestimmungen im pauschalierenden Vergütungssystem nach § 17d KHG hat keine Auswirkung auf die Höhe der Krankenhausbudgets. Die Leistungsüberleitung von der LKA zur AEB-Psych ist auf einem gesonderten Blatt zu dokumentieren. Dabei ist insbesondere eine veränderte Zählweise bei Fällen und Berechnungstagen infolge von Korrekturen für Jahresüberlieger bei Systemeinführung, Fallzusammenfassungen, der Einbeziehung des Entlassungstags in die Abrechnung, Wanderungen zwischen voll- und teilstationärem Bereich sowie zu unbewerteten Entgelten zu berücksichtigen.

(2) Die E-Abschnitte sind auch zur Dokumentation der Vereinbarung für den Vereinbarungszeitraum zu nutzen. Der Versorgungsauftrag des Krankenhauses ist bei der Vereinbarung gemäß § 11 Abs. 1 Satz 1 BPflV zu beachten, jedoch stellen die E-Abschnitte keine Konkretisierung des in § 8 Abs. 1 Satz 4 BPflV definierten Versorgungsauftrages dar.

§ 3
Jahresüberlieger

(1) Die Jahresüberlieger sind nach der für den jeweiligen Vereinbarungszeitraum (01.01. – 31.12.) geltenden PEPP-Version darzustellen. Soweit in den Abrechnungsbestimmungen vorgegeben wird, dass die Jahresüberlieger nach dem am Aufnahmetag geltenden Entgeltkatalog abgerechnet werden, ist eine Überleitung der abgerechneten Fälle auf den im Vereinbarungszeitraum geltenden Entgeltkatalog und die geltenden Abrechnungsbestimmungen erforderlich.

(2) Die sich infolge der Überleitung nach Absatz 1 im Vereinbarungszeitraum (01.01. – 31.12.) ergebenden Mehr- oder Minderlöse, die allein auf die Unterschiede zwischen abgerechneten und übergeleiteten Bewertungsrelationen zurückzuführen sind, sind in entsprechender Anwendung des § 15 Abs. 2 Satz 1 BPflV vollständig auszugleichen. Mehr- oder Mindererlöse infolge der Weitererhebung bisheriger Zahlbeträge oder Entgelte werden gemäß § 15 Abs. 2 Satz 1 BPflV ausgeglichen.

§ 4
Inkrafttreten, Geltungsdauer

Diese Vereinbarung tritt mit Unterzeichnung durch die Vertragspartner in Kraft und gilt für den Vereinbarungszeitraum 2019. Die Vertragspartner werden die Verhandlungen zu den Anpassungen für den Vereinbarungszeitraum 2020 infolge der neuen Budgetsystematik und den Zwecken des leistungsbezogenen Vergleichs im ersten Quartal 2019 aufnehmen.

Anlagen:

E1 Aufstellung der mit Bewertungsrelationen bewerteten Entgelte für das Krankenhaus

E2 Aufstellung der bewerteten Zusatzentgelte für das Krankenhaus

E3 Aufstellung der nach § 6 Bundespflegesatzverordnung krankenhausindividuell verhandelten Entgelte

B1 Gesamtbetrag und Basisentgeltwert nach § 3 Bundespflegesatzverordnung für die Kalenderjahre 2013 bis 2019

Fußnoten zu den Abschnitten der AEB-Psych-Vereinbarung

Anlagen zur Vereinbarung zur Weiterentwicklung der Aufstellung der Entgelte und Budgetermittlung gemäß § 9 Abs. 1 Nr. 6 der Bundespflegesatzverordnung (AEB-Psych-Vereinbarung)

Krankenhaus:	Seite:
	Datum:

E1 Aufstellung der mit Bewertungsrelationen bewerteten Entgelte für das Krankenhaus [1)]
E1.1 Aufstellung der tagesbezogenen pauschalierenden Entgelte für die Psychiatrie und Psychosomatik (PEPP)

PEPP	Vergütungs-klasse	Fallzahl [2)]	Berechnungs-tage [3)]	Bewertungs-relation/Tag	Summe der Bewertungsrelationen (Sp. 4 x Sp. 5)
1	2	3	4	5	6
Summe					

E1.2 Aufstellung der ergänzenden Tagesentgelte (ET)

ET-Nr.	Anzahl/ Berechnungs-tage [3)]	Bewertungs-relation/Tag	Summe der Bewertungsrelationen (Sp. 2 x Sp. 3)
1	2	3	4
Summe			

Krankenhaus:	Seite:
	Datum:

E2 Aufstellung der bewerteten Zusatzentgelte für das Krankenhaus [1)]

ZE-Nr.	Anzahl der ZE	Entgelthöhe lt. ZE-Katalog	Erlössumme (Sp. 2 x Sp. 3)
1	2	3	4
Summe			

Krankenhaus:

Seite:
Datum:

E3 Aufstellung der nach § 6 Bundespflegesatzverordnung krankenhausindividuell verhandelten Entgelte [1)]

E3.1 Aufstellung der fallbezogenen Entgelte [2) 3)]

Entgelt nach § 6 BPflV	Entgelt-schlüssel nach § 301 SGB V [4)]	Fallzahl (fallbezogene Entgelte)	Entgelthöhe (in €)	Bruttoerlös-summe ohne Zu- und Ab-schläge (in €) (Sp. 3 x Sp. 4)	davon Fälle mit patientenbezogenen Abschlägen				davon Fälle mit patientenbezogenen Zuschlägen				Nettoerlös-summe inkl. Zu- und Ab-schläge (in €) (Sp. 5 - (Sp. 9) + Sp. 13)
					Anzahl der Fälle mit Abschlägen	Anzahl der Tage mit Abschlägen	Abschlag je Tag (in €)	Summe der Abschläge (Sp. 7 x Sp. 8)	Anzahl der Fälle mit Zuschlägen	Anzahl der Tage mit Zuschlägen	Zuschlag je Tag (in €)	Summe der Zuschläge (Sp. 11 x Sp. 12)	
1	2	3	4	5	6	7	8	9	10	11	12	13	14
Summe:													

E3.2 Aufstellung der Zusatzentgelte [2)]

Zusatzentgelt nach § 6 BPflV	Entgelt-schlüssel nach § 301 SGB V [4)]	OPS-Kode	Anzahl [5)]	Entgelt-höhe	Erlös-summe (Sp. 4x5)
1	2	3	4	5	6
Summe:					

E3.3 Aufstellung der tagesbezogenen Entgelte [2)]

Entgelt nach § 6 BPflV	Entgelt-schlüssel nach § 301 SGB V [4)]	Fallzahl [6)]	Tage [7)]	Entgelthöhe	Erlös-summe (Sp. 4x5)
1	2	3	4	5	6
Summe:					

Krankenhaus:	Seite:
	Datum:

B1 Gesamtbetrag und Basisentgeltwert nach § 3 Bundespflegesatzverordnung für die Kalenderjahre 2013 bis 2019

lfd. Nr.	Berechnungsschritte	Vereinbarung für das laufende Kalenderjahr	Vereinbarungszeitraum Forderung	Vereinbarungszeitraum Vereinbarung
	1	2	3	4
	Anpassung des Gesamtbetrags (§ 3 Absatz 2):			
1	Gesamtbetrag für das laufende Jahr			
2	./. Leistungsverlagerungen (Nr. 1a)			
3	./. Ausgliederung ausländischer Patienten/Patientinnen (Nr. 1b)			
4	+/- Bereinigung um enthaltene Ausgleiche (Nr. 2)			
5	+/- Aus-/ Wiedereingliederung von Zu- und Abschlägen (Nr. 3a)			
6	+/- Modelle, Integrationsverträge (Nr. 3b)			
7	**= Ausgangsbetrag für Vereinbarung nach § 3**			

hier: Verhandlung des Gesamtbetrags für den Vereinbarungszeitraum gemäß § 6 Abs. 1 BPflV a. F.

8	Gesamtbetrag für den Vereinbarungszeitraum			
9	+/- neue Ausgleiche und Ausgleichsbeträge aus Berichtigungen für Vorjahre [1]			
10	**= Veränderter Gesamtbetrag (§ 3 Absatz 2 Satz 5)**			
11	./. Entgelte nach § 6 Absatz 1 BPflV			
12	./. Entgelte aus weitergeltenden tagesgleichen Pflegesätzen für Überlieger [2]			
13	**= Verändertes Erlösbudget (§ 3 Absatz 2 Satz 5)**			

	Ermittlung des Basisentgeltwerts:			
14	Erlösbudget aus lfd. Nr. 13			
15	./. Erlöse aus bewerteten Zusatzentgelten			
16	= Summe mit Bewertungsrelationen bewertete Entgelte einschl. lfd. Nr. 9			
17	: Summe der Bewertungsrelationen (Anlage E1)			
18	**= krankenhausindividueller Basisentgeltwert mit Ausgleichen**			
19	nachrichtlich: Basisentgeltwert ohne Ausgleiche und Ausgleichsbeträge aus Berichtigungen			

Fußnoten zu den Abschnitten der AEB-Psych-Vereinbarung

Fußnoten zu E1:

1) Die Aufstellung ist für die folgenden Zeiträume jeweils gesondert wie folgt aufzustellen und vorzulegen:

   1. für das abgelaufene Kalenderjahr die Ist-Daten nach dem Entgeltkatalog des abgelaufenen Jahres; frühestens ab dem Jahr der erstmaligen Systemanwendung (Ziel: u.a. Ermittlung der endgültigen Erlösausgleiche),

   2. für das laufende Kalenderjahr die Ist-Daten nach dem Entgeltkatalog des laufenden Jahres; frühestens ab dem Jahr der erstmaligen Systemanwendung (Ziele: Darstellung der Ist-Daten sowie Ermittlung der vorläufigen Erlösausgleiche),

   3. für das laufende Kalenderjahr die Ist-Daten nach dem Entgeltkatalog für den Vereinbarungszeitraum (Ziel: Grundlage für die Vereinbarung von Budget und Mehr- oder Minderleistungen),

   4. für den Vereinbarungszeitraum die Forderung des Krankenhauses nach dem Entgeltkatalog für den Vereinbarungszeitraum (Ziel: Grundlage für die Budgetvereinbarung).

   Für die Leistungen von Belegabteilungen ist eine gesonderte Aufstellung vorzulegen. Für noch ausstehende Ist-Daten des laufenden Kalenderjahres ist eine Hochrechnung zulässig. Im Jahr der erstmaligen Systemanwendung ist die Aufstellung für alle ab dem 1. Januar aufgenommenen Patienten bis zum Ende des Budgetzeitraumes (31.12.) vorzulegen.

   Soweit in den Abrechnungsbestimmungen vorgegeben wird, dass die Jahresüberlieger nach dem am Aufnahmetag geltenden Entgeltkatalog abgerechnet werden, sind diese bei der Aufstellung der Ist-Daten nach den Nummern 1 und 2 zusätzlich gesondert in der Struktur des Abschnitts E1.1 bzw. des Abschnitts E1.2 auszuweisen:

   - Bei der Aufstellung für das abgelaufene Kalenderjahr gemäß Nr. 1 nach dem für die Abrechnung maßgeblichen Katalog (Katalog des Vorjahres) und nach dem Entgeltkatalog des abgelaufenen Jahres (nach Überleitung).

- Bei der Aufstellung für das laufende Kalenderjahr gemäß Nr. 2 nach dem für die Abrechnung maßgeblichen Katalog (Katalog des Vorjahres) und nach dem Entgeltkatalog des laufenden Jahres (nach Überleitung).

2) Es gelten die Vorgaben der Abrechnungsbestimmungen. Die Spalte 3 braucht für die Forderung des Vereinbarungszeitraumes nicht ausgefüllt zu werden. Diese Spalte ist nur für die Ist-Daten des abgelaufenen Kalenderjahres und die Ist-Daten des laufenden Kalenderjahres (ggf. Hochrechnung) auszufüllen.

3) Alle Berechnungstage innerhalb des Budgetzeitraumes (01.01.-31.12.) unabhängig von der Aufnahme oder Entlassung; im Jahr der erstmaligen Systemanwendung für alle ab dem 1. Januar aufgenommenen Patienten.

Fußnote zu E2:

1) Die Aufstellung ist für die folgenden Zeiträume jeweils gesondert wie folgt aufzustellen und vorzulegen:

   - für das abgelaufene Kalenderjahr die Ist-Daten nach dem ZE-Katalog des abgelaufenen Jahres; frühestens ab dem Jahr der erstmaligen Systemanwendung (Ziel: u.a. Ermittlung der endgültigen Erlösausgleiche),

   - für das laufende Kalenderjahr die (ggf. hochgerechneten) Ist-Daten nach dem ZE-Katalog des laufenden Jahres; frühestens ab dem Jahr der erstmaligen Systemanwendung (Ziele: Darstellung der Ist-Daten sowie Ermittlung der vorläufigen Erlösausgleiche),

   - für den Vereinbarungszeitraum die Forderung des Krankenhauses nach dem ZE-Katalog für den Vereinbarungszeitraum (Ziel: Darstellung für die Budgetvereinbarung).

Fußnoten zu E3:

1) Die Aufstellung ist unter Beachtung der Vorgaben von Fußnote 2 für die folgenden Zeiträume jeweils gesondert wie folgt aufzustellen und vorzulegen:

   - für das abgelaufene Kalenderjahr die Ist-Daten nach den vereinbarten Entgelten des abgelaufenen Jahres; frühestens ab dem Jahr der erstmaligen Systemanwendung (Ziel: u.a. Ermittlung der endgültigen Erlösausgleiche),

- für das laufende Kalenderjahr die (ggf. hochgerechneten) Ist-Daten nach den vereinbarten Entgelten des laufenden Jahres; frühestens ab dem Jahr der erstmaligen Systemanwendung (Ziele: Darstellung der Ist-Daten sowie Ermittlung der vorläufigen Erlösausgleiche),
- für den Vereinbarungszeitraum die Forderung des Krankenhauses nach den geforderten Entgelten für den Vereinbarungszeitraum (Ziel: Darstellung für die Budgetvereinbarung).

Für die Leistungen von Belegabteilungen ist eine gesonderte Aufstellung vorzulegen.

Im Jahr der erstmaligen Systemanwendung ist die Aufstellung für alle ab dem 1. Januar aufgenommenen Patienten bis zum Ende des Budgetzeitraumes (31.12.) vorzulegen.

2) Jeweils gesonderte Aufstellung und Vorlage für Entgeltvereinbarungen nach § 6 Absatz 1 oder Absatz 2 BPflV.

3) Für die Forderung des Vereinbarungszeitraums brauchen die Spalten 6-7, 9-11 und 13 nicht ausgefüllt zu werden; für diese sind lediglich die jeweiligen Endsummen zu schätzen.

4) nur anzugeben, soweit vorhanden

5) Bei selten erbrachten Leistungen ist es möglich, eine Anzahl von „0" zu vereinbaren, um im Fall der Leistungserbringung eine sachgerechte Entgelthöhe abrechnen und eine realistische Erlössumme vereinbaren zu können.

6) Hinsichtlich der Fallzählung gelten die Vorgaben der Abrechnungsbestimmungen.

7) Berechnungstage nach den Vorgaben der Abrechnungsbestimmungen.

Fußnoten zu B1:

1) Die Ausgleiche sind auf einem gesonderten Blatt einzeln auszuweisen. Im Regelfall sind alle Ausgleichsbeträge dem veränderten Erlösbudget in lfd. Nr. 13 zuzuordnen. Nur dann, wenn ein hoher Anteil an Entgelten nach § 6 Abs. 1 BPflV vorliegt, ist eine Aufteilung der Ausgleichsbeträge auf das Erlösbudget und die Entgelte nach § 6 Abs. 1 BPflV erforderlich.

2) Betrifft nur die Überlieger zu Jahresbeginn im Jahr der erstmaligen Systemanwendung, die noch mit tagesgleichen Pflegesätzen nach § 13 BPflV in der am 31. Dezember 2012 geltenden Fassung abgerechnet werden. Die Berechnungstage und Pflegesätze sind gemäß der Anlage zu B1 darzustellen. Ausgleichsbeträge aus der lfd. Nr. 9 sind hier nicht enthalten. Bei der Berechnung der Ausgleiche nach § 3 Abs. 7 BPflV ist die Kongruenz von Vereinbarungs- und Ist-Erlösen zu wahren.

Vereinbarung nach § 9 Abs. 1 Nr. 8 BPflV zur Ausgestaltung des Nachweises nach § 18 Abs. 2 S. 2 und 3 BPflV (Psych-Personalnachweis-Vereinbarung)

zwischen

dem GKV-Spitzenverband, Berlin,

dem Verband der Privaten Krankenversicherung, Köln,

– gemeinsam –

und

der Deutschen Krankenhausgesellschaft, Berlin

Präambel

Mit dem Gesetz zur Weiterentwicklung der Versorgung und der Vergütung für psychiatrische und psychosomatische Leistungen (PsychVVG) vom 19.12.2016 hat der Gesetzgeber den GKV-Spitzenverband, den Verband der Privaten Krankenversicherung und die Deutsche Krankenhausgesellschaft (nachfolgend: die Vertragsparteien) beauftragt, die Ausgestaltung des Nachweises nach § 18 Abs. 2 S. 2 und 3 BPflV, insbesondere den einheitlichen Aufbau der Datensätze sowie das Verfahren für die Übermittlung der Daten, zu vereinbaren. Die Vertragsparteien kommen mit der vorliegenden Vereinbarung diesem gesetzlichen Auftrag aus § 9 Abs. 1 Nr. 8 BPflV nach.

§ 1 Nachweis zur Personalausstattung

(1) Für die Jahre 2016, 2017, 2018 und 2019 hat das Krankenhaus gemäß § 18 Abs. 2 S. 2 BPflV dem Institut für das Entgeltsystem im Krankenhaus (InEK) und den anderen Vertragsparteien nach § 11 BPflV nachzuweisen, inwieweit die Vorgaben der Psychiatrie-Personalverordnung (Psych-PV) zur Zahl der Personalstellen eingehalten werden.

(2) Der Nachweis umfasst gemäß § 18 Abs. 2 S. 5 BPflV die vereinbarte Stellenbesetzung in Vollkräften, die tatsächliche jahresdurchschnittliche Stellenbesetzung in Vollkräften, jeweils gegliedert nach Berufsgruppen, sowie den Umsetzungsgrad der personellen Anforderungen.

(3) Für den Nachweis hat das Krankenhaus gemäß § 18 Abs. 2 S. 4 BPflV eine Bestätigung des Jahresabschlussprüfers über die zweckentsprechende Mittelverwendung vorzulegen.

(4) Mit dieser Vereinbarung regeln die Vertragsparteien die Ausgestaltung und die Datenübermittlung für den Nachweis zur Umsetzung der Psych-PV nach den Absätzen 1 bis 3.

(5) Für die Jahre ab 2020 hat das Krankenhaus gemäß § 18 Abs. 2 S. 3 BPflV dem InEK und den anderen Vertragsparteien nach § 11 BPflV die Einhaltung der vom Gemeinsamen Bundesausschuss (G-BA) nach § 136a Abs. 2 SGB V festgelegten Vorgaben

zur Ausstattung mit dem für die Behandlung erforderlichen therapeutischen Personal nachzuweisen und eine Bestätigung des Jahresabschlussprüfers über die zweckentsprechende Mittelverwendung vorzulegen. Die Vertragsparteien auf Bundesebene werden nach Beschlussfassung des G-BA zu den Personalvorgaben ab 2020 die Ausgestaltung des Nachweises nach § 18 Abs. 2 S. 3 BPflV zeitnah regeln.

§ 2 Geltungsbereich und Grundsätze

(1) Diese Vereinbarung regelt die Ausgestaltung des Nachweises für Einrichtungen im Geltungsbereich der Psych-PV. Dazu gehören ausweislich des § 1 Abs. 2 Psych-PV psychiatrische Krankenhäuser sowie selbstständige, gebietsärztlich geleitete psychiatrische Abteilungen an Allgemeinkrankenhäusern, soweit auf sie die Pflegesatzvorschriften des KHG und die BPflV Anwendung finden.

(2) Psychiatrische Krankenhäuser, die sowohl über eine Einrichtung für Erwachsene als auch eine Einrichtung für Kinder und Jugendliche verfügen, haben den Nachweis entsprechend den Vorgaben der Psych-PV differenziert für Erwachsene sowie für Kinder und Jugendliche zu führen. Die Vereinbarung für das einzelne Krankenhaus nach § 11 BPflV, die Systematik der Leistungs- und Kalkulationsaufstellung und die damit verbundenen pflegesatzrechtlichen Vorschriften bleiben davon unberührt.

(3) Krankenhäuser und Abteilungen für Psychosomatik, die nicht vom Geltungsbereich der Psych PV erfasst werden, unterliegen grundsätzlich keiner Nachweispflicht für die Jahre 2016 bis 2019. Unabhängig davon haben Krankenhäuser, die die Psych-PV im Einvernehmen mit den anderen Vertragsparteien nach § 11 BPflV für die Psychiatrie und Psychosomatik gemeinsam anwenden, den Nachweis für beide Versorgungsbereiche gemeinsam zu führen.

(4) Krankenhäuser, die Modellvorhaben zur Versorgung psychisch kranker Menschen gemäß § 64b SGB V vereinbart haben und auf dieser Grundlage die Psych-PV für die Patienten des Modellvorhabens nicht anwenden, sind von der Nachweispflicht hinsichtlich der Patienten des Modellvorhabens befreit.

(5) Der Nachweis zur Psych-PV umfasst alle diagnostischen, therapeutischen und pflegerischen Tätigkeiten für den voll- und teilstationären Bereich. Ab dem Jahr 2018 sind dabei auch die stationsäquivalenten psychiatrischen Behandlungen nach § 115d SGB V einzubeziehen.

(6) Nicht umfasst sind Tätigkeiten in der vor- und nachstationären Behandlung nach § 115a SGB V, im psychiatrischen Konsiliardienst für andere nicht-psychiatrische Fachabteilungen, in der ambulanten Versorgung einer

psychiatrischen Institutsambulanz oder einem Medizinischen Versorgungszentrum, in der Forensik, in der medizinischen Rehabilitation, in Forschung und Lehre, in Krankenpflegeschulen, in der ambulanten Soziotherapie gemäß § 37a SGB V oder in anderen, nicht der Psych-PV unterliegenden Leistungsbereichen des Krankenhauses.

(7) Der Nachweis zur Psych-PV umfasst neben dem Regeldienst einschließlich des Stationssockels nach § 5 Abs. 2 Psych-PV auch die Ausfallzeiten nach § 6 Abs. 1 Psych-PV, die Leitungskräfte nach § 7 Psych-PV, Ersetzungen von Berufsgruppen nach § 6 Abs. 2 Psych-PV, Abweichungen bei der Zahl der Personalstellen nach § 3 Abs. 4 Psych-PV, Tätigkeitsanteile für Nachtdienste, Bereitschaftsdienste, ärztliche Rufbereitschaft, ärztlichen Konsiliardienst in den psychiatrischen Fachabteilungen des Krankenhauses sowie Tätigkeiten in Nachtkliniken nach § 3 Abs. 2 S. 2 Psych-PV.

(8) Grundlage des Nachweises zur tatsächlichen Stellenbesetzung und zur zweckentsprechenden Mittelverwendung ist eine mindestens nach Berufsgruppen und Leistungsbereichen differenzierende Vollkräftestatistik des Krankenhauses oder Personalkostenverrechnung, die eine sachgerechte Abgrenzung der Tätigkeiten gemäß der Absätze 5 bis 7 gewährleistet.

(9) Der Nachweis umfasst die in § 5 Abs. 1 und § 9 Abs. 1 Psych-PV aufgeführten Berufsgruppen. Um die veränderten Personalstrukturen aufgrund von Weiterentwicklungen in Therapie und Pflege seit Inkrafttreten der Psych-PV zu berücksichtigen, können nach § 6 Abs. 2 Psych-PV und den Vorgaben dieser Vereinbarung auch weitere Berufsgruppen als Psych-PV-Personal angerechnet werden.

§ 3 Vereinbarte Stellenbesetzung

(1) Der Nachweis der vereinbarten und somit budgetrelevanten Stellenbesetzung erfolgt in jahresdurchschnittlichen Vollkräften, gegliedert nach den Psych-PV-Berufsgruppen.

(2) Ebenso sind die vereinbarten und somit budgetrelevanten Kosten je Vollkraft, gegliedert nach den Psych-PV-Berufsgruppen, nachzuweisen.

(3) Für den Nachweis der vereinbarten Vollkräfte sind die Tätigkeiten der Psych-PV gemäß § 2 zu berücksichtigen. Dabei sind Bereitschaftsdienste und ärztliche Rufbereitschaft berufsgruppenbezogen als Vollkräfte zu berücksichtigen.

(4) Für die Ermittlung des Umsetzungsgrades der Psych-PV nach § 6 ist die Stellenbesetzung in Vollkräften für eine vollständige Umsetzung der Vorgaben der Psych-PV erforderlich. Hierzu haben die Vertragsparteien nach § 11 BPflV im Rahmen der Budgetverhandlungen neben den vereinbarten, budgetrelevanten Vollkräften zudem die Anzahl der Vollkräfte je Psych-PV-Berufsgruppe bei vollständiger Umsetzung der Psych-PV zu

vereinbaren. Die dem Budget zugrunde gelegte vereinbarte Stellenbesetzung darf nur in Ausnahmefällen (z.B. Stufenplan) von der Stellenbesetzung, die für eine vollständige Umsetzung der Vorgaben der Psych-PV erforderlich ist, abweichen.

(5) Die Angaben nach den Absätzen 1 bis 4 sind ab Inkrafttreten dieser Vereinbarung von den Vertragsparteien nach § 11 BPflV gemäß Anlage 1 dieser Vereinbarung im Rahmen der Budgetverhandlungen für den entsprechenden Vereinbarungszeitraum zu dokumentieren und zu unterzeichnen.

§ 4 Tatsächliche Stellenbesetzung

(1) Der Nachweis der tatsächlichen jahresdurchschnittlichen Stellenbesetzung erfolgt gegliedert nach Psych-PV-Berufsgruppen in Vollkräften.

(2) Für den Nachweis der tatsächlichen Vollkräfte sind das Personal und die Tätigkeiten nach Psych-PV gemäß § 2 zu berücksichtigen. Bereitschaftsdienstvergütungen, Rufbereitschaftsvergütungen und Überstundenvergütungen sind in jahresdurchschnittliche Vollkräfte umzurechnen und bei der tatsächlichen Stellenbesetzung der jeweiligen Psych-PV-Berufsgruppe als Vollkräfte zu berücksichtigen.

(3) Bei der tatsächlichen Stellenbesetzung sind Tätigkeiten von Personen, die in der Krankenpflege, der Kinderkrankenpflege oder in der Krankenpflegehilfe ausgebildet werden, entsprechend den in § 17a KHG genannten Schlüssel anzurechnen. Psychotherapeuten in Ausbildung sind zu berücksichtigen, wenn diese vom Krankenhaus eine Vergütung entsprechend ihres Grundberufes erhalten.

(4) Entsprechend § 6 Abs. 2 Psych-PV können für den Nachweis der tatsächlichen Stellenbesetzung Fachkräfte aus Psych-PV-Berufsgruppen auf andere Psych-PV-Berufsgruppen angerechnet werden, soweit diese Regelaufgaben der Psych-PV-Berufsgruppe, bei der die Anrechnung erfolgen soll, erbringen. Die bei einer anderen Psych-PV-Berufsgruppe angerechneten Fachkräfte sind als Vollkräfte gemäß Anlage 2 gesondert auszuweisen und zu erläutern.

(5) Entsprechend § 6 Abs. 2 Psych-PV können für den Nachweis der tatsächlichen Stellenbesetzung Fachkräfte anderer, in § 5 Abs. 1 Psych-PV nicht genannter Berufsgruppen im begrenzten Umfang auf Psych-PV-Berufsgruppen angerechnet werden, soweit diese Regelaufgaben der Psych-PV-Berufsgruppe, bei der die Anrechnung erfolgen soll, erbringen. Die angerechneten Fachkräfte sind als Vollkräfte gemäß Anlage 2 gesondert auszuweisen und zu erläutern. Eine Anrechnung anderer, in § 5 Abs. 1 Psych-PV nicht genannter Berufsgruppen auf die Berufsgruppe des ärztlichen Dienstes ist ausgeschlossen.

(6) Bei der tatsächlichen Stellenbesetzung können Fachkräfte aus Psych-PV-Berufsgruppen ohne direktes

Beschäftigungsverhältnis mit dem Krankenhaus angerechnet werden, soweit diese Regelaufgaben der Psych-PV-Berufsgruppe, bei der die Anrechnung erfolgen soll, erbringen. Die angerechneten Fachkräfte sind als Vollkräfte gemäß Anlage 2 gesondert auszuweisen und mit Ausweis der umgerechneten Sachkosten zu erläutern.

§ 5 Zweckentsprechende Mittelverwendung

(1) Für den Nachweis der zweckentsprechenden Mittelverwendung sind die tatsächlichen Kosten für das Psych-PV-Personal in Summe gemäß Anlage 2 nachzuweisen.

(2) Die tatsächlichen Personalkosten für das Psych-PV-Personal in Summe beziehen sich auf die tatsächlichen jahresdurchschnittlichen Vollkräfte nach § 4 einschließlich der angerechneten Vollkräfte und sind auf Basis der personalgruppenspezifischen Unterkonten der Kontengruppen 60 bis 64 gemäß Anlage 4 der KHBV zu ermitteln. Zudem sind die Sachkosten für Personal ohne direktes Beschäftigungsverhältnis mit dem Krankenhaus gemäß den Vorgaben des § 4 zu berücksichtigen.

(3) Das Krankenhaus hat gegenüber dem Jahresabschlussprüfer die für den Geltungsbereich der Psych-PV relevanten Kosten gemäß § 2 Absätze 5 bis 8 schlüssig darzulegen.

(4) Die tatsächlichen Kosten sind nach den Vorgaben der Absätze 1 bis 3 durch den Jahresabschlussprüfer zu prüfen und zu bestätigen und vom Krankenhaus an das InEK und die anderen Vertragsparteien nach § 11 BPflV gemäß § 8 zu übermitteln.

(5) Im Rahmen des Nachweises zur Umsetzung der Psych-PV ist der Nachweis zur Mittelverwendung nach § 18 Abs. 2 S. 4 BPflV ausschließlich für die Berufsgruppen nach Psych-PV zu führen. Der Nachweis nach § 18 Abs. 3 S. 3 BPflV zur Mittelverwendung für das gesamte Personal des Krankenhauses unter Einbeziehung der als Sachkosten gebuchten Kosten für Personal ohne direktes Beschäftigungsverhältnis mit dem Krankenhaus bleibt davon unberührt.

§ 6 Umsetzungsgrad

(1) Der Umsetzungsgrad der personellen Anforderungen entspricht dem Quotienten aus der tatsächlichen jahresdurchschnittlichen Stellenbesetzung in Vollkräften unter Anrechnung weiterer Berufsgruppen gemäß § 4 und der für eine vollständige Umsetzung der Vorgaben der Psych-PV vereinbarten Stellenbesetzung in Vollkräften gemäß § 3 Absatz 4.

(2) Der Umsetzungsgrad ist gegliedert nach Psych-PV-Berufsgruppen und für das Psych-PV-Personal in Summe zu berechnen.

§ 7 Bestätigung des Jahresabschlussprüfers

(1) Das Krankenhaus hat eine Bestätigung des Jahresabschlussprüfers über die tatsächliche Stellenbesetzung nach § 4 sowie über die zweckentsprechende Mittelverwendung nach § 5 vorzulegen.

(2) Die Bestätigung der tatsächlichen Stellenbesetzung gegliedert nach Psych-PV-Berufsgruppen und der tatsächlichen Kosten für das Psych-PV-Personal in Summe erfolgt entsprechend der Anlage 2. Dabei hat der Jahresabschlussprüfer auch die sachgerechte Abgrenzung entsprechend § 2 Absätze 5 bis 8 zu bestätigen.

§ 8 Übermittlung und Auswertung

(1) Das Krankenhaus übermittelt den Nachweis zum 31.03. jeden Jahres für das jeweils vorangegangene Kalenderjahr an das InEK und die anderen Vertragsparteien nach § 11 BPflV; die Angaben für das Jahr 2016 sind bis zum 01.08.2017 zu übermitteln.

(2) Sofern die erforderlichen Unterlagen zu dem gesetzlich vorgegebenen Termin noch nicht vorliegen, hat eine Nachmeldung innerhalb von zwei Monaten bis zum 31.05. zu erfolgen. Für die Angaben für das Jahr 2016 hat die Nachmeldung innerhalb von drei Monaten bis zum 01.11.2017 zu erfolgen.

(3) Die Übermittlung nach Absatz 1 umfasst die Anlagen 1 und 2.

(4) Sofern dem Krankenhaus die Genehmigung der Vereinbarung nach § 14 BPflV bis zur Nachmeldefrist nach Absatz 2 noch nicht vorliegt, hat das Krankenhaus die Vereinbarungsdaten gemäß Anlage 1 unverzüglich nach Genehmigung zu übermitteln. Unabhängig davon sind die vom Jahresabschlussprüfer bestätigten Angaben zu der tatsächlichen Personalbesetzung und den tatsächlichen Kosten für das Psych-PV-Personal gemäß Anlage 2 fristgerecht zu über-mitteln.

(5) Sofern für eine vor dem 01.08.2017 genehmigte Budgetvereinbarung nach § 11 BPflV für das Jahr 2016 oder das Jahr 2017 die nach § 3 erforderlichen Angaben nicht vollständig dokumentiert wurden, sind die Krankenhäuser vom Nachweis dieser Angaben und der Übermittlung der Anlage 1 befreit. Das Krankenhaus hat dies dem InEK mitzuteilen. Die Verpflichtung zur fristgerechten Übermittlung der vom Jahresabschlussprüfer bestätigten tatsächlichen Personalbesetzung und der tatsächlichen Kosten für das Psych-PV-Personal gemäß Anlage 2 bleibt davon unberührt.

(6) Das Krankenhaus hat die Daten nach Anlagen 1 und 2 auf elektronischem Wege und die unterzeichneten Bestätigungen in Form einer elektronischen Kopie an das InEK zu übermitteln. Das InEK stellt dem Krankenhaus in maschinenlesbarer Form und unveränderlich gekennzeichnet die übermittelten Daten zur Weiterleitung an die anderen Vertragsparteien nach § 11 BPflV zur Verfügung. Das Nähere zur

technischen Umsetzung der Datenübermittlung legt das InEK im Einvernehmen mit den Vertragsparteien dieser Vereinbarung fest.

(7) Das Krankenhaus übermittelt den anderen Vertragsparteien nach § 11 BPflV die vom InEK bereitgestellte Version der an das InEK übermittelten Daten nach Absatz 6 Satz 2 sowie die unterzeichneten Bestätigungen in Form einer elektronischen Kopie. Über das Nähere zum Übermittlungsweg verständigen sich die Vertragsparteien nach § 11 BPflV.

(8) Das Krankenhaus legt den anderen Vertragsparteien nach § 11 BPflV den vom Jahresabschlussprüfer bestätigten Teil des Nachweises gemäß Anlage 2 im Original in der nächstmöglichen Budgetverhandlung vor. Das InEK und die anderen Vertragsparteien nach § 11 BPflV können bei Bedarf vom Krankenhaus die Übermittlung einer beglaubigten Abschrift des vom Jahresabschlussprüfer bestätigten Teils des Nachweises gemäß Anlage 2 verlangen. Die Kosten hierfür trägt der Anfordernde.

(9) Das InEK informiert die Vertragsparteien dieser Vereinbarung über die zum 31.03., 31.05., 31.08. und 31.12. übermittelten Datensätze jeden Jahres. Sofern Krankenhäuser die Daten nicht oder nicht vollständig bis zum Ablauf der Nachmeldefrist nach Absatz 1 übermittelt haben, hat das InEK diese Krankenhäuser gegenüber den Vertragsparteien dieser Vereinbarung zu benennen. Zur Prüfung des Umsetzungsstands der Psych-PV stellt das InEK den Vertragsparteien dieser Vereinbarung umfassende, aggregierte Auswertungen über die vorliegenden Daten zur Verfügung.

§ 9 Kündigung

(1) Diese Vereinbarung kann mit einer Frist von sechs Monaten zum Jahresende schriftlich gekündigt werden.

(2) Die Vertragsparteien verpflichten sich, die Verhandlungen über eine Neuvereinbarung nach erfolgter Kündigung unverzüglich aufzunehmen. Falls innerhalb von sechs Monaten nach Wirksamwerden der Kündigung nach Absatz 1 keine Einigung erzielt werden kann, entscheidet die Bundesschiedsstelle nach § 18a Abs. 6 KHG auf Antrag einer Vertragspartei. Bis zur Neuvereinbarung oder Festsetzung durch die Bundesschiedsstelle gilt die bisherige Vereinbarung fort.

§ 10 Salvatorische Klausel

Sollte eine Bestimmung dieses Vertrages unwirksam sein oder werden, so wird hierdurch die Wirksamkeit des Vertrages im Übrigen nicht berührt. Die Vereinbarungspartner werden die ungültige Bestimmung durch eine wirksame Bestimmung ersetzen, die dem Zweck der ungültigen Bestimmung möglichst nahe kommt.

§ 11 Inkrafttreten

Die Vereinbarung tritt am 01.07.2017 in Kraft.

Anlagen:

Anlage 1: Vereinbarte Stellenbesetzung in Vollkräften

Anlage 2: Tatsächliche Stellenbesetzung in Vollkräften und zweckentsprechende Mittelverwendung

Anlage 1: Vereinbarte Stellenbesetzung in Vollkräften

Vereinbarungsjahr: _____ Krankenhaus (Name, Anschrift): ____ IK: ______________

□ Einrichtung für Erwachsene □ Einrichtung für Kinder- und Jugendliche

Vereinbarte Berechnungstage[1]: ________ (Zählweise nach LKA □ nach PEPPV □)

Personalgruppen	Lfd. Nr.	Berufsgruppen der Psych-PV	Stellenbesetzung für eine vollständige Umsetzung der Psych-PV in VK	Stellenbesetzung als Budgetgrundlage in VK	Durchschnittskosten je VK in Euro
		1	2	3	4
Ärztlicher Dienst	1	Ärzte			
Pflegedienst	2	Pflegepersonal[2]			
Medizinisch-technischer Dienst	3	Psychologen			
	4	Sozialarbeiter			
	5	Bewegungstherapeuten			
	6	Logopäden (nur KJP)			
Funktionsdienst	7	Ergotherapeuten			
	8	Gesamt			

Bestätigung der Vereinbarungswerte durch die Vertragsparteien nach § 11 BPflV

Krankenhaus und Krankenkassen (Ort, Datum und Unterschrift)

---

[1]. Die vereinbarten Berechnungstage in Anlage 1 und die tatsächlichen Berechnungstage in Anlage 2 sind in einer einheitlichen Zählweise entweder nach LKA oder nach PEPPV anzugeben. Das Zutreffende ist anzukreuzen.

[2] Bei Kinder- und Jugendpsychiatrie einschließlich Erziehungsdienst

Anlage 2: Tatsächliche Stellenbesetzung in Vollkräften und zweckentsprechende Mittelverwendung

Kalenderjahr: _____ Krankenhaus (Name, Anschrift): ______________________________ IK: ______________

☐ Einrichtung für Erwachsene ☐ Einrichtung für Kinder- und Jugendliche

Tatsächliche Berechnungstage[3]: ________ (Zählweise nach LKA ☐ nach PEPPV ☐)

Lfd. Nr.	Berufsgruppe der Psych-PV	Psych-PV-Personal in VK (jeweils in Summe)	Davon			Umsetzungsgrad der Psych-PV in %[4]
			Anrechnung Fachkräfte anderer Berufsgruppen der Psych-PV in VK (gemäß § 4 Absatz 4)	Anrechnung Fachkräfte Nicht-Psych-PV-Berufsgruppen in VK (gemäß § 4 Absatz 5)	Anrechnung Fachkräfte ohne direktes Beschäftigungsverhältnis in VK (gemäß § 4 Absatz 6)	
	1	2	3	4	5	6
1	Ärzte					
2	Pflegepersonal[5]					
3	Psychologen					
4	Sozialarbeiter					
5	Bewegungstherapeuten					
6	Logopäden (nur KJP)					
7	Ergotherapeuten					
8	Stellenbesetzung Gesamt in VK					

Tatsächliche Kosten für das Psych-PV-Personal in Summe nach § 5 in Euro: ________________

Bei der Anrechnung von Personal (Eintrag in Spalten 3 bis 5) sind diese Vollkräfte in der folgenden Tabelle zu erläutern.

[3] Die vereinbarten Berechnungstage in Anlage 1 und die tatsächlichen Berechnungstage in Anlage 2 sind in einer einheitlichen Zählweise entweder nach LKA oder nach PEPPV anzugeben. Das Zutreffende ist anzukreuzen.

[4] Berechnung: Tabelle Anlage 2 Spalte 2/Tabelle Anlage 1 Spalte 2. Liegt die vereinbarte Stellenbesetzung nach Anlage 1 nicht vor, ist der Umsetzungsgrad nicht auszuweisen.

[5] Bei Kinder- und Jugendpsychiatrie einschließlich Erziehungsdienst

Anrechnungstatbestand (siehe Anlage 2 Spalten 3 bis 5)	Tatsächliche Berufsgruppe der angerechneten Fachkraft	Psych-PV-Berufsgruppe, bei der die Anrechnung erfolgt	Angerechnete Stellenbesetzung in VK	Erläuterung[6]

Die verwendeten Verfahren zur Ermittlung der tatsächlichen Stellenbesetzung und der tatsächliche Kosten für das Psych-PV-Personal in Summe stellen eine sachgerechte Abgrenzung des für den Nachweis zu berücksichtigenden Personals vom Gesamtpersonal des Krankenhauses nach den §§ 4 und 5 sicher.

Bestätigung durch das Krankenhaus (Ort, Datum und Unterschrift)

Bestätigung durch den Jahresabschlussprüfer (Ort, Datum und Unterschrift)

[6] In den Erläuterungen sind die betroffenen Regelaufgaben nach Psych-PV aufzuführen. Bei Anrechnung von Fachkräften ohne direktes Beschäftigungsverhältnis mit dem Krankenhaus nach § 4 Absatz 6 sind die in VK umgerechneten Sachkosten auszuweisen.

Vereinbarung zur Stationsäquivalenten psychiatrischen Behandlung nach § 115d Abs. 2 SGB V

zwischen

dem GKV-Spitzenverband, Berlin,

und

dem Verband der Privaten Krankenversicherung, Köln,

sowie

der Deutschen Krankenhausgesellschaft, Berlin

Präambel

Der GKV-Spitzenverband, der Verband der Privaten Krankenversicherung und die Deutsche Krankenhausgesellschaft vereinbaren im Benehmen mit der Kassenärztlichen Bundesvereinigung nach § 115d Abs. 2 SGB V die Anforderungen an die Qualität der Leistungserbringung, an die Beauftragung von an der ambulanten psychiatrischen Behandlung teilnehmenden Leistungserbringern oder anderen zur Erbringung der stationsäquivalenten Behandlung berechtigten Krankenhäusern und an die Dokumentation der stationsäquivalenten psychiatrischen Behandlung.

§ 1 Geltungsbereich

Diese Vereinbarung gilt nach § 115d Abs. 1 Satz 1 SGB V für psychiatrische Krankenhäuser mit regionaler Versorgungsverpflichtung sowie für Allgemeinkrankenhäuser mit selbständigen, fachärztlich geleiteten psychiatrischen Abteilungen mit regionaler Versorgungsverpflichtung.

§ 2 Grundsätze

(1) Die stationsäquivalente psychiatrische Behandlung umfasst eine Krankenhausbehandlung im häuslichen Umfeld durch mobile fachärztlich geleitete multiprofessionelle Behandlungsteams. Sie entspricht hinsichtlich der Inhalte sowie der Flexibilität und der Komplexität der Behandlung einer vollstationären Behandlung. Es handelt sich um eine integrierte multimodale psychiatrische Behandlung anhand einer ärztlich geleiteten Therapiezielplanung.

(2) Die Entscheidung über die Erbringung einer stationsäquivalenten psychiatrischen Behandlung unterliegt bei Vorliegen der leistungsrechtlichen Voraussetzungen der therapeutischen und organisatorischen Entscheidung des Krankenhauses. Entscheidungsleitend ist, auf welche Weise das Therapieziel bei einem Patienten mit Krankenhausbehandlungsbedürftigkeit am ehesten zu erreichen ist.

(3) Es gilt das Entlassmanagement nach § 39 Abs. 1a SGB V.

§ 3 Eignung des häuslichen Umfelds

(1) Die stationsäquivalente psychiatrische Behandlung im häuslichen Umfeld setzt voraus, dass die Gegebenheiten des häuslichen Umfeldes eine adäquate Behandlungsdurchführung zulassen und Faktoren oder Personen im häuslichen Umfeld dem Erreichen des Behandlungsziels nicht entgegenstehen.

(2) Die für die stationsäquivalente psychiatrische Behandlung zuständige fachärztliche Leitung hat sowohl zu Beginn der stationsäquivalenten psychiatrischen Behandlung als auch im Behandlungsverlauf festzustellen, dass das häusliche Umfeld für die Erreichung des Behandlungsziels geeignet ist.

(3) Zu Faktoren, die dem Behandlungsziel entgegenstehen, gehören insbesondere eine drohende Kindeswohlgefährdung und keine Möglichkeit zum therapeutischen Vier-Augen-Gespräch. Zwischen dem Krankenhaus, dem Patienten und seinem häuslichen Umfeld ist zu klären, wie die Versorgung des Patienten sichergestellt wird.

§ 4 Zustimmung des häuslichen Umfeldes

Alle im selben Haushalt lebenden volljährigen Personen müssen der stationsäquivalenten psychiatrischen Behandlung zustimmen. Dies gilt insbesondere auch im Falle sich ändernder Behandlungsbedingungen. Bei der stationsäquivalenten psychiatrischen Behandlung von Patienten, die in stationären Pflegeeinrichtungen oder in stationären Jugendhilfeeinrichtungen leben, ist die Zustimmung der Einrichtung einzuholen.

§ 5 Berücksichtigung des Kindeswohls

(1) Sofern minderjährige Kinder im Haushalt des psychisch kranken Patienten leben, hat die fachärztliche Leitung das Kindeswohl bei der Entscheidung zur stationsäquivalenten psychiatrischen Behandlung zu berücksichtigen. Bei Bedarf sind zur Beurteilung, ob eine Kindeswohlgefährdung droht, ein Facharzt für Pädiatrie oder ein Facharzt für Kinder- und Jugendpsychiatrie und -psychotherapie hinzuzuziehen.

(2) Bei im Haushalt lebenden Kindern im Säuglingsalter (0-1 Jahre) ist zudem durch die fachärztliche Leitung sicherzustellen, dass die Versorgung der Säuglinge gewährleistet ist. Bei Bedarf sind entsprechende Fachkräfte (z.B. Hebamme, Kinderkrankenschwester) hinzuziehen.

§ 6 Eltern-Kind-Behandlung

Die für die stationsäquivalente psychiatrische Behandlung verantwortliche fachärztliche Leitung hat zu prüfen, ob eine zusätzliche gemeinsame Behandlung von Eltern und Kind (Mutter/Vater-

Kind-Setting) erfolgen muss, und hat diese bei Bedarf sicherzustellen.

§ 7 Behandlungsteam

(1) Das Krankenhaus hält Vertreter der folgenden Berufsgruppen vor: Ärzte, Psychologen, Pflegefachpersonen, Spezialtherapeuten. Das Team für die stationsäquivalente Behandlung besteht aus ärztlichem Dienst, pflegerischem Dienst und mindestens einem Vertreter einer weiteren Berufsgruppe oder Spezialtherapeuten.

(2) Die Verantwortung für die Behandlungsplanung und -durchführung liegt bei einem Facharzt für Psychiatrie und Psychotherapie, Facharzt für Psychiatrie, Facharzt für Nervenheilkunde oder Facharzt für Psychosomatische Medizin und Psychotherapie. Im Falle der Behandlung von Kindern und Jugendlichen liegt die Verantwortung bei einem Facharzt für Kinder- und Jugendpsychiatrie und Psychotherapie.

(3) Der fachärztlichen Leitung obliegt auch die Verantwortung für den Einbezug von Dritten nach § 10 in die Leistungserbringung.

(4) Die fachärztliche Leitung hat sicherzustellen, dass bei stationsäquivalenter psychiatrischer Behandlung an mehr als sechs Tagen in Folge eine wöchentliche multiprofessionelle Fallbesprechung durchgeführt wird, in die mindestens drei der an der Behandlung beteiligten Berufsgruppen einbezogen werden. Diese Regelung umfasst ebenfalls die beauftragten Leistungserbringer nach § 10. Die Fallbesprechung kann unter Zuhilfenahme von Telekommunikation geschehen.

§ 8 Patientenkontakte

(1) Das Krankenhaus hat sicherzustellen, dass mindestens ein Mitglied des multiprofessionellen Teams mindestens einmal täglich einen direkten Patientenkontakt durchführt.

(2) Kommt ein direkter Kontakt aus Gründen nicht zustande, die der Patient zu verantworten hat, zählt der unternommene Kontaktversuch als direkter Patientenkontakt im Sinne dieser Vereinbarung.

(3) Die fachärztliche Leitung hat sicherzustellen, dass bei stationsäquivalenter psychiatrischer Behandlung an mehr als sechs Tagen in Folge eine wöchentliche ärztliche Visite im direkten Patientenkontakt in der Regel im häuslichen Umfeld durchgeführt wird. Der Facharztstandard ist zu gewährleisten.

§ 9 Sicherstellung der Behandlung

(1) Das Krankenhaus hat verbindliche Vorgehensweisen festzulegen, wie es die individuellen Hilfeleistungen durch das multiprofessionelle Team im Fall von sehr kurzfristigen und wechselnden Bedarfslagen der Patienten organisiert, die sich in stationsäquivalenter psychiatrischer Behandlung befinden.

(2) Die Erreichbarkeit mindestens eines Mitglieds des Behandlungsteams ist werktags im Rahmen des üblichen Tagesdienstes sicherzustellen (Rufbereitschaft).

(3) Darüber hinaus ist eine jederzeitige, 24 Stunden an sieben Tagen in der Woche, ärztliche Eingriffsmöglichkeit durch das Krankenhaus zu gewährleisten. Bei kurzfristigen Verschlechterungen des Gesundheitszustandes des Patienten muss umgehend mit einer vollstationären Aufnahme reagiert werden können.

§ 10 Anforderungen an die Beauftragung von weiteren Leistungserbringern

(1) In geeigneten Fällen, insbesondere wenn dies der Behandlungskontinuität dient oder aus Gründen der Wohnortnähe sachgerecht ist, kann das zuständige Krankenhaus an der ambulanten psychiatrischen Behandlung teilnehmende Leistungserbringer oder ein anderes zur Erbringung der stationsäquivalenten Behandlung berechtigtes Krankenhaus mit der Durchführung von Teilen der Behandlung beauftragen.

(2) Die therapeutische und organisatorische Gesamtverantwortung für die stationsäquivalente psychiatrische Behandlung liegt auch bei der Beauftragung Dritter nach Abs. 1 bei dem Krankenhaus, das den Patienten zur Behandlung aufgenommen hat.

(3) Aus der Gesamtverantwortung des Krankenhauses ergibt sich, dass nicht mehr als die Hälfte der stationsäquivalenten psychiatrischen Behandlung per Beauftragung an Dritte delegiert werden darf. Maßgeblich für die Beurteilung des Behandlungsanteils sind die Therapiezeiten an den nach § 115d SGB V behandelten Fälle pro Budgetjahr.

§ 11 Anforderungen an die Dokumentation in der Patientenakte

(1) Das Krankenhaus hat dafür Sorge zu tragen, dass in der Patientenakte die Krankenhausbehandlungsbedürftigkeit mit dem Aufnahmebefund und der Anamnese beziehungsweise Fremdanamnese dokumentiert wird. Die Patientenakte umfasst zudem die Therapiezielplanung und die Verlaufsdokumentation. Vom Patienten zu vertretende Gründe eines nicht zustande gekommenen direkten Kontaktes nach § 8 Abs. 2 sind ebenfalls zu dokumentieren.

(2) Das Krankenhaus ist verpflichtet, das Ergebnis der Prüfung der Eignung des häuslichen Umfeldes nach § 3 in der Patientenakte zu vermerken.

(3) Die Zustimmung nach § 4 der volljährigen Personen, die mit dem Patienten im selben Haushalt leben, beziehungsweise die Zustimmung der Einrichtung, in der der Patient lebt, ist in der Patientenakte zu vermerken.

(4) Die Ergebnisse der Prüfungen sowie die eventuell daraus abgeleiteten Maßnahmen nach den §§ 5 und 6 sind vom Krankenhaus in der Patientenakte zu vermerken.

(5) Für jeden stationsäquivalenten Behandlungsfall erfolgt in der Patientenakte die berufsgruppenbezogene namentliche Dokumentation der teilnehmenden und entschuldigten Mitglieder des Behandlungsteams an der wöchentlichen Fallbesprechung nach § 7 Abs. 4.

(6) Das Krankenhaus hat die ordnungsgemäße Durchführung der Dokumentation durch Dritte nach § 10 im Einzelnen anzuordnen und sicherzustellen.

§ 12 Anforderungen an die Datenübermittlung nach § 301 SGB V an die Krankenkassen und an die privaten Krankenversicherungen

(1) Das Krankenhaus ist verpflichtet, im Rahmen der Datenübertragung nach § 301 SGB V die stationsäquivalente psychiatrische Behandlung kenntlich zu machen. Es ist dabei der Ort des häuslichen Umfelds (Privatwohnung, Pflegeheim, weitere Wohnformen) kenntlich zu machen.

(2) Darüber hinaus hat das Krankenhaus die Therapiezeiten am Patienten separat und berufsgruppenspezifisch (Ärzte, Psychologen, Pflegefachpersonen, Spezialtherapeuten) an die Krankenkassen zu übermitteln. Fahrzeiten sind dabei nicht berücksichtigt.

§ 13 Inkrafttreten, Kündigung

(1) Diese Vereinbarung tritt zum 1. August 2017 in Kraft und kann mit einer Frist von sechs Monaten zum Ende eines Kalenderjahres, frühestens zum 31. Dezember 2018, schriftlich gekündigt werden.

(2) Für den Fall der Kündigung erklären die Vereinbarungspartner ihre Bereitschaft, an dem Abschluss einer neuen Vereinbarung mitzuwirken.

(3) Falls innerhalb von sechs Monaten nach Wirksamkeit der Kündigung keine Einigung erzielt werden kann, entscheidet die Bundesschiedsstelle nach § 18a Abs. 6 KHG auf Antrag eines Vereinbarungspartners.

(4) Bis zur Neuvereinbarung bzw. deren Festsetzung durch die Bundesschiedsstelle nach § 18a Abs. 6 KHG gilt die Vereinbarung fort.

§ 14 Salvatorische Klausel

Sollten einzelne Klauseln oder Bestimmungen dieser Vereinbarung ganz oder teilweise unwirksam sein oder werden, so wird hierdurch die Wirksamkeit der Vereinbarung im Übrigen nicht berührt. Anstelle der unwirksamen Bestimmung wird eine Bestimmung vereinbart, die dem zulässigerweise am nächsten kommt, was die Vereinbarungspartner gewollt haben oder gewollt hätten, wenn sie die Regelungsbedürftigkeit bedacht hätten.

Vereinbarung des bundeseinheitlichen Kataloges für die Dokumentation der Leistungen der psychiatrischen Institutsambulanzen (PIA) nach § 295 Abs. 1b Satz 4 SGB V (PIA-Doku-Vereinbarung) vom 02.02.2018

zwischen

dem GKV-Spitzenverband, Berlin,

und

dem Verband der Privaten Krankenversicherung, Köln,

gemeinsam

sowie

der Deutschen Krankenhausgesellschaft, Berlin

Präambel

Im Rahmen der Einführung eines neuen pauschalierenden Entgeltsystems für psychiatrische und psychosomatische Einrichtungen sieht § 17d Abs. 1 Satz 3 KHG vor zu prüfen, inwieweit auch die im Krankenhaus ambulant zu erbringenden Leistungen der psychiatrischen Institutsambulanzen (PIA) nach § 118 SGB V einbezogen werden können. Die Selbstverwaltungspartner auf Bundesebene konsentierten in der „Vereinbarung über die Einführung eines pauschalierenden Entgeltsystems für psychiatrische und psychosomatische Einrichtungen gemäß § 17d KHG (Psych-Entgeltsystem)" vom 30.11.2009, dass die Prüfung der Integration der Leistungen psychiatrischer Institutsambulanzen in das neue Vergütungssystem zu einem späteren Zeitpunkt im Systementwicklungsprozess erfolgen solle. Um diese Prüfung zu ermöglichen, wurde in § 8 Abs. 1 der Grundlagenvereinbarung festgelegt, dass eine Empfehlung für eine aussagefähige, bundesweit einheitliche Dokumentation der PIA-Leistungen zwischen den Vertragspartnern nach § 17d KHG vereinbart werden solle. Die gesetzliche Grundlage für die Vereinbarung eines bundeseinheitlichen Kataloges zur Dokumentation der PIA-Leistungen wurde durch das GKV-Versorgungsstrukturgesetz (GKV-VStG) in § 295 Abs. 1b SGB V festgelegt und durch das Gesetz zur Weiterentwicklung der Versorgung und der Vergütung für psychiatrische und psychosomatische Leistungen (Psych-VVG) erweitert.

Zum gegenwärtigen Zeitpunkt bestehen in den Ländern aufgrund der unterschiedlichen Vergütungsvereinbarungen nach § 120 Abs. 3 SGB V unterschiedliche Dokumentationsanforderungen im Rahmen der Leistungsabrechnung. Die Inhalte der bestehenden Leistungsdokumentation der einzelnen psychiatrischen Institutsambulanzen sind daher sehr heterogen. Die vorliegende Vereinbarung dient der Vereinheitlichung der Dokumentation der erbrachten Leistungen, um den PIA-Prüfauftrag bearbeiten zu können. Die länderspezifischen Vergütungsregelungen für die einzelnen PIA-Leistungen bleiben von dieser Vereinbarung unberührt. Es wird in keiner Weise eine Vorfestlegung bezüglich einer möglichen Einbeziehung in das neue Entgeltsystem nach § 17d Abs. 1 KHG getroffen.

§ 1 Ziele

Psychiatrische Institutsambulanzen erfüllen gemäß § 118 SGB V einen spezifischen Versorgungsauftrag für Menschen mit einer psychischen Erkrankung, die wegen der Art, Schwere oder Dauer ihrer Erkrankung oder wegen zu großer Entfernung zu geeigneten Ärzten dieses besonderen, krankenhausnahen Versorgungsangebotes bedürfen. In dieser Funktion nehmen sie eine Schnittstellenfunktion zwischen stationärer, teilstationärer, stationsäquivalenter und ambulanter Behandlung wahr. Für die Prüfung einer möglichen Integration von PIA-Leistungen in ein neues Entgeltsystem ist es notwendig, eine einheitliche Leistungsdokumentation für alle Institutsambulanzen nach § 118 SGB V zu etablieren. Die vorliegende Vereinbarung schafft die Voraussetzungen zur Bearbeitung des PIA-Prüfauftrages, ohne die Berufsgruppen vor Ort mit einem unverhältnismäßigen Dokumentationsaufwand zu belasten. Die Vereinbarung soll auch sicherstellen, dass ein Bezug unter Berücksichtigung stationärer, teilstationärer, stationsäquivalenter und ambulanter Behandlungsphasen eines Patienten durch das Krankenhaus hergestellt werden kann. Der bundeseinheitliche Katalog dient nach § 295 Abs. 1b Satz 4 SGB V auch der Durchführung der vom Gemeinsamen Bundesausschuss nach § 101 Abs. 1 Satz 1 Nummer 2b SGB V zu beschließenden Bestimmungen.

§ 2 Prüfauftrag

Nach § 17d Abs. 1 Satz 3 KHG ist zu prüfen, inwieweit auch die im Krankenhaus ambulant zu erbringenden Leistungen der psychiatrischen Institutsambulanzen nach § 118 SGB V einbezogen werden können. Auf Basis der nach § 4 dieser Vereinbarung an das InEK gelieferten Daten und der Abrechnungsdaten nach § 120 Abs. 3 SGB V aus den einzelnen Ländern, die dem InEK ebenfalls zur Verfügung stehen, soll der PIA-Prüfauftrag nach § 17d Abs. 1 Satz 3 KHG durchgeführt werden.

§ 3 Einrichtungen

1) Die einheitlichen Dokumentationsstandards, die mit dieser Vereinbarung festgelegt werden, gelten für psychiatrische Institutsambulanzen gemäß § 118 SGB V.

2) Psychiatrische Institutsambulanzen einer Gruppe mit gleicher Vergütungsvereinbarung (z.B. auf Ebene des Bundeslandes oder einer Region) sind von der zusätzlichen Übermittlung der Leis-

tungsdokumentation im Sinne dieser Vereinbarung ganz oder teilweise freigestellt, wenn die zur Abrechnung zu übermittelnden Einzelleistungen anhand der Entgeltschlüssel eine eindeutige Zuordnung ermöglichen. Die Aufzählung der Gruppen einschließlich der Ableitung der Leistungsziffern aus den entsprechenden Entgeltschlüsseln erfolgt in Anlage 2.

§ 4 Dokumentation

1) Die nach § 3 dieser Vereinbarung definierten Einrichtungen sind durch diese Vereinbarung verpflichtet, ihre erbrachten Leistungen nachvollziehbar patienten- und tagesbezogen zu dokumentieren und gemäß dem in § 5 dieser Vereinbarung festgelegten elektronischen Datenübermittlungsverfahren zu übermitteln.

2) Die Dokumentation erfolgt nach dem Schema in Anlage 1 dieser Vereinbarung.

3) Die bisher in einzelnen Bundesländern über die Abrechnungsdaten hinausgehenden zusätzlichen Leistungsdokumentationsinhalte sind nicht Bestandteil der elektronischen Datenübermittlung nach § 5 dieser Vereinbarung. Die Vertragspartner empfehlen, analoge länderspezifische Dokumentationsinhalte durch den bundeseinheitlichen Katalog abzulösen.

§ 5 Datenübermittlung

Die psychiatrischen Institutsambulanzen übermitteln die nach § 4 dieser Vereinbarung definierten Inhalte gemäß § 21 KHEntgG an die Datenstelle nach § 21 Abs. 1 Satz 1 des KHEntgG. Dabei ist sicherzustellen, dass mittels einheitlicher Patienten-ID eine Zuordnung zu stationären und teilstationären Aufenthalten möglich ist. Das Nähere zur Datenübermittlung an die Datenstelle nach § 21 Abs. 1 Satz 1 des KHEntgG wird in der Fortschreibung der Anlage zur Vereinbarung nach § 21 Abs. 4 und Abs. 5 KHEntgG für die Datenübermittlung zum 31.03.2019 (Datenjahr 2018) vereinbart. Darüber hinaus übermitteln die PIA die nach § 4 dieser Vereinbarung definierten Inhalte gemäß § 295 SGB V mit den Abrechnungsdaten nach § 120 Abs. 3 Satz 4 SGB V an die Krankenkassen. Das Nähere zur Datenübermittlung regeln der GKV-Spitzenverband und die Deutsche Krankenhausgesellschaft in der Vereinbarung nach § 120 Abs. 3 SGB V in Verbindung mit § 301 Abs. 3 SGB V.

§ 6 Personelle Kapazitäten

Die nach § 3 dieser Vereinbarung definierten Einrichtungen übermitteln einvernehmlich bis zum 31.03. eines Jahres die zur Leistungserbringung des Vorjahres eingesetzten personellen Kapazitäten an die Landesverbände der Krankenkassen, die Ersatzkassen und die Landeskrankenhausgesellschaften als Vertreter der Hochschulkliniken und Krankenhäuser im Land. Die Übermittlung umfasst für die Berufsgruppen der Ärzte und Psychologen jeweils den Gesamtumfang der Vollkräfte. Der Umfang der anzusetzenden Vollkräfte ergibt sich als Summe der den entsprechenden Leistungsziffern zugeordneten Vollkräfte-Anteile nach Anlage 3. Die Summe ist jeweils auf zwei Dezimalstellen zu runden. Der berechnete Umfang der Vollkräfte dient der Abschätzung der personellen Kapazitäten und kann vom tatsächlichen Personalaufwand abweichen. Die Übermittlung erfolgt erstmalig bis zum 31.03.2020 für die Leistungen des Jahres 2019.

§ 7 Inkrafttreten

1) Diese Vereinbarung tritt zum 01.07.2018 in Kraft.

2) Die nach § 3 dieser Vereinbarung definierten Einrichtungen sind verpflichtet, ihre ab dem 01.07.2018 erbrachten Leistungen entsprechend der Vorgaben dieser Vereinbarung zu dokumentieren und entsprechend zu übermitteln. Bis zu diesem Zeitpunkt gelten die Regelungen zur Dokumentation und Übermittlung der PIA-Doku-Vereinbarung vom 16.03.2012.

§ 8 Kündigung

Die Vereinbarung kann mit einer Frist von sechs Monaten zum Jahresende gekündigt werden, erstmalig zum 31.12.2019. Bis zu einer Neuvereinbarung gilt diese Vereinbarung fort.

Übersicht der Anlagen:

Anlage 1: PIA-Dokumentationsschema

Anlage 2: Freistellung von der Leistungsdokumentation

Anlage 3: Zuordnung von Vollzeitäquivalenten

Anlage 1: PIA-Dokumentationsschema

1. Basisleistungsschlüssel

Leistungsart	Umfang	Berufsgruppen					
		Ärzte	Psychologen[1]	Pflegepersonal[2]	Sozialpädagogen[3]	Spezialtherapeuten[4]	Ohne Zuordnung
Einzelbehandlung	bis 20 Min.	11A	21A	31A	41A	51A	-
	> 20 bis 60 Min.	11B	21B	31B	41B	51B	-
	> 60 Min.	11C	21C	31C	41C	51C	-
Kleingruppe (bis 5 Patienten)[5]	bis 60 Min.	14A	24A	34A	44A	54A	-
	> 60 bis 90 Min.	14B	24B	34B	44B	54B	-
	> 90 Min.	14C	24C	34C	44C	54C	-
Großgruppe (6 bis 12 Patienten)[6]	bis 60 Min.	15A	25A	35A	45A	55A	-
	> 60 bis 90 Min.	15B	25B	35B	45B	55B	-
	> 90 Min.	15C	25C	35C	45C	55C	-
Fahrzeit bei aufsuchender Behandlung	bis 20 Min.	16A	26A	36A	46A	56A	-
	> 20 bis 60 Min.	16B	26B	36B	46B	56B	-
	> 60 Min.	16C	26C	36C	46C	56C	-
Fallbesprechung	-	-	-	-	-	-	60Z
Aufwändige Laboruntersuchungen	-	-	-	-	-	-	17Z
Aufwändige apparative Diagnostik	-	-	-	-	-	-	18Z

1 Leistungen von Psychologen mit Master oder Diplomabschluss und approbierte Psychotherapeuten, inkl. Kinder- und Jugendlichenpsychotherapeuten
2 Inkl. Erziehungsdienst
3 Inkl. Sozialarbeiter, Heilpädagogen
4 z.B. Ergotherapeuten, Physiotherapeuten, Logopäden, Arbeits- und Beschäftigungstherapeuten und Kreativtherapeuten
5 Kleingruppe in der Kinder- und Jugendpsychiatrie bis 3 Patienten
6 Großgruppe in der Kinder- und Jugendpsychiatrie 4 bis 8 P

2. Zusatzleistungsschlüssel

Medikamentöse Ein- und Umstellung	81Z
Krisenintervention	82Z
Psychotherapie	83Z
Aufsuchende Behandlung ohne Fahrzeit	86Z

Hinweis: Alle Leistungsschlüssel beginnen mit „PIA-“ gefolgt von einem dreistelligen Schlüssel, der an der ersten und zweiten Stelle Zahlen (0 entspricht Null) und an der dritten Stelle einen Buchstaben enthält.

1. Basisleistungsschlüssel

Die Verschlüsselung erfolgt tagesbezogen. Pro Mitarbeiter und Leistungsart ist ein Leistungsschlüssel je Tag zu vergeben, der dem zeitlichen Gesamtaufwand der von einem Mitarbeiter erbrachten Leistungsart an diesem Tag entspricht. Der zeitliche Umfang berücksichtigt bei Einzel- und Gruppenbehandlung bis zu 25% der Gesamtzeit für Vor- und Nachbereitung. Sind an einem Tag in einer Leistungsart verschiedene Mitarbeiter einer Berufsgruppe beteiligt, sind entsprechend mehrere Leistungsschlüssel pro Tag zu vergeben.

1.1 Einzelbehandlung (PIA-x1x)

Die Leistung umfasst die Einzelbehandlung in einer PIA. Diese umfasst die einem Patienten eindeutig zuordenbare Versorgungsleistung (Diagnostik oder Therapie), welche im direkten Patientenkontakt oder auch indirekt für den jeweiligen Patienten erbracht wird. Nicht umfasst sind Leistungen außerhalb der vertragsärztlichen Versorgung (z.B. beauftragte schriftliche Stellungnahmen von Dritten wie Jugendämtern und Gerichten).

1.2 Kleingruppe (PIA-x4x)

Die Leistung umfasst die Behandlung im Rahmen einer Patientenkleingruppe von bis zu 5 Patienten. Die Patientenkleingruppe umfasst in der Kinder- und Jugendpsychiatrie bis zu 3 Patienten. Sind bei der Therapie in einer Kleingruppe in Ausnahmefällen (z.B. Dialektisch-Behaviorale Therapie) ganz überwiegend zwei Mitarbeiter anwesend, ist die Leistung entsprechend mehrfach zu verschlüsseln. Dies gilt sowohl bei mehreren Mitarbeitern einer Berufsgruppe als auch bei Mitarbeitern verschiedener Berufsgruppen. Bei einer Gruppentherapie ist die Dauer der Therapiesitzung zu berücksichtigen, d.h. es erfolgt keine Aufteilung auf die teilnehmenden Patienten.

1.3 Großgruppe (PIA-x5x)

Die Leistung umfasst die Behandlung im Rahmen einer Patientengroßgruppe von 6 bis 12 Patienten. Die Patientengroßgruppe umfasst in der Kinder- und Jugendpsychiatrie 4 bis 8 Patienten. Sind bei der Therapie einer Großgruppe ganz überwiegend zwei Mitarbeiter anwesend, ist die Leistung entsprechend mehrfach zu verschlüsseln. Dies gilt sowohl bei mehreren Mitarbeitern einer Berufsgruppe als auch bei Mitarbeitern verschiedener Berufsgruppen. Bei einer Gruppentherapie ist die Dauer der Therapiesitzung zu berücksichtigen, d.h. es erfolgt keine Aufteilung auf die teilnehmenden Patienten.

1.4 Fahrzeit bei aufsuchender Behandlung (PIA-x6x)

Bei aufsuchender Behandlung sind die tatsächlichen Fahrzeiten unter Berücksichtigung des Wirtschaftlichkeitsgebotes zu verschlüsseln. Im Falle des Aufsuchens eines Patientenkollektivs im Zuge einer einzelnen Fahrt (z.B. Heimvisite) ist die Leistung nur einmal als Basisleistungsschlüssel bei einem exemplarischen Patienten aus dem Patientenkollektiv zu verschlüsseln. Bei allen übrigen aufgesuchten Patienten ist der Zusatzleistungsschlüssel 86Z (Aufsuchende Behandlung ohne Fahrzeit) zu verwenden.

1.5 Fallbesprechung (PIA-60Z)

Voraussetzung ist die Teilnahme von mindestens 3 an der Behandlung oder Behandlungsplanung beteiligten Mitarbeitern aus (mindestens) 2 verschiedenen Berufsgruppen und ein zeitlicher Umfang bezogen auf den jeweiligen Patienten von mindestens 10 Minuten. In der Kinder- und Jugendpsychiatrie ist abweichend eine Teilnahme von mindestens 2 statt 3 an der Behandlung oder Behandlungsplanung beteiligten Mitarbeitern notwendig. Die Fallbesprechung ist am Leistungstag ohne Bezug zu einer Berufsgruppe nur einmal zu verschlüsseln.

1.6 Aufwändige Laboruntersuchungen (PIA-17Z)

Die Leistung umfasst Medikamentenspiegelbestimmungen und quantitative Drogentests, soweit sie durch die PIA erbracht oder entgeltlich an Dritte in Auftrag gegeben werden. Nicht zu verschlüsseln sind Leistungen, die direkt durch Dritte abgerechnet werden. Die Laboruntersuchungen sind je Substanz für den Tag der Leistungsbeauftragung zu verschlüsseln.

1.7 Aufwändige apparative Diagnostik (PIA-18Z)

Die Leistung umfasst aufwändige apparative Diagnostik (CT, NMR, PET, SPECT) soweit sie durch die PIA erbracht oder entgeltlich an Dritte in Auftrag gegeben werden. Es ist der Tag der Leistungserbringung zu verschlüsseln.

2. Zusatzleistungsschlüssel

Die hier aufgeführten Zusatzleistungsschlüssel liefern ergänzende Informationen über die medizinischen Inhalte der erbrachten Leistungen bzw. das Behandlungssetting. Sie können nur in Ergänzung zu Basisleistungsschlüsseln angegeben werden. Jeder Zusatzleistungsschlüssel ist maximal 1 Mal je Tag zu verschlüsseln.

2.1 Medikamentöse Ein-und Umstellung (PIA-81Z)

Ist zu verschlüsseln, wenn im Rahmen einer medikamentösen Behandlung in einer PIA eine Einstellung, Umstellung oder Dosisanpassung vorgenommen wird. Diese Leistung kann ausschließlich durch Ärzte erbracht werden.

2.2. Krisenintervention (PIA-82Z)

Ist zu verschlüsseln, wenn die akute PIA-Einzelversorgung keinen zeitlichen Aufschub von mehr als 24 Stunden duldet. Der Kontakt kommt aufgrund einer krisenhaften Zuspitzung der Situation des Patienten zustande.

2.3 Psychotherapie (PIA-83Z)

Hierbei handelt es sich um analytisch begründete oder verhaltenstherapeutische Psychotherapieverfahren. Die Behandlung erfolgt auf Grundlage eines individuellen Behandlungsplanes. Diese Leistung kann nur von Ärzten oder Psychologen erbracht werden.

2.4 Aufsuchende Behandlung ohne Fahrzeit (PIA-86Z)

Im Falle des Aufsuchens eines Patientenkollektivs im Zuge einer einzelnen Fahrt (z.B. Heimvisite) ist die Leistung einmal bei einem exemplarischen Patienten aus dem Patientenkollektiv mittels des Basisleistungsschlüssels für die Leistungsart „Fahrzeit bei aufsuchender Behandlung“ zu verschlüsseln. Bei allen übrigen aufgesuchten Patienten ist der Leistungsschlüssel 86Z zu verwenden.

Anlage 2: Freistellung von der Leistungsdokumentation

Die in dieser Anlage aufgeführten Gruppen von PIAs sind von der zusätzlichen Übermittlung der Basisleistungsschlüssel freigestellt. Da eine Ableitung der Zusatzleistungsschlüssel aus den abgerechneten Entgelten nicht möglich ist, sind die Zusatzleistungsschlüssel auch von den in dieser Anlage aufgeführten Gruppen von PIAs zu dokumentieren und zu übermitteln. Abweichend von den allgemeinen Vorgaben in Anlage 1 ist eine Kodierung auch ohne direkt zugehörigen Basisleistungsschlüssel möglich.

1. Gruppe Bayern

Psychiatrische Institutsambulanzen nach § 118 SGB V in Bayern mit Anwendung der „Vereinbarung gemäß §§ 113, 118 und 120 SGB V über die Erbringung, Vergütung und Abrechnung von Leistungen der Psychiatrischen Institutsambulanzen“

2. Gruppe Mecklenburg-Vorpommern

Psychiatrische Institutsambulanzen nach § 118 SGB V in Mecklenburg-Vorpommern mit Anwendung der „Vereinbarung gemäß §§ 113, 118 und 120 SGB V über die Erbringung, Vergütung und Abrechnung von Leistungen der Psychiatrischen Institutsambulanzen“

3. Gruppe Sachsen

Psychiatrische Institutsambulanzen nach § 118 SGB V in Sachsen mit Anwendung der „Vereinbarung nach § 120 Abs. 2 Satz 2 SGB V über die Vergütung und Abrechnung von Leistungen der Psychiatrischen Institutsambulanzen nach § 118 SGB V in Sachsen“

4. Gruppe Thüringen

Folgende Psychiatrische Institutsambulanzen (mit IK) nach § 118 SGB V in Thüringen mit Einzelleistungsvergütung in Anwendung des Bayrischen Leistungskataloges:

1. Asklepios Fachklinikum Stadtroda (261601098)
2. Klinikum Bad Salzungen (261601383)
3. HELIOS Klinikum Erfurt (261601021)

4. Evangelische Lukas-Stiftung Altenburg (261600612)
5. Universitätsklinikum Jena (261600736)
6. Katholisches Krankenhaus „St. Johann Nepomuk“ Erfurt (261600337)
7. Sophien- und Hufeland-Klinikum Weimar (261600952)
8. Thüringen Kliniken „Georgius Agricola“ Saalfeld (261600188)
9. St. Georg Klinikum Eisenach (261601123)
10. SRH Wald-Klinikum Gera (261600543)
11. HELIOS Klinikum Gotha (261600894)

5. Gruppe Sachsen-Anhalt

Psychiatrische Institutsambulanzen nach § 118 Abs. 2 SGB V in Sachsen-Anhalt mit Anwendung der „Vereinbarung gemäß § 120 Abs. 2 und 3 SGB V über die Vergütung und Abrechnung von Leistungen der Psychiatrischen Institutsambulanzen gem. § 118 Abs. 2 SGB V“

Zur Ableitung der entsprechenden Leistungsschlüssel aus den übermittelten Entgeltschlüsseln ist die folgende Zuordnungsliste mit den entsprechenden Entgeltschlüssel zu verwenden. Für die freigestellten PIAs erfolgt der Ableitungsprozess der Basisleistungsschlüssel durch das Institut für das Entgeltsystem im Krankenhaus (InEK).

Für die Gesamtheit der einzelnen Entgeltschlüssel eines Falles ist das Mapping durchzuführen. Das Datum des abgeleiteten Leistungsschlüssels entspricht dem jeweiligen Kalendertag des Entgeltschlüssels.

Mapping-Tabelle:

PIA-11A	Leistungen von Ärzten, Einzelbehandlung, bis 20 Min.	35210110, 35210111, 35220110, 35220111
PIA-11B	Leistungen von Ärzten, Einzelbehandlung, > 20 bis 60 Min.	35210112, 35210113, 35220112, 35220113
PIA-11C	Leistungen von Ärzten, Einzelbehandlung, > 60 Min.	35210114, 35210115, 35210116, 35220114, 35220115, 35220116, 35220117
PIA-14A	Leistungen von Ärzten, Kleingruppe, bis 60 Min.	35210143, 35220120, 35220122, 35220123
PIA-14B	Leistungen von Ärzten, Kleingruppe, > 60 bis 90 Min.	35210144, 35220124
PIA-14C	Leistungen von Ärzten, Kleingruppe, > 90 Min.	35210145, 35220125, 35220126
PIA-15A	Leistungen von Ärzten, Großgruppe, bis 60 Min.	35210153, 35220130, 35220132, 35220133
PIA-15B	Leistungen von Ärzten, Großgruppe, > 60 bis 90 Min.	35210154, 35220134
PIA-15C	Leistungen von Ärzten, Großgruppe, > 90 Min.	35210155, 35220135, 35220136
PIA-16A	Leistungen von Ärzten, Fahrzeit bei aufsuchender Behandlung, bis 20 Min.	35210160, 35210161, 35211160, 35211161, 35212160, 35212161, 35220160, 35220161, 35221160, 35221161, 35222160, 35222161
PIA-16B	Leistungen von Ärzten, Fahrzeit bei aufsuchender Behandlung, > 20 bis 60 Min.	35210162, 35210163, 35211162, 35211163, 35211164, 35211165, 35220162, 35220163, 35221162, 35221163, 35221164, 35221165
PIA-16C	Leistungen von Ärzten, Fahrzeit bei aufsuchender Behandlung, > 60 Min.	35210164, 35210165, 35210166, 35211166, 35211167, 35211168, 35220164, 35220165, 35220166, 35220167, 35221166, 35221167, 35221168
PIA-17Z	Aufwändige Laboruntersuchungen	35210171, 35210173, 35220192
PIA-18Z	Aufwändige apparative Diagnostik	35210180, 35210190, 35220170, 35220180
PIA-21A	Leistungen von Psychologen, Einzelbehandlung, bis 20 Min.	35210210, 35210211, 35210810, 35210811, 35220210, 35220211, 35220610, 35220611

PIA-21B	Leistungen von Psychologen, Einzelbehandlung, > 20 bis 60 Min.	35210212, 35210213, 35210812, 35210813, 35220212, 35220213, 35220612, 35220613
PIA-21C	Leistungen von Psychologen, Einzelbehandlung, > 60 Min.	35210214, 35210215, 35210216, 35210814, 35210815, 35210816, 35220214, 35220215, 35220216, 35220614, 35220615, 35220616
PIA-24A	Leistungen von Psychologen, Kleingruppe, bis 60 Min.	35210243, 35210843, 35220220, 35220222, 35220223, 35220622, 35220623
PIA-24B	Leistungen von Psychologen, Kleingruppe, > 60 bis 90 Min.	35210244, 35210844, 35220224, 35220624
PIA-24C	Leistungen von Psychologen, Kleingruppe, > 90 Min.	35210245, 35210845, 35220225, 35220226, 35220625, 35220626
PIA-25A	Leistungen von Psychologen, Großgruppe, bis 60 Min.	35210253, 35210853, 35220230, 35220232, 35220233, 35220632, 35220633
PIA-25B	Leistungen von Psychologen, Großgruppe, > 60 bis 90 Min.	35210254, 35210854, 35220234, 35220634
PIA-25C	Leistungen von Psychologen, Großgruppe, > 90 Min.	35210255, 35210855, 35220235, 35220236, 35220635, 35220636
PIA-26A	Leistungen von Psychologen, Fahrzeit bei aufsuchender Behandlung, bis 20 Min.	35210260, 35210261, 35211260, 35211261, 35211860, 35211861, 35212260, 35212261, 35220260, 35220261, 35220661, 35221260, 35221261, 35221660, 35221661, 35222260, 35222261, 35222660, 35222661
PIA-26B	Leistungen von Psychologen, Fahrzeit bei aufsuchender Behandlung, > 20 bis 60 Min.	35210262, 35210263, 35211262, 35211263, 35211264, 35211265, 35211862, 35211863, 35211864, 35211865, 35220262, 35220263, 35220662, 35220663, 35221262, 35221263, 35221264, 35221265, 35221662, 35221663, 35221664, 35221665
PIA-26C	Leistungen von Psychologen, Fahrzeit bei aufsuchender Behandlung, > 60 Min.	35210264, 35210265, 35210266, 35211266, 35211267, 35211268, 35211866, 35211867, 35211868, 35220264, 35220265, 35220266, 35220664, 35220665, 35220666, 35221266, 35221267, 35221268, 35221666, 35221667, 35221668

PIA-31A	Leistungen von Pflegepersonal, Einzelbehandlung, bis 20 Min.	35210310, 35210311
PIA-31B	Leistungen von Pflegepersonal, Einzelbehandlung, > 20 bis 60 Min.	35210312, 35210313
PIA-31C	Leistungen von Pflegepersonal, Einzelbehandlung, > 60 Min.	35210314, 35210315, 35210316, 35210317
PIA-34A	Leistungen von Pflegepersonal, Kleingruppe, bis 60 Min.	35210343
PIA-34B	Leistungen von Pflegepersonal, Kleingruppe, > 60 bis 90 Min.	35210344
PIA-34C	Leistungen von Pflegepersonal, Kleingruppe, > 90 Min.	35210345, 35210346
PIA-35A	Leistungen von Pflegepersonal, Großgruppe, bis 60 Min.	35210353
PIA-35B	Leistungen von Pflegepersonal, Großgruppe, > 60 bis 90 Min.	35210354
PIA-35C	Leistungen von Pflegepersonal, Großgruppe, > 90 Min.	35210355, 35210356
PIA-36A	Leistungen von Pflegepersonal, Fahrzeit bei aufsuchender Behandlung, bis 20 Min.	35210360, 35210361, 35211360, 35211361, 35212360, 35212361
PIA-36B	Leistungen von Pflegepersonal, Fahrzeit bei aufsuchender Behandlung, > 20 bis 60 Min.	35210362, 35210363, 35211362, 35211363, 35211364, 35211365
PIA-36C	Leistungen von Pflegepersonal, Fahrzeit bei aufsuchender Behandlung, > 60 Min.	35210364, 35210365, 35210366, 35211366, 35211367, 35211368
PIA-41A	Leistungen von Sozialpädagogen, Einzelbehandlung, bis 20 Min.	35210410, 35210411, 35220510, 35220511
PIA-41B	Leistungen von Sozialpädagogen, Einzelbehandlung, > 20 bis 60 Min.	35210412, 35210413, 35220512, 35220513
PIA-41C	Leistungen von Sozialpädagogen, Einzelbehandlung, > 60 Min.	35210414, 35210415, 35210416, 35210417, 35220514, 35220515, 35220516, 35220517
PIA-44A	Leistungen von Sozialpädagogen, Kleingruppe, bis 60 Min.	35210443, 35220520, 35220522, 35220523
PIA-44B	Leistungen von Sozialpädagogen, Kleingruppe, > 60 bis 90 Min.	35210444, 35220524
PIA-44C	Leistungen von Sozialpädagogen, Kleingruppe, > 90 Min.	35210445, 35210446, 35220525, 35220526

PIA-45A	Leistungen von Sozialpädagogen, Großgruppe, bis 60 Min.	35210453, 35220530, 35220532, 35220533
PIA-45B	Leistungen von Sozialpädagogen, Großgruppe, > 60 bis 90 Min.	35210454, 35220534
PIA-45C	Leistungen von Sozialpädagogen, Großgruppe, > 90 Min.	35210455, 35210456, 35220535, 35220536
PIA-46A	Leistungen von Sozialpädagogen, Fahrzeit bei aufsuchender Behandlung, bis 20 Min.	35210460, 35210461, 35211460, 35211461, 35212460, 35212461, 35220560, 35220561, 35221560, 35221561, 35222560, 35222561
PIA-46B	Leistungen von Sozialpädagogen, Fahrzeit bei aufsuchender Behandlung, > 20 bis 60 Min.	35210462, 35210463, 35211462, 35211463, 35211464, 35211465, 35220562, 35220563, 35221562, 35221563, 35221564, 35221565
PIA-46C	Leistungen von Sozialpädagogen, Fahrzeit bei aufsuchender Behandlung, > 60 Min.	35210464, 35210465, 35210466, 35211466, 35211467, 35211468, 35220564, 35220565, 35220566, 35221566, 35221567, 35221568
PIA-51A	Leistungen von Spezialtherapeuten, Einzelbehandlung, bis 20 Min.	35210510, 35210511, 35220310, 35220311, 35220410, 35220411
PIA-51B	Leistungen von Spezialtherapeuten, Einzelbehandlung, > 20 bis 60 Min.	35210512, 35210513, 35220312, 35220313, 35220412, 35220413
PIA-51C	Leistungen von Spezialtherapeuten, Einzelbehandlung, > 60 Min.	35210514, 35210515, 35210516, 35220314, 35220315, 35220316, 35220317, 35220414, 35220415, 35220416
PIA-54A	Leistungen von Spezialtherapeuten, Kleingruppe, bis 60 Min.	35210543, 35220322, 35220323, 35220420, 35220422, 35220423
PIA-54B	Leistungen von Spezialtherapeuten, Kleingruppe, > 60 bis 90 Min.	35210544, 35220324, 35220424
PIA-54C	Leistungen von Spezialtherapeuten, Kleingruppe, > 90 Min.	35210545, 35210546, 35220325, 35220326, 35220327, 35220425, 35220426
PIA-55A	Leistungen von Spezialtherapeuten, Großgruppe, bis 60 Min.	35210553, 35220332, 35220333, 35220433
PIA-55B	Leistungen von Spezialtherapeuten, Großgruppe, > 60 bis 90 Min.	35210554, 35220334, 35220434
PIA-55C	Leistungen von Spezialtherapeuten, Großgruppe, > 90 Min.	35210555, 35210556, 35210557, 35210558, 35220335, 35220336, 35220337, 35220435, 35220436

PIA-56A	Leistungen von Spezialtherapeuten, Fahrzeit bei aufsuchender Behandlung, bis 20 Min.	35210560, 35210561, 35211560, 35211561, 35212560, 35212561, 35220360, 35220361, 35220460, 35220461, 35221460, 35221461, 35222360, 35222361, 35222460, 35222461, 35221360, 35221361
PIA-56B	Leistungen von Spezialtherapeuten, Fahrzeit bei aufsuchender Behandlung, > 20 bis 60 Min.	35210562, 35210563, 35211562, 35211563, 35211564, 35211565, 35220362, 35220363, 35220462, 35220463, 35221462, 35221463, 35221464, 35221465, 35221362, 35221363, 35221364, 35221365
PIA-56C	Leistungen von Spezialtherapeuten, Fahrzeit bei aufsuchender Behandlung, > 60 Min.	35210564, 35210565, 35210566, 35211566, 35211567, 35211568, 35220364, 35220365, 35220366, 35220367, 35220464, 35220465, 35220466, 35221466, 35221467, 35221468, 35221366, 35221367, 35221368
PIA-60Z	Fallbesprechung	35210600, 35210609, 35220040, 35220048, 35220059

Hinweis: Leistungen von „Bewegungs- und Ergotherapeuten, sowie Pflegekräften" in der Kinder- und Jugendpsychiatrie werden vorläufig einheitlich der Berufsgruppe der Spezialtherapeuten zugeordnet. Leistungen für Fahrstrecken, die nach Kilometern differenzieren, werden auf Grundlage einer Durchschnittsgeschwindigkeit von 60 km/h (1 km = 1 Minute) dem entsprechenden Leistungsschlüssel zugeordnet.

Krankenhäuser, die von der Übermittlung der PIA-Dokumentation nicht freigestellt sind, sollten prüfen, ob die entsprechenden PIA-Leistungsschlüssel aus den in der Behandlungsdokumentation verfügbaren Informationen abgeleitet und als Dokumentationsvorschlag bereitgestellt werden können. Dies gilt insbesondere für Krankenhäuser, die zwar Einzelleistungen dokumentieren und abrechnen, allerdings nicht alle für die PIA-Dokumentation vorgesehenen Konstellationen erfassen. Die Umsetzung in der Anwendungssoftware sollte die Dokumentation in der Praxis wirksam unterstützen und dem Benutzer eine unkomplizierte Eingabe durch die Bereitstellung von Vorschlagswerten auf Basis der vorhandenen Behandlungsdokumentation ermöglichen.

Anlage 3: Zuordnung von Vollzeitäquivalenten

Leistungsart	Umfang	Vollzeitäquivalente
Einzelbehandlung	bis 20 Min.	0,000104
	> 20 bis 60 Min.	0,000417
	> 60 Min.	0,000833
Kleingruppe (bis 5 Patienten)[5]	bis 60 Min.	0,000089
	> 60 bis 90 Min.	0,000223
	> 90 Min.	0,000313
Großgruppe (6 bis 12 Patienten)[6]	bis 60 Min.	0,000045
	> 60 bis 90 Min.	0,000112
	> 90 Min.	0,000156
Fahrzeit bei aufsuchender Behandlung	bis 20 Min.	0,000104
	> 20 bis 60 Min.	0,000417
	> 60 Min.	0,000833
Fallbesprechung	-	0
Aufwändige Laboruntersuchungen	-	0
Aufwändige apparative Diagnostik	-	0

Hinweis: Die Zuordnung von Vollzeitäquivalenten erfolgt auf Basis einer Jahresnettoarbeitszeit von 1.600 Stunden sowie einer mittleren Kleingruppe mit 3,5 Patienten und einer mittleren Großgruppe von 7 Patienten. Der zur Berechnung verwendete Wert des zeitlichen Umfangs wird errechnet aus dem Minimum des Zeitintervalls zuzüglich der Hälfte der Spannweite des Zeitintervalls (= Differenz zwischen Maximum und Minimum des Zeitintervalls). Bei dem letzten, nach oben offenen Zeitintervall wird der zur Berechnung verwendete Wert des zeitlichen Umfangs errechnet aus dem Minimum des Zeitintervalls zuzüglich der Hälfte der Spannweite des vorherigen Zeitintervalls.

Teil II

Vereinbarung
zum pauschalierenden Entgeltsystem für psychiatrische und psychosomatische Einrichtungen für das Jahr 2019

inkl. PEPP-Entgeltkatalog 2019

Vereinbarung zum pauschalierenden Entgeltsystem für psychiatrische und psychosomatische Einrichtungen für das Jahr 2019 (Vereinbarung über die pauschalierenden Entgelte für die Psychiatrie und Psychosomatik 2019 – PEPPV 2019)

zwischen

dem GKV-Spitzenverband, Berlin,

und

dem Verband der Privaten Krankenversicherung, Köln,

gemeinsam und einheitlich

sowie

der Deutschen Krankenhausgesellschaft, Berlin

Präambel

Gemäß § 17d Absatz 1 Krankenhausfinanzierungsgesetz (KHG) ist für die Vergütung der allgemeinen Krankenhausleistungen von Fachkrankenhäusern und selbständigen, gebietsärztlich geleiteten Abteilungen an somatischen Krankenhäusern für die Fachgebiete Psychiatrie und Psychotherapie, Kinder- und Jugendpsychiatrie und -psychotherapie (psychiatrische Einrichtungen) sowie Psychosomatische Medizin und Psychotherapie (psychosomatische Einrichtungen) ein durchgängiges, leistungsorientiertes und pauschalierendes Vergütungssystem einzuführen. Der GKV-Spitzenverband und der Verband der Privaten Krankenversicherung gemeinsam vereinbaren mit der Deutschen Krankenhausgesellschaft gemäß § 17d Absatz 3 KHG auch dessen jährliche Weiterentwicklung und Anpassung, insbesondere an medizinische Entwicklungen, Veränderung der Versorgungsstruktur und Kostenentwicklungen und die Abrechnungsbestimmungen, soweit diese nicht gesetzlich vorgegeben werden. In diesem Zusammenhang vereinbaren sie gemäß § 9 Absatz 1 Nrn. 1 bis 3 Bundespflegesatzverordnung (BPflV) einen Katalog mit insbesondere tagesbezogenen Entgelten nach § 17d Absatz 1 Satz 6 KHG, einen Katalog ergänzender Zusatzentgelte nach § 17d Absatz 2 Satz 2 KHG sowie die Abrechnungsbestimmungen für diese Entgelte.

In Erfüllung dieses gesetzlichen Auftrages vereinbaren die Parteien das Folgende:

§ 1
Abrechnungsgrundsätze

(1) Die pauschalierenden Entgelte für die Psychiatrie und Psychosomatik (PEPP) sowie die jeweiligen Zusatzentgelte (ZP) und ergänzenden Tagesentgelte (ET) werden jeweils von dem die Leistung erbringenden Krankenhaus nach dem am Tag der vollstationären, stationsäquivalenten oder teilstationären Aufnahme geltenden Entgeltkatalog und den dazu gehörenden

Teil II: PEPPV

Abrechnungsbestimmungen abgerechnet.

(2) [1]Zur Einstufung in die jeweils abzurechnenden Entgelte sind Programme (Grouper) einzusetzen, die vom Institut für das Entgeltsystem im Krankenhaus der Selbstverwaltungspartner zertifiziert sind. [2]Die Einstufung nach den Anlagen zu dieser Vereinbarung erfolgt in Entgelte und innerhalb dieser Entgelte – soweit vorhanden – in kalkulationsbasierte Vergütungsklassen. [3]Ist bei der Zuordnung von Behandlungsfällen zu einem Entgelt auch das Alter der behandelten Person zu berücksichtigen, ist das Alter am Tag der Aufnahme in das Krankenhaus maßgeblich. [4]Die Entgelthöhe je Tag wird ermittelt, indem die im Entgeltkatalog ausgewiesene maßgebliche Bewertungsrelation nach Anlage 1a oder Anlage 2a bzw. Anlage 5 jeweils mit dem Basisentgeltwert multipliziert und das Ergebnis kaufmännisch auf zwei Nachkommastellen gerundet wird. [5]Für die Rechnungsstellung wird die Anzahl der Berechnungstage je Entgelt addiert und mit dem Entgeltbetrag nach Satz 4 multipliziert. [6]Ist die Anzahl der Berechnungstage größer als die letzte im Katalog ausgewiesene Vergütungsklasse, ist für die Abrechnung die Bewertungsrelation der letzten Vergütungsklasse heranzuziehen. [7]Für Patienten[1], die im Vorjahr aufgenommen und noch in das aktuelle Jahr hinein vollstationär, stationsäquivalent oder teilstationär behandelt werden, gilt § 15 BPflV entsprechend.

(3) [1]Maßgeblich für die Abrechnung ist die Zahl der Berechnungstage. [2]Berechnungstage sind der Aufnahmetag sowie jeder weitere Tag des Krankenhausaufenthalts bzw. bei stationsäquivalenter Behandlung Tage mit direktem Patientenkontakt inklusive des Verlegungs- oder Entlassungstages aus dem Krankenhaus bzw. der stationsäquivalenten Behandlung; wird ein Patient am gleichen Tag – gegebenenfalls auch mehrfach – aufgenommen und verlegt oder entlassen, gilt dieser Tag als Aufnahmetag und zählt als ein Berechnungstag. [3]Für Fallzusammenfassungen nach den §§ 2 und 3 sind zur Ermittlung der Berechnungstage der Aufnahmetag sowie jeder weitere Tag des Krankenhausaufenthalts zusammenzurechnen; hierbei sind die Verlegungs- oder Entlassungstage aller zusammenzuführenden Aufenthalte mit in die Berechnung einzubeziehen. [4]Vollständige Tage der Abwesenheit nach Absatz 4, die während eines Behandlungsfalles anfallen, sind keine Berechnungstage. [5]Sie sind gesondert in der Rechnung auszuweisen und werden bei der Ermittlung der

---

1 Die im Rahmen der PEPPV verwendete männliche Form bezieht selbstverständlich die weibliche Form mit ein. Auf die Verwendung beider Geschlechtsformen wird lediglich mit Blick auf die bessere Lesbarkeit des Textes verzichtet.

Vergütungsklassen nicht berücksichtigt.

(4) [1]Vollständige Tage der Abwesenheit sind Kalendertage, an denen der Patient sich während einer voll- oder teilstationären Behandlung nicht im Krankenhaus befindet bzw. bei stationsäquivalenter Behandlung kein direkter Patientenkontakt stattfindet. [2]Für diese Tage kann kein Entgelt abgerechnet werden. [3]Für Kalendertage des Antritts und der Wiederkehr aus einer Abwesenheit des Patienten sind die Entgelte in voller Höhe abzurechnen. [4]Bei Fortsetzung der Krankenhausbehandlung nach einer Abwesenheit liegt keine Wiederaufnahme im Sinne von § 2 vor.

(5) [1]Bei Abrechnung von tagesbezogenen vollstationären, stationsäquivalenten oder teilstationären Entgelten zählt jede Aufnahme als ein Fall. [2]Abweichend von Satz 1 sind Aufenthalte, die unter die Regelungen der Wiederaufnahme nach § 2 oder der Rückverlegung nach § 3 fallen, zusammenzufassen und nur als ein Fall zu zählen.

(6) [1]Vor- und nachstationäre Behandlungen sind nach § 115a des Fünften Buches Sozialgesetzbuch gesondert zu vergüten. [2]Die Leistungen der vor- und nachstationären Behandlung sind bei der Gruppierung des Behandlungsfalles nicht zu berücksichtigen.

(7) [1]Wenn eine Dialysebehandlung während der stationären Behandlung in einer psychiatrischen oder psychosomatischen Abteilung an einem Krankenhaus mit eigener Dialyseeinrichtung im Geltungsbereich des Krankenhausentgeltgesetzes (KHEntgG) durchgeführt wird, kann diese Dialyse entweder ambulant oder in der eigenen Dialyseeinrichtung erbracht werden. [2]Sofern die Dialyse in der eigenen Dialyseeinrichtung des Krankenhauses durchgeführt wird, ist die Dialyse nach § 2 Absatz 2 Satz 3 KHEntgG als Leistung des Krankenhauses berechenbar. [3]An den Tagen der Dialysebehandlung können neben den Entgelten nach der Bundespflegesatzverordnung für die psychiatrische oder psychosomatische Behandlung die Entgelte für teilstationäre Dialyse (Basis-DRG L90) nach den Vorgaben des Krankenhausentgeltgesetzes abgerechnet werden.

(8) [1]Sofern keine Vereinbarung nach § 11 Absatz 1 Satz 3 oder § 8 Absatz 4 Satz 3 BPflV getroffen ist, kann für eine Abschlagszahlung eine Zwischenrechnung erstellt werden, indem für jeden vollstationären Berechnungstag eine Bewertungsrelation in Höhe von 1,00, für jeden teilstationären Berechnungstag eine Bewertungsrelation in Höhe von 0,75 und für jeden stationsäquivalenten Berechnungstag eine Bewertungsrelation in Höhe von 0,80 herangezogen wird; § 8 Absatz 4 Satz 2 BPflV bleibt unberührt. [2]Abweichend von Satz 1 kann für Patienten, die in der Kinder- und Jugendpsychiatrie behandelt werden, für vollstationäre Berechnungstage

eine Bewertungsrelation in Höhe von 1,50, für jeden teilstationären Berechnungstag eine Bewertungsrelation in Höhe von 1,00 und für jeden stationsäquivalenten Berechnungstag eine Bewertungsrelation in Höhe von 1,20 herangezogen werden.

§ 2
Wiederaufnahmen in dasselbe Krankenhaus

(1) Das Krankenhaus hat eine Zusammenfassung der Aufenthaltsdaten zu einem Fall und eine Neueinstufung in ein Entgelt vorzunehmen, wenn ein Patient innerhalb von 14 Kalendertagen, bemessen nach der Zahl der Kalendertage ab dem Entlassungstag der vorangegangenen Behandlung wieder aufgenommen wird und in dieselbe Strukturkategorie einzustufen ist.

(2) Eine Zusammenfassung und Neueinstufung nach Absatz 1 ist nur vorzunehmen, wenn ein Patient innerhalb von 90 Kalendertagen ab dem Aufnahmedatum des ersten unter diese Vorschrift der Zusammenfassung fallenden Krankenhausaufenthalts wieder aufgenommen wird.

(3) [1]Bei der Anwendung der Absätze 1 und 2 hat das Krankenhaus eine Neueinstufung in ein Entgelt mit den Daten aller zusammenzufassenden Krankenhausaufenthalte durchzuführen. [2]Als Hauptdiagnose des zusammengefassten Falles ist die Hauptdiagnose des Aufenthaltes mit der höchsten Anzahl an Berechnungstagen zu wählen. [3]Bei mehr als zwei zusammenzufassenden Aufenthalten sind die Berechnungstage einzelner Aufenthalte mit gleicher Hauptdiagnose aufzusummieren und mit der Anzahl an Berechnungstagen der anderen Aufenthalte zu vergleichen. [4]Ist die Anzahl der Berechnungstage für mehrere Hauptdiagnosen gleich hoch, so ist als Hauptdiagnose die Diagnose des zeitlich früheren Aufenthaltes zu wählen. [5]Hat das Krankenhaus einen der zusammenzufassenden Aufenthalte bereits abgerechnet, ist die Abrechnung zu stornieren.

(4) [1]Die Regelungen zur Wiederaufnahme nach den Absätzen 1 bis 3 sowie die Regelungen zur Verlegung nach § 3 gelten nur für mit Bewertungsrelationen bewertete Entgelte nach den Anlagen 1a und 2a sowie stationsäquivalente Entgelte nach den Anlagen 6a und 6b. [2]Eine Zusammenfassung von Behandlungsfällen zwischen den Bereichen vollstationär, stationsäquivalent und teilstationär erfolgt nicht.

(5) Für Aufenthalte mit Aufnahmedatum aus unterschiedlichen Jahren erfolgt keine Fallzusammenfassung.

§ 3
Verlegung

(1) [1]Im Falle der Verlegung in ein anderes Krankenhaus rechnet jedes beteiligte Krankenhaus die Entgelte auf Basis der im eigenen Kranken-

haus erfassten Daten ab. [2]Eine Verlegung im Sinne des Satzes 1 liegt vor, wenn zwischen der Entlassung aus einem Krankenhaus und der Aufnahme in einem anderen Krankenhaus nicht mehr als 24 Stunden vergangen sind.

(2) Wird ein Patient in ein anderes Krankenhaus verlegt und von diesem oder einem anderen Krankenhaus in dasselbe Krankenhaus zurückverlegt (Rückverlegung), gelten die Regelungen zur Fallzusammenfassung entsprechend den Vorgaben zur Wiederaufnahme nach § 2.

(3) [1]Unterliegt ein Krankenhaus neben dem Geltungsbereich der Bundespflegesatzverordnung auch dem Geltungsbereich des Krankenhausentgeltgesetzes, sind diese unterschiedlichen Geltungsbereiche im Falle von internen Verlegungen wie eigenständige Krankenhäuser zu behandeln. [2]Für den Geltungsbereich der Bundespflegesatzverordnung sind die Absätze 1 und 2 entsprechend anzuwenden. [3]Bei Verlegungen innerhalb eines Krankenhauses am selben Kalendertag aus dem Geltungsbereich der Bundespflegesatzverordnung in den Geltungsbereich des Krankenhausentgeltgesetzes ist abweichend von § 1 Absatz 3 der Verlegungstag von der verlegenden Abteilung nicht abrechnungsfähig.

(4) [1]Wird ein Patient in demselben Krankenhaus sowohl vollstationär, stationsäquivalent oder teilstationär behandelt, so sind diese Fälle jeweils getrennt zu betrachten. [2]Eine Zusammenfassung von vollstationären, stationsäquivalenten und teilstationären Behandlungsfällen erfolgt nicht. [3]Innerhalb der Bereiche finden die Regelungen zur Wiederaufnahme nach § 2 und zur Verlegung nach den Absätzen 1 bis 3 Anwendung. [4]Bei interner Verlegung bzw. Wechsel am selben Kalendertag zwischen vollstationärer, stationsäquivalenter oder teilstationärer Behandlung innerhalb des Geltungsbereichs der Bundespflegesatzverordnung, ist dieser Verlegungstag abweichend von § 1 Absatz 3 für den verlegenden Bereich nicht abrechnungsfähig.

§ 4
Jahreswechsel bei Extremlangliegern

[1]Sofern ein im Jahr 2018 oder zuvor aufgenommener Patient am 31. Dezember 2019 noch nicht entlassen wurde, wird für Zwecke der Abrechnung eine Entlassung zum 31. Dezember 2019 angenommen. [2]Eine Fallzusammenfassung nach § 2 Absatz 1 und 2 findet nicht statt. [3]Die Abrechnung ab dem 1. Januar 2020 wird für Patienten nach den Sätzen 1 bis 2 nach den dann gültigen Kodierregeln, ICD- und OPS-Katalogen und Entgeltkatalogen durchgeführt. [4]Die Zählung der Berechnungstage beginnt mit dem 1. Januar 2020 neu.

§ 5
Zusatzentgelte

(1) [1]Zusätzlich zu den mit Bewertungsrelationen bewerteten Entgelten nach den Anlagen 1b, 2b, und 6b können bundeseinheitliche Zusatzentgelte nach dem Zusatzentgelte-Katalog nach Anlage 3 abgerechnet werden. [2]Neben Zusatzentgelten sind auch ergänzende Tagesentgelte nach § 6 abrechenbar. [3]Die Zusatzentgelte nach Satz 1 sind mit Inkrafttreten der Vereinbarung (§ 11) abrechenbar.

(2) [1]Für die in Anlage 4 benannten, mit dem bundeseinheitlichen Zusatzentgelte-Katalog nicht bewerteten Leistungen vereinbaren die Vertragsparteien nach § 11 BPflV krankenhausindividuelle Zusatzentgelte nach § 6 Absatz 1 BPflV. [2]Diese können zusätzlich zu den mit Bewertungsrelationen bewerteten Entgelten nach den Anlagen 1a, 2a und 6a oder den Entgelten nach den Anlagen 1b, 2b und 6b abgerechnet werden. [3]Für die unbewerteten Zusatzentgelte der Anlage 4 gilt § 15 Absatz 1 Satz 3 BPflV entsprechend. [4]Können für die Leistungen nach Anlage 4 auf Grund einer fehlenden Vereinbarung für den Vereinbarungszeitraum 2019 noch keine krankenhausindividuellen Zusatzentgelte abgerechnet werden, sind für jedes Zusatzentgelt 600 Euro abzurechnen. [5]Wurden für Leistungen nach Anlage 4 für das Jahr 2019 keine Zusatzentgelte vereinbart, sind im Einzelfall auf der Grundlage von § 8 Absatz 1 Satz 3 BPflV für jedes Zusatzentgelt 600 Euro abzurechnen.

§ 6
Ergänzende Tagesentgelte

[1]Zusätzlich zu den mit Bewertungsrelationen bewerteten Entgelten nach den Anlagen 1a und 2a können bundeseinheitliche ergänzende Tagesentgelte nach Anlage 5 abgerechnet werden. [2]Dies gilt mit Ausnahme von dem ET02 auch an nicht abrechenbaren Verlegungstagen nach § 3 Absatz 3 Satz 3 und § 3 Absatz 4 Satz 4. [3]Neben ergänzenden Tagesentgelten sind auch Zusatzentgelte nach § 5 abrechenbar.

§ 7
Teilstationäre Leistungen

(1) [1]Für teilstationäre Leistungen können für den Aufnahmetag und jeden weiteren Tag der Krankenhausbehandlung Entgelte nach Anlage 2a oder 2b abgerechnet werden. [2]Dies gilt auch für den Verlegungs- oder Entlassungstag, der nicht zugleich Aufnahmetag oder Verlegungstag nach § 3 Absatz 4 Satz 4 ist.

(2) [1]Für mit Bewertungsrelationen bewertete teilstationäre Leistungen gelten die Regelungen der Wiederaufnahme nach § 2 und die Regelungen zur Verlegung nach § 3 entsprechend. [2]Eine Zusammenfassung von vollstationären oder stationsäquivalenten Leistungen mit teilstationären Leistungen erfolgt nicht.

(3) Wird ein Patient an demselben Tag innerhalb des Krankenhauses von einer teilstationären Behandlung in eine vollstationäre oder stationsäquivalente Behandlung verlegt, kann für den Verlegungstag abweichend von § 1 Absatz 3 kein teilstationäres Entgelt abgerechnet werden.

§ 8
Sonstige Entgelte

[1]Für die unbewerteten Entgelte der Anlagen 1b, 2b und 6b gilt § 15 Absatz 1 Satz 3 BPflV in Verbindung mit § 1 Abs. 3 entsprechend. [2]Für teilstationäre Behandlungen gelten die Vorgaben gemäß § 7 Absatz 1 entsprechend. [3]Können für die Leistungen nach Anlage 1b auf Grund einer fehlenden Vereinbarung für den Vereinbarungszeitraum 2019 noch keine krankenhausindividuellen Entgelte abgerechnet werden, sind für jeden vollstationären Berechnungstag 250 Euro abzurechnen. [4]Können für die Leistungen nach Anlage 2b auf Grund einer fehlenden Vereinbarung für den Vereinbarungszeitraum 2019 noch keine krankenhausindividuellen Entgelte abgerechnet werden, sind für jeden teilstationären Berechnungstag 190 Euro abzurechnen. [5]Können für die Leistungen nach Anlage 6b auf Grund einer fehlenden Vereinbarung für den Vereinbarungszeitraum 2019 noch keine krankenhausindividuellen Entgelte abgerechnet werden, sind für jeden stationsäquivalenten Berechnungstag 200 Euro abzurechnen [6]Wurden für Leistungen nach den Anlagen 1b und 2b für das Jahr 2019 keine Entgelte vereinbart, sind im Einzelfall auf der Grundlage von § 8 Absatz 1 Satz 3 BPflV für jeden vollstationären Berechnungstag 250 Euro und für jeden teilstationären Berechnungstag 190 Euro abzurechnen.

§ 9
Kostenträgerwechsel

Tritt während der vollstationären, stationsäquivalenten oder teilstationären Behandlung ein Zuständigkeitswechsel des Kostenträgers ein, wird der gesamte Krankenhausfall mit dem Kostenträger abgerechnet, der am Tag der Aufnahme leistungspflichtig ist.

§ 10
Laufzeit der Entgelte und anzuwendender Basisentgeltwert

(1) [1]Die bewerteten Entgelte nach den Anlagen 1a, 2a, 3 und 5 sind abzurechnen für Patienten, die ab dem 1. Januar 2019 in das Krankenhaus aufgenommen werden. [2]Bei Jahresüberliegern sind die Berechnungstage des neuen Kalenderjahres für mit Bewertungsrelationen bewertete Entgelte (PEPP und ET) mit dem für das neue Kalenderjahr vereinbarten krankenhausindividuellen Basisentgeltwert abzurechnen. [3]Bei unterjähriger Genehmigung des Krankenhausbudgets gemäß § 15

Absatz 1 Satz 2 BPflV sind die Berechnungstage für mit Bewertungsrelationen bewertete Entgelte ab dem Tag des Wirksamwerdens der Budgetvereinbarung 2019 mit dem neuen genehmigten krankenhausindividuellen Basisentgeltwert unter Berücksichtigung von Ausgleichsbeträgen nach § 15 Absatz 2 BPflV abzurechnen.

(2) [1]Die unbewerteten Entgelte nach den Anlagen 1b, 2b, 4 und 6b sind gemäß § 15 Absatz 1 Satz 1 BPflV grundsätzlich vom Beginn des neuen Vereinbarungszeitraums an zu erheben. [2]Bei unterjähriger Genehmigung des Krankenhausbudgets gemäß § 15 Absatz 1 Satz 2 BPflV sind die Berechnungstage für unbewertete PEPP nach den Anlagen 1b, 2b und 6b ab dem Tag des Wirksamwerdens der Budgetvereinbarung 2019 mit den neuen genehmigten krankenhausindividuellen Entgelten abzurechnen.

(3) [1]Sofern für ein Krankenhaus zum 1. Januar 2019 noch keine genehmigte Budgetvereinbarung für das zum 1. Januar 2018 verpflichtend einzuführende Vergütungssystem nach § 17d KHG vorliegt, können die Vertragsparteien nach § 11 BPflV einen vorläufigen krankenhausindividuellen Basisentgeltwert vereinbaren. [2]Kann für die Abrechnung von Patienten, die ab dem 1. Januar 2019 in das Krankenhaus aufgenommen werden, auf Grund einer fehlenden Vereinbarung noch kein krankenhausindividueller Basisentgeltwert angewendet werden, gilt für diesen ersatzweise ein Wert in Höhe von 280 €. [3]Aus der Abrechnung nach den Sätzen 1 und 2 entstehende Mehr- oder Mindererlöse werden vollständig ausgeglichen. [4]Für Patienten, die ab dem 1. Januar 2019 aufgenommen werden, ist eine Abrechnung mit weitergeltenden tagesgleichen Pflegesätzen ausgeschlossen.

§ 11
Inkrafttreten

(1) Diese Vereinbarung tritt zum 1. Januar 2019 in Kraft.

(2) [1]Die §§ 1 bis 10 einschließlich der Anlagen zu dieser Vereinbarung treten am 1. Januar 2019 in Kraft und treten mit Ablauf des 31. Dezember 2019 außer Kraft. [2]Kann der Entgeltkatalog 2020 erst nach dem 1. Januar 2020 angewendet werden, sind die §§ 1 bis 10 einschließlich der Anlagen zu dieser Vereinbarung bis zum Inkrafttreten einer Vereinbarung nach § 17d Absatz 3 KHG entsprechend weiter anzuwenden.

Anlagen

Anlage 1a	Bewertungsrelationen bei vollstationärer Versorgung
Anlage 1b	Unbewertete Entgelte bei vollstationärer Versorgung (Entgelte nach § 6 Absatz 1 Satz 1 BPflV)
Anlage 2a	Bewertungsrelationen bei teilstationärer Versorgung
Anlage 2b	Unbewertete Entgelte bei teilstationärer Versorgung (Entgelte nach § 6 Absatz 1 Satz 1 BPflV)
Anlage 3	Zusatzentgelte-Katalog – bewertete Entgelte
Anlage 4	Zusatzentgelte-Katalog – unbewertete Entgelte
Anlage 5	Ergänzende Tagesentgelte
Anlage 6a	Bewertete PEPP-Entgelte bei stationsäquivalenter Behandlung nach § 115d SGB V
Anlage 6b	Unbewertete PEPP-Entgelte bei stationsäquivalenter Behandlung nach § 115d SGB V

PEPP-Entgeltkatalog

Für die Abrechnung von Patientinnen und Patienten ist zunächst die Anzahl der insgesamt abzurechnenden Berechnungstage für den stationären Aufenthalt zu bestimmen. In Abrechnung gebracht wird eine einheitliche Bewertungsrelation je Tag gemäß Anlage 1a bzw. Anlage 2a, Spalte 4 für jeden abzurechnenden Berechnungstag. Die maßgebliche Bewertungsrelation je Tag bestimmt sich durch die Anzahl der insgesamt abzurechnenden Berechnungstage. Ist diese Zahl in Anlage 1a bzw. Anlage 2a in Spalte 3 ausgewiesen, wird die ausgewiesene Bewertungsrelation verwendet. Ist die Anzahl an Berechnungstagen größer als die für die relevante PEPP größte ausgewiesene Zahl in Spalte 3, wird die für die größte Anzahl an Berechnungstagen angegebene Bewertungsrelation für die Abrechnung verwendet.

Anlage 1a

Bewertungsrelationen bei vollstationärer Versorgung

PEPP	Bezeichnung	Anzahl Berechnungtage / Vergütungsklasse	Bewertungsrelation je Tag
1	2	3	4
Prä-Strukturkategorie			
P002Z	Erhöhter Betreuungsaufwand bei Kindern und Jugendlichen, Einzelbetreuung mit hohem Aufwand	1	2,1252
P003A	Erhöhter Betreuungsaufwand bei Erwachsenen, 1:1-Betreuung, Krisenintervention und komplexer Entlassaufwand mit äußerst hohem Aufwand	1	1,4513
P003B	Erhöhter Betreuungsaufwand bei Erwachsenen, 1:1-Betreuung, Krisenintervention und komplexer Entlassaufwand mit sehr hohem Aufwand oder mit schwerer oder schwerster Pflegebedürftigkeit oder mit Intensivbehandlung	1	1,6528
		2	1,6528
		3	1,6528
		4	1,6528
		5	1,6528
		6	1,6528
		7	1,6528
		8	1,6353
		9	1,6066
		10	1,5779
		11	1,5492
		12	1,5204
		13	1,4917
		14	1,4630
		15	1,4343
		16	1,4056
		17	1,3769
		18	1,3482
		19	1,3195
P003C	Erhöhter Betreuungsaufwand bei Erwachsenen, 1:1-Betreuung, Krisenintervention und komplexer Entlassaufwand mit deutlich erhöhtem Aufwand, ohne schwere oder schwerste Pflegebedürftigkeit, ohne Intensivbehandlung	1	1,6425
		2	1,6425
		3	1,6425
		4	1,6425
		5	1,6425
		6	1,6425
		7	1,6425
		8	1,6183
		9	1,5829
		10	1,5475
		11	1,5121
		12	1,4767
		13	1,4413
		14	1,4060
		15	1,3706
		16	1,3352
		17	1,2998
		18	1,2644
		19	1,2290
Strukturkategorie Psychiatrie, vollstationär			
PA01A	Intelligenzstörungen, tief greifende Entwicklungsstörungen, Ticstörungen und andere Störungen mit Beginn in der Kindheit und Jugend mit komplizierender Konstellation	1	1,3435
		2	1,3202
		3	1,2957
		4	1,2711
		5	1,2465
		6	1,2219
		7	1,1973
PA01B	Intelligenzstörungen, tief greifende Entwicklungsstörungen, Ticstörungen und andere Störungen mit Beginn in der Kindheit und Jugend ohne komplizierende Konstellation	1	1,2723
		2	1,2000
		3	1,1280
		4	1,0560

PEPP	Bezeichnung	Anzahl Berechnungtage / Vergütungsklasse	Bewertungsrelation je Tag
1	2	3	4
PA02A	Psychische und Verhaltensstörungen durch psychotr. Subst. mit Heroinkon. od. intrav. Gebrauch sonst. Subst. od. mit schw. Begleiterkr. bei Opiatabh. od. mit schw. od. schwerster Pflegebedürft. od. mit hoher Therapieintens. od. mit hohem Betreuungsaufw.	1	1,5304
		2	1,3422
		3	1,3079
		4	1,2813
		5	1,2663
		6	1,2513
		7	1,2362
		8	1,2212
		9	1,2062
		10	1,1912
		11	1,1762
		12	1,1612
		13	1,1462
		14	1,1311
		15	1,1161
		16	1,1011
		17	1,0861
PA02B	Psychische und Verhaltensstörungen durch psychotrope Substanzen mit komplizierender Konstellation oder mit multiplem Substanzmissbrauch bei Opiat- oder Kokainkonsum oder mit hoher Therapieintensität oder mit Mutter/Vater-Kind-Setting	1	1,4636
		2	1,3067
		3	1,2431
		4	1,2108
		5	1,1973
		6	1,1838
		7	1,1704
		8	1,1569
		9	1,1434
		10	1,1299
		11	1,1164
		12	1,1029
		13	1,0894
		14	1,0760
		15	1,0625
		16	1,0490
		17	1,0355
		18	1,0220
PA02C	Psychische und Verhaltensstörungen durch psychotrope Substanzen, Alter > 64 Jahre oder mit Qualifiziertem Entzug ab mehr als 14 Behandlungstagen oder mit komplizierender Konstellation oder mit multiplem Substanzmissbrauch außer bei Opiat- und Kokainkonsum	1	1,4407
		2	1,2941
		3	1,2368
		4	1,2020
		5	1,1841
		6	1,1661
		7	1,1481
		8	1,1302
		9	1,1122
		10	1,0942
		11	1,0763
		12	1,0583
		13	1,0403
		14	1,0224
		15	1,0044
		16	0,9864
		17	0,9685
		18	0,9505

PEPP	Bezeichnung	Anzahl Berechnungtage / Vergütungsklasse	Bewertungsrelation je Tag
1	2	3	4
PA02D	Psychische und Verhaltensstörungen durch psychotrope Substanzen, Alter < 65 Jahre, ohne komplizierende Konstellation, ohne Heroinkonsum oder intravenösen Gebrauch sonstiger Substanzen, ohne Qualifizierten Entzug ab mehr als 14 Behandlungstagen	1	1,4232
		2	1,2602
		3	1,1919
		4	1,1323
		5	1,0808
		6	1,0493
		7	1,0400
		8	1,0308
		9	1,0215
		10	1,0122
		11	1,0030
		12	0,9937
		13	0,9844
		14	0,9752
		15	0,9659
		16	0,9566
		17	0,9474
		18	0,9381
PA03A	Schizophrenie, schizotype und wahnhafte Störungen oder andere psychotische Störungen, Alter > 64 Jahre oder mit komplizierender Konstellation oder mit hoher Therapieintensität oder mit Mutter/Vater-Kind-Setting	1	1,3756
		2	1,2362
		3	1,2221
		4	1,2080
		5	1,1940
		6	1,1799
		7	1,1658
		8	1,1517
		9	1,1376
		10	1,1236
		11	1,1095
		12	1,0954
		13	1,0813
		14	1,0672
		15	1,0532
		16	1,0391
PA03B	Schizophrenie, schizotype und wahnhafte Störungen oder andere psychotische Störungen, Alter < 65 Jahre, ohne komplizierende Konstellation	1	1,2569
		2	1,1938
		3	1,1403
		4	1,1070
		5	1,0802
		6	1,0699
		7	1,0611
		8	1,0523
		9	1,0435
		10	1,0346
		11	1,0258
		12	1,0170
		13	1,0082
		14	0,9993
		15	0,9905
		16	0,9817
		17	0,9729
		18	0,9640
		19	0,9552
		20	0,9464
		21	0,9376

PEPP	Bezeichnung	Anzahl Berechnungtage / Vergütungsklasse	Bewertungsrelation je Tag
1	2	3	4
PA04A	Affektive, neurotische, Belastungs-, somatoforme und Schlafstörungen, Alter > 84 Jahre oder mit komplizierender Diagnose und Alter > 64 Jahre oder mit komplizierender Konstellation oder mit hoher Therapieintensität	1	1,4101
		2	1,3120
		3	1,2938
		4	1,2761
		5	1,2585
		6	1,2408
		7	1,2231
		8	1,2055
		9	1,1878
		10	1,1702
		11	1,1525
		12	1,1348
		13	1,1172
		14	1,0995
		15	1,0818
		16	1,0642
PA04B	Affektive, neurotische, Belastungs-, somatoforme und Schlafstörungen, Alter < 85 Jahre, ohne komplizierende Konstellation, mit Mutter/Vater-Kind-Setting oder mit komplizierender Diagnose oder mit erheblicher Pflegebedürftigkeit oder Alter > 64 Jahre	1	1,3641
		2	1,1956
		3	1,1808
		4	1,1682
		5	1,1556
		6	1,1430
		7	1,1303
		8	1,1177
		9	1,1051
		10	1,0925
		11	1,0799
		12	1,0673
		13	1,0547
		14	1,0421
		15	1,0295
		16	1,0169
		17	1,0043
		18	0,9917
		19	0,9791
		20	0,9665
		21	0,9538
PA04C	Affektive, neurotische, Belastungs-, somatoforme und Schlafstörungen, Alter < 65 Jahre, ohne komplizierende Konstellation, ohne komplizierende Diagnose, ohne erhebliche Pflegebedürftigkeit	1	1,3119
		2	1,1471
		3	1,0989
		4	1,0834
		5	1,0703
		6	1,0572
		7	1,0440
		8	1,0309
		9	1,0178
		10	1,0047
		11	0,9916
		12	0,9785
		13	0,9654
		14	0,9523
		15	0,9391
		16	0,9260
		17	0,9129
		18	0,8998
		19	0,8867
		20	0,8736

PEPP	Bezeichnung	Anzahl Berechnungtage / Vergütungsklasse	Bewertungsrelation je Tag
1	2	3	4
PA14A	Persönlichkeits- und Verhaltensstörungen, Essstörungen und andere Störungen, Alter > 64 Jahre oder mit komplizierender Konstellation oder mit hoher Therapieintensität oder mit erheblicher Pflegebedürftigkeit	1	1,3622
		2	1,2579
		3	1,2308
		4	1,2022
		5	1,1736
		6	1,1450
		7	1,1164
		8	1,0878
		9	1,0592
		10	1,0306
PA14B	Persönlichkeits- und Verhaltensstörungen, Essstörungen und andere Störungen, Alter < 65 Jahre, ohne komplizierende Konstellation, ohne hohe Therapieintensität, ohne erhebliche Pflegebedürftigkeit	1	1,2829
		2	1,1907
		3	1,1654
		4	1,1407
		5	1,1160
		6	1,0913
		7	1,0666
		8	1,0419
		9	1,0172
		10	0,9925
		11	0,9678
		12	0,9431
PA15A	Organische Störungen, amnestisches Syndrom, Alzheimer-Krankheit und sonstige degenerative Krankheiten des Nervensystems mit komplizierender Konstellation oder mit hoher Therapieintensität oder 1:1-Betreuung mit erhöhtem Aufwand	1	1,5987
		2	1,5254
		3	1,4994
		4	1,4785
		5	1,4576
		6	1,4367
		7	1,4158
		8	1,3950
		9	1,3741
		10	1,3532
		11	1,3323
		12	1,3114
		13	1,2905
		14	1,2696
		15	1,2487
PA15B	Organische Störungen, amnestisches Syndrom, Alzheimer-Krankheit und sonstige degenerative Krankheiten des Nervensystems mit bestimmten Demenzerkrankungen oder mit komplizierender Konstellation oder Alter > 84 Jahre	1	1,5442
		2	1,5094
		3	1,4847
		4	1,4599
		5	1,4352
		6	1,4104
		7	1,3857
		8	1,3609
		9	1,3362
		10	1,3114
		11	1,2867
		12	1,2619
		13	1,2372
		14	1,2124
		15	1,1877
		16	1,1629

PEPP	Bezeichnung	Anzahl Berechnungtage / Vergütungsklasse	Bewertungsrelation je Tag
1	2	3	4
PA15C	Organische Störungen, amnestisches Syndrom, Alzheimer-Krankheit und sonstige degenerative Krankheiten des Nervensystems ohne bestimmte Demenzerkrankungen, ohne komplizierende Konstellation, Alter < 85 Jahre	1	1,4775
		2	1,4477
		3	1,4239
		4	1,4001
		5	1,3763
		6	1,3525
		7	1,3286
		8	1,3048
		9	1,2810
		10	1,2572
		11	1,2334
		12	1,2096
		13	1,1858
		14	1,1619
		15	1,1381
		16	1,1143
		17	1,0905
		18	1,0667
Strukturkategorie Kinder- und Jugendpsychiatrie, vollstationär			
PK01A	Intelligenzstörungen, tief greifende Entwicklungsstörungen, Ticstörungen und andere Störungen mit Beginn in der Kindheit und Jugend mit komplizierender Konstellation	1	2,3118
		2	2,3118
		3	2,2608
		4	2,1968
		5	2,1327
		6	2,0687
		7	2,0047
		8	1,9407
		9	1,8766
		10	1,8126
		11	1,7486
PK01B	Intelligenzstörungen, tief greifende Entwicklungsstörungen, Ticstörungen und andere Störungen mit Beginn in der Kindheit und Jugend ohne komplizierende Konstellation	1	2,0198
		2	2,0198
		3	1,9674
		4	1,9171
		5	1,8667
		6	1,8164
		7	1,7661
		8	1,7158
		9	1,6654
		10	1,6151
		11	1,5648
PK02A	Psychische und Verhaltensstörungen durch psychotrope Substanzen mit komplizierender Konstellation oder mit erhöhtem Betreuungsaufwand oder mit Behandlung im besonderen Setting oder Alter < 14 Jahre	1	2,3378
		2	2,2788
		3	2,2210
		4	2,1633
		5	2,1055
		6	2,0478
		7	1,9900
		8	1,9323
		9	1,8745
		10	1,8168
		11	1,7590
		12	1,7013

PEPP	Bezeichnung	Anzahl Berechnungtage / Vergütungsklasse	Bewertungsrelation je Tag
1	2	3	4
PK02B	Psychische und Verhaltensstörungen durch psychotrope Substanzen ohne komplizierende Konstellation, ohne erhöhten Betreuungsaufwand, ohne Behandlung im besonderen Setting oder Alter > 13 Jahre	1	2,2108
		2	2,1213
		3	2,0671
		4	2,0129
		5	1,9587
		6	1,9045
		7	1,8503
		8	1,7961
		9	1,7419
		10	1,6877
		11	1,6335
		12	1,5793
		13	1,5251
		14	1,4708
		15	1,4166
PK03Z	Schizophrenie, schizotype und wahnhafte Störungen oder andere psychotische Störungen	1	2,1354
		2	2,1216
		3	2,0946
		4	2,0675
		5	2,0405
		6	2,0134
		7	1,9864
		8	1,9593
		9	1,9323
		10	1,9052
		11	1,8781
		12	1,8511
		13	1,8240
		14	1,7970
		15	1,7699
		16	1,7429
		17	1,7158
PK04A	Affektive, neurotische, Belastungs-, somatoforme und Schlafstörungen mit komplizierender Nebendiagnose oder mit erhöhtem Betreuungsaufwand oder mit hoher Therapieintensität oder mit Intensivbehandlung	1	2,2336
		2	1,9967
		3	1,9751
		4	1,9509
		5	1,9268
		6	1,9026
		7	1,8784
		8	1,8542
		9	1,8300
		10	1,8058
		11	1,7816
		12	1,7574
		13	1,7332
		14	1,7090
		15	1,6848
		16	1,6606
		17	1,6364

PEPP	Bezeichnung	Anzahl Berechnungtage / Vergütungsklasse	Bewertungsrelation je Tag
1	2	3	4
PK04B	Affektive, neurotische, Belastungs-, somatoforme und Schlafstörungen ohne komplizierende Nebendiagnose, ohne erhöhten Betreuungsaufwand, ohne hohe Therapieintensität, ohne Intensivbehandlung	1	2,1068
		2	1,9225
		3	1,8924
		4	1,8650
		5	1,8377
		6	1,8103
		7	1,7830
		8	1,7556
		9	1,7283
		10	1,7010
		11	1,6736
		12	1,6463
		13	1,6189
		14	1,5916
		15	1,5643
		16	1,5369
		17	1,5096
		18	1,4822
		19	1,4549
		20	1,4275
PK10Z	Ess- und Fütterstörungen	1	1,6741
PK14A	Verhaltensstörungen mit Beginn in der Kindheit und Jugend, Persönlichkeits- und Verhaltensstörungen oder andere Störungen, Alter < 8 Jahre od. mit kompliz. ND oder mit erhö. Betreuungsaufw. oder mit hoher Therapieintens. oder mit Intensivbehandlung	1	2,0301
		2	2,0167
		3	1,9963
		4	1,9759
		5	1,9554
		6	1,9350
		7	1,9146
		8	1,8942
		9	1,8738
		10	1,8534
		11	1,8330
		12	1,8125
		13	1,7921
		14	1,7717
		15	1,7513
		16	1,7309
PK14B	Verhaltensstörungen mit Beginn in der Kindheit und Jugend, Persönlichkeits- und Verhaltensstörungen oder andere Störungen, Alter 8-13 Jahre, ohne kompliz. ND, ohne erhöhten Betreuungsaufwand, ohne hohe Therapieintens., ohne Intensivbehandlung	1	1,9975
		2	1,9705
		3	1,9458
		4	1,9238
		5	1,9019
		6	1,8800
		7	1,8580
		8	1,8361
		9	1,8142
		10	1,7922
		11	1,7703
		12	1,7484
		13	1,7264
		14	1,7045
		15	1,6826
		16	1,6606
		17	1,6387
		18	1,6168
		19	1,5948
		20	1,5729

PEPP	Bezeichnung	Anzahl Berechnungtage / Vergütungsklasse	Bewertungsrelation je Tag
1	2	3	4
PK14C	Verhaltensstörungen mit Beginn in der Kindheit und Jugend, Persönlichkeits- und Verhaltensstörungen oder andere Störungen, Alter > 13 Jahre, ohne kompliz. ND, ohne erhöhten Betreuungsaufwand, ohne hohe Therapieintens., ohne Intensivbehandlung	1	1,9520
		2	1,9305
		3	1,9045
		4	1,8785
		5	1,8525
		6	1,8264
		7	1,8004
		8	1,7744
		9	1,7484
		10	1,7223
		11	1,6963
		12	1,6703
		13	1,6443
		14	1,6182
		15	1,5922
		16	1,5662
		17	1,5402
		18	1,5141
		19	1,4881
		20	1,4621
Strukturkategorie Psychosomatik, vollstationär			
PP04A	Affektive, neurotische, Belastungs-, somatoforme und Schlafstörungen, Alter > 64 Jahre oder mit komplizierender Konstellation oder mit hoher Therapieintensität oder mit Mutter/Vater-Kind-Setting oder mit schwerer oder schwerster Pflegebedürftigkeit	1	1,1230
		2	1,1230
		3	1,1055
		4	1,0892
		5	1,0728
		6	1,0564
		7	1,0400
		8	1,0237
		9	1,0073
		10	0,9909
		11	0,9745
		12	0,9582
		13	0,9418
		14	0,9254
		15	0,9090
		16	0,8927
		17	0,8763
PP04B	Affektive, neurotische, Belastungs-, somatoforme und Schlafstörungen, Alter < 65 Jahre, ohne komplizierende Konstellation, ohne hohe Therapieintensität, ohne Mutter/Vater-Kind-Setting, ohne schwere oder schwerste Pflegebedürftigkeit	1	1,0644
		2	1,0501
		3	1,0358
		4	1,0216
		5	1,0073
		6	0,9931
		7	0,9788
		8	0,9645
		9	0,9503
		10	0,9360
		11	0,9217
		12	0,9075
		13	0,8932
		14	0,8790
		15	0,8647
		16	0,8504
		17	0,8362
		18	0,8219
PP10A	Anorexia nervosa oder Ess- und Fütterstörungen mit komplizierender Konstellation oder mit hoher Therapieintensität	1	1,0440
PP10B	Ess- und Fütterstörungen außer bei Anorexia nervosa ohne komplizierende Konstellation, ohne hohe Therapieintensität	1	0,9392
PP14Z	Persönlichkeits- und Verhaltensstörungen oder andere Störungen	1	0,8832

PEPP	Bezeichnung	Anzahl Berechnungtage / Vergütungsklasse	Bewertungsrelation je Tag
1	2	3	4
Fehler-PEPP und sonstige PEPP			
PF01Z	Fehlkodierung bei erhöhtem Betreuungsaufwand bei Erwachsenen, 1:1-Betreuung, Krisenintervention und Entlassaufwand		
PF02Z	Fehlkodierung bei psychosomatisch-psychotherapeutischer Komplexbehandlung bei Erwachsenen		
PF03Z	Fehlkodierung bei Einzel- und Kleinstgruppenbetreuung bei Kindern und Jugendlichen		
PF04Z	Fehlkodierung der Behandlung bei psychischen und psychosomatischen Störungen mit unzulässiger Erfassung mehrerer Therapieeinheitenkodes am gleichen Tag		
PF96Z	Nicht gruppierbar		

Anlage 1b
Unbewertete PEPP-Entgelte bei vollstationärer Versorgung

Für die nachfolgend aufgeführten Leistungen sind krankenhausindividuelle Entgelte nach § 6 Abs. 1 Satz 1 BPflV zu vereinbaren, soweit diese als Krankenhausleistung erbracht werden dürfen.

PEPP	Bezeichnung
1	2
Prä-Strukturkategorie	
P001Z [1)]	Schlafapnoesyndrom oder kardiorespiratorische Polysomnographie, bis zu 7 Pflegetage
Strukturkategorie Psychiatrie, vollstationär	
PA16Z [1)]	Krankheiten des Nervensystems oder zerebrovaskuläre Krankheiten
PA17Z [1)]	Andere psychosomatische Störungen
PA18Z [1)]	Umschriebene Entwicklungsstörungen oder andere neuropsychiatrische Symptome
PA98Z [1)]	Neuropsychiatrische Nebendiagnose ohne neuropsychiatrische Hauptdiagnose
PA99Z [1)]	Keine neuropsychiatrische Neben- oder Hauptdiagnose
Strukturkategorie Kinder- und Jugendpsychiatrie, vollstationär	
PK15Z [1)]	Organische Störungen, amnestisches Syndrom und degenerative Krankheiten des Nervensystems
PK16Z [1)]	Krankheiten des Nervensystems oder zerebrovaskuläre Krankheiten
PK17Z [1)]	Andere psychosomatische Störungen
PK18Z [1)]	Umschriebene Entwicklungsstörungen oder andere neuropsychiatrische Symptome
PK98Z [1)]	Neuropsychiatrische Nebendiagnose ohne neuropsychiatrische Hauptdiagnose
PK99Z [1)]	Keine neuropsychiatrische Neben- oder Hauptdiagnose
Strukturkategorie Psychosomatik, vollstationär	
PP15Z [1)]	Organische Störungen, amnestisches Syndrom, Alzheimer-Krankheit und sonstige degenerative Krankheiten des Nervensystems
PP16Z [1)]	Krankheiten des Nervensystems oder zerebrovaskuläre Krankheiten
PP17Z [1)]	Andere psychosomatische Störungen
PP18Z [1)]	Umschriebene Entwicklungsstörungen oder andere neuropsychiatrische Symptome
PP98Z [1)]	Neuropsychiatrische Nebendiagnose ohne neuropsychiatrische Hauptdiagnose
PP99Z [1)]	Keine neuropsychiatrische Neben- oder Hauptdiagnose

Fußnote:

1) Nach § 8 PEPPV 2019 ist für diese PEPP-Entgelte die nach § 6 Abs. 1 BPflV bisher krankenhausindividuell vereinbarte Entgelthöhe bis zum Beginn des Wirksamwerdens der neuen Budgetvereinbarung weiter zu erheben.

Anlage 2a

Bewertungsrelationen bei teilstationärer Versorgung

PEPP	Bezeichnung	Anzahl Berechnungtage / Vergütungsklasse	Bewertungsrelation je Tag
1	2	3	4
Strukturkategorie Psychiatrie, teilstationär			
TA02Z	Psychische und Verhaltensstörungen durch psychotrope Substanzen	1	0,8395
TA15Z	Organische Störungen, amnestisches Syndrom, Alzheimer-Krankheit und sonstige degenerative Krankheiten des Nervensystems	1	0,8356
TA19Z	Psychotische, affektive, neurotische, Belastungs-, somatoforme, Schlaf-, Persönlichkeits- und Verhaltensstörungen oder andere Störungen, Alter > 64 Jahre oder mit komplizierender Diagnose	1	0,7988
TA20Z	Psychotische, affektive, neurotische, Belastungs-, somatoforme, Schlaf-, Persönlichkeits- und Verhaltensstörungen oder andere Störungen, Alter < 65 Jahre, ohne komplizierende Diagnose	1	0,7531
Strukturkategorie Kinder- und Jugendpsychiatrie, teilstationär			
TK04Z	Affektive, neurotische, Belastungs-, somatoforme und Schlafstörungen ohne komplizierende Nebendiagnose	1	1,1572
TK14Z	Affektive, neurotische, Belastungs-, somatoforme und Schlafstörungen mit komplizierender Nebendiagnose oder Verhaltensstörungen mit Beginn in der Kindheit und Jugend, Persönlichkeits- und Verhaltensstörungen oder andere Störungen	1	1,2590
Strukturkategorie Psychosomatik, teilstationär			
TP20Z	Psychosomatische oder psychiatrische Störungen	1	0,7531

Anlage 2b

Unbewertete PEPP-Entgelte bei teilstationärer Versorgung

Für die nachfolgend aufgeführten Leistungen sind krankenhausindividuelle Entgelte nach § 6 Abs. 1 Satz 1 BPflV zu vereinbaren, soweit diese als Krankenhausleistung erbracht werden dürfen.

PEPP	Bezeichnung
1	2
Strukturkategorie Psychiatrie, teilstationär	
TA16Z [1]	Krankheiten des Nervensystems oder zerebrovaskuläre Krankheiten
TA17Z [1]	Andere psychosomatische Störungen
TA18Z [1]	Umschriebene Entwicklungsstörungen oder andere neuropsychiatrische Symptome
TA98Z [1]	Neuropsychiatrische Nebendiagnose ohne neuropsychiatrische Hauptdiagnose
TA99Z [1]	Keine neuropsychiatrische Neben- oder Hauptdiagnose
Strukturkategorie Kinder- und Jugendpsychiatrie, teilstationär	
TK15Z [1]	Organische Störungen, amnestisches Syndrom und degenerative Krankheiten des Nervensystems
TK16Z [1]	Krankheiten des Nervensystems oder zerebrovaskuläre Krankheiten
TK17Z [1]	Andere psychosomatische Störungen
TK18Z [1]	Umschriebene Entwicklungsstörungen oder andere neuropsychiatrische Symptome
TK98Z [1]	Neuropsychiatrische Nebendiagnose ohne neuropsychiatrische Hauptdiagnose
TK99Z [1]	Keine neuropsychiatrische Neben- oder Hauptdiagnose
Strukturkategorie Psychosomatik, teilstationär	
TP98Z [1]	Neuropsychiatrische Nebendiagnose ohne neuropsychiatrische Hauptdiagnose
TP99Z [1]	Keine neuropsychiatrische Neben- oder Hauptdiagnose

Fußnote:

1) Nach § 8 PEPPV 2019 ist für diese PEPP-Entgelte die nach § 6 Abs. 1 BPflV bisher krankenhausindividuell vereinbarte Entgelthöhe bis zum Beginn des Wirksamwerdens der neuen Budgetvereinbarung weiter zu erheben.

Anlage 3
Zusatzentgelte-Katalog - bewertete Entgelte

ZP	Bezeichnung	ZP_D	OPS Version 2019		Betrag
			OPS-Kode	OPS-Text	
1	2	3	4	5	6
ZP01	Gabe von Gemcitabin, parenteral			Applikation von Medikamenten, Liste 1: Gemcitabin, parenteral	
		ZP01.10	6-001.19	19,0 g bis unter 22,0 g	210,48 €
		ZP01.11	6-001.1a	22,0 g bis unter 25,0 g	242,05 €
		ZP01.12	6-001.1b	25,0 g bis unter 28,0 g	273,62 €
		ZP01.13	6-001.1c	28,0 g bis unter 31,0 g	305,20 €
		ZP01.14	6-001.1d	31,0 g bis unter 34,0 g	336,77 €
		ZP01.15	6-001.1e	34,0 g oder mehr	368,34 €
ZP02	Gabe von Irinotecan, parenteral			Applikation von Medikamenten, Liste 1: Irinotecan, parenteral	
		ZP02.14	6-001.3d	2.000 mg bis unter 2.200 mg	157,48 €
		ZP02.15	6-001.3e	2.200 mg bis unter 2.400 mg	172,72 €
		ZP02.16	6-001.3f	2.400 mg bis unter 2.600 mg	187,96 €
		ZP02.17	6-001.3g	2.600 mg bis unter 2.800 mg	203,20 €
		ZP02.18	6-001.3h	2.800 mg bis unter 3.000 mg	218,44 €
		ZP02.19	6-001.3j	3.000 mg oder mehr	233,68 €
ZP04	Gabe von Prothrombinkomplex, parenteral			Transfusion von Plasma und anderen Plasmabestandteilen und gentechnisch hergestellten Plasmaproteinen: Prothrombinkomplex	
		ZP04.02	8-812.53	3.500 IE bis unter 4.500 IE	851,38 €
		ZP04.03	8-812.54	4.500 IE bis unter 5.500 IE	1.073,48 €
		ZP04.04	8-812.55	5.500 IE bis unter 6.500 IE	1.295,58 €
		ZP04.05	8-812.56	6.500 IE bis unter 7.500 IE	1.517,68 €
		ZP04.06	8-812.57	7.500 IE bis unter 8.500 IE	1.739,78 €
		ZP04.07	8-812.58	8.500 IE bis unter 9.500 IE	1.961,88 €
		ZP04.08	8-812.59	9.500 IE bis unter 10.500 IE	2.183,98 €
		ZP04.09	8-812.5a	10.500 IE bis unter 15.500 IE	2.702,22 €
		ZP04.10	8-812.5b	15.500 IE bis unter 20.500 IE	3.812,72 €
		ZP04.11	8-812.5c	20.500 IE bis unter 25.500 IE	4.923,22 €
		ZP04.12	8-812.5d	25.500 IE bis unter 30.500 IE	6.033,72 €
		ZP04.13		Siehe weitere Differenzierung ZP04.14 - ZP04.23	
		ZP04.14	8-812.5f	30.500 IE bis unter 40.500 IE	7.329,30 €
		ZP04.15	8-812.5g	40.500 IE bis unter 50.500 IE	9.550,30 €
		ZP04.16	8-812.5h	50.500 IE bis unter 60.500 IE	11.771,30 €
		ZP04.17	8-812.5j	60.500 IE bis unter 80.500 IE	14.547,55 €
		ZP04.18	8-812.5k	80.500 IE bis unter 100.500 IE	18.989,55 €
		ZP04.19	8-812.5m	100.500 IE bis unter 120.500 IE	23.431,55 €
		ZP04.20	8-812.5n	120.500 IE bis unter 140.500 IE	27.873,55 €
		ZP04.21	8-812.5p	140.500 IE bis unter 160.500 IE	32.315,55 €
		ZP04.22	8-812.5q	160.500 IE bis unter 200.500 IE	37.868,05 €
		ZP04.23	8-812.5r	200.500 IE oder mehr	46.752,05 €
ZP05	Gabe von Filgrastim, parenteral			Applikation von Medikamenten, Liste 2: Filgrastim, parenteral	
		ZP05.01[4)]	6-002.10	70 Mio. IE bis unter 130 Mio. IE	23,28 €
		ZP05.02[4)]	6-002.11	130 Mio. IE bis unter 190 Mio. IE	38,81 €
		ZP05.03[4)]	6-002.12	190 Mio. IE bis unter 250 Mio. IE	54,33 €
		ZP05.04	6-002.13	250 Mio. IE bis unter 350 Mio. IE	73,30 €
		ZP05.05	6-002.14	350 Mio. IE bis unter 450 Mio. IE	99,17 €
		ZP05.06	6-002.15	450 Mio. IE bis unter 550 Mio. IE	125,04 €
		ZP05.07	6-002.16	550 Mio. IE bis unter 650 Mio. IE	150,91 €
		ZP05.08	6-002.17	650 Mio. IE bis unter 750 Mio. IE	176,78 €
		ZP05.09	6-002.18	750 Mio. IE bis unter 850 Mio. IE	202,65 €
		ZP05.10	6-002.19	850 Mio. IE bis unter 950 Mio. IE	228,52 €
		ZP05.11	6-002.1a	950 Mio. IE bis unter 1.050 Mio. IE	254,39 €
		ZP05.12	6-002.1b	1.050 Mio. IE bis unter 1.250 Mio. IE	288,88 €
		ZP05.13	6-002.1c	1.250 Mio. IE bis unter 1.450 Mio. IE	340,62 €
		ZP05.14	6-002.1d	1.450 Mio. IE bis unter 1.650 Mio. IE	392,36 €
		ZP05.15	6-002.1e	1.650 Mio. IE bis unter 1.850 Mio. IE	444,10 €
		ZP05.16	6-002.1f	1.850 Mio. IE bis unter 2.050 Mio. IE	495,84 €
		ZP05.17	6-002.1g	2.050 Mio. IE bis unter 2.250 Mio. IE	547,58 €
		ZP05.18	6-002.1h	2.250 Mio. IE bis unter 2.450 Mio. IE	599,32 €
		ZP05.19	6-002.1j	2.450 Mio. IE oder mehr	651,06 €

ZP	Bezeichnung	ZP_D	OPS Version 2019		Betrag
			OPS-Kode	OPS-Text	
1	2	3	4	5	6
ZP06	Gabe von Lenograstim, parenteral			Applikation von Medikamenten, Liste 2: Lenograstim, parenteral	
		ZP06.01[4)]	6-002.20	75 Mio. IE bis unter 150 Mio. IE	52,79 €
		ZP06.02[4)]	6-002.21	150 Mio. IE bis unter 225 Mio. IE	92,38 €
		ZP06.03[4)]	6-002.22	225 Mio. IE bis unter 300 Mio. IE	131,98 €
		ZP06.04	6-002.23	300 Mio. IE bis unter 400 Mio. IE	175,97 €
		ZP06.05	6-002.24	400 Mio. IE bis unter 500 Mio. IE	228,76 €
		ZP06.06	6-002.25	500 Mio. IE bis unter 600 Mio. IE	281,55 €
		ZP06.07	6-002.26	600 Mio. IE bis unter 800 Mio. IE	351,93 €
		ZP06.08	6-002.27	800 Mio. IE bis unter 1.000 Mio. IE	457,51 €
		ZP06.09	6-002.28	1.000 Mio. IE bis unter 1.200 Mio. IE	563,09 €
		ZP06.10	6-002.29	1.200 Mio. IE bis unter 1.400 Mio. IE	668,67 €
		ZP06.11	6-002.2a	1.400 Mio. IE bis unter 1.600 Mio. IE	774,25 €
		ZP06.12	6-002.2b	1.600 Mio. IE bis unter 1.800 Mio. IE	879,83 €
		ZP06.13	6-002.2c	1.800 Mio. IE bis unter 2.000 Mio. IE	985,41 €
		ZP06.14	6-002.2d	2.000 Mio. IE bis unter 2.200 Mio. IE	1.090,99 €
		ZP06.15	6-002.2e	2.200 Mio. IE bis unter 2.400 Mio. IE	1.196,57 €
		ZP06.16	6-002.2f	2.400 Mio. IE bis unter 2.600 Mio. IE	1.302,15 €
		ZP06.17	6-002.2g	2.600 Mio. IE bis unter 2.800 Mio. IE	1.407,73 €
		ZP06.18	6-002.2h	2.800 Mio. IE bis unter 3.000 Mio. IE	1.513,31 €
		ZP06.19	6-002.2j	3.000 Mio. IE oder mehr	1.618,89 €
ZP07	Gabe von Antithrombin III, parenteral			Transfusion von Plasmabestandteilen und gentechnisch hergestellten Plasmaproteinen: Antithrombin III	
		ZP07.01[4)]	8-810.g1	2.000 IE bis unter 3.500 IE	147,75 €
		ZP07.02[4)]	8-810.g2	3.500 IE bis unter 5.000 IE	236,40 €
		ZP07.03[4)]	8-810.g3	5.000 IE bis unter 7.000 IE	334,90 €
		ZP07.04	8-810.g4	7.000 IE bis unter 10.000 IE	472,80 €
		ZP07.05	8-810.g5	10.000 IE bis unter 15.000 IE	689,50 €
		ZP07.06	8-810.g6	15.000 IE bis unter 20.000 IE	985,00 €
		ZP07.07	8-810.g7	20.000 IE bis unter 25.000 IE	1.280,50 €
		ZP07.08	8-810.g8	25.000 IE bis unter 30.000 IE	1.576,00 €
		ZP07.09	8-810.ga	30.000 IE bis unter 40.000 IE	1.970,00 €
		ZP07.10	8-810.gb	40.000 IE bis unter 50.000 IE	2.561,00 €
		ZP07.11	8-810.gc	50.000 IE bis unter 60.000 IE	3.152,00 €
		ZP07.12	8-810.gd	60.000 IE bis unter 70.000 IE	3.743,00 €
		ZP07.13	8-810.ge	70.000 IE bis unter 90.000 IE	4.531,00 €
		ZP07.14	8-810.gf	90.000 IE bis unter 110.000 IE	5.713,00 €
		ZP07.15	8-810.gg	110.000 IE bis unter 130.000 IE	6.895,00 €
		ZP07.16	8-810.gh	130.000 IE bis unter 150.000 IE	8.077,00 €
		ZP07.17	8-810.gj	150.000 IE oder mehr	9.259,00 €
ZP08	Gabe von Aldesleukin, parenteral			Applikation von Medikamenten, Liste 1: Aldesleukin, parenteral	
		ZP08.01	6-001.80	45 Mio. IE bis unter 65 Mio. IE	1.067,96 €
		ZP08.02	6-001.81	65 Mio. IE bis unter 85 Mio. IE	1.481,36 €
		ZP08.03	6-001.82	85 Mio. IE bis unter 105 Mio. IE	1.894,77 €
		ZP08.04	6-001.83	105 Mio. IE bis unter 125 Mio. IE	2.308,17 €
		ZP08.05	6-001.84	125 Mio. IE bis unter 145 Mio. IE	2.721,58 €
		ZP08.06	6-001.85	145 Mio. IE bis unter 165 Mio. IE	3.134,98 €
		ZP08.07	6-001.86	165 Mio. IE bis unter 185 Mio. IE	3.548,38 €
		ZP08.08	6-001.87	185 Mio. IE bis unter 205 Mio. IE	3.961,79 €
		ZP08.09	6-001.88	205 Mio. IE bis unter 245 Mio. IE	4.512,99 €
		ZP08.10	6-001.89	245 Mio. IE bis unter 285 Mio. IE	5.339,80 €
		ZP08.11	6-001.8a	285 Mio. IE bis unter 325 Mio. IE	6.166,61 €
		ZP08.12	6-001.8b	325 Mio. IE bis unter 365 Mio. IE	6.993,42 €
		ZP08.13	6-001.8c	365 Mio. IE bis unter 405 Mio. IE	7.820,23 €
		ZP08.14	6-001.8d	405 Mio. IE bis unter 445 Mio. IE	8.647,03 €
		ZP08.15	6-001.8e	445 Mio. IE bis unter 485 Mio. IE	9.473,84 €
		ZP08.16	6-001.8f	485 Mio. IE bis unter 525 Mio. IE	10.300,65 €
		ZP08.17	6-001.8g	525 Mio. IE bis unter 565 Mio. IE	11.127,46 €
		ZP08.18	6-001.8h	565 Mio. IE bis unter 625 Mio. IE	12.092,07 €
		ZP08.19	6-001.8j	625 Mio. IE bis unter 685 Mio. IE	13.332,28 €
		ZP08.20	6-001.8k	685 Mio. IE bis unter 745 Mio. IE	14.572,49 €
		ZP08.21	6-001.8m	745 Mio. IE bis unter 805 Mio. IE	15.812,70 €
		ZP08.22	6-001.8n	805 Mio. IE oder mehr	17.052,92 €

ZP	Bezeichnung	ZP_D	OPS Version 2019		Betrag
			OPS-Kode	OPS-Text	
1	2	3	4	5	6
ZP10	Gabe von Cetuximab, parenteral			Applikation von Medikamenten, Liste 1: Cetuximab, parenteral	
		ZP10.01	6-001.a0	250 mg bis unter 350 mg	716,92 €
		ZP10.02	6-001.a1	350 mg bis unter 450 mg	969,95 €
		ZP10.03	6-001.a2	450 mg bis unter 550 mg	1.219,78 €
		ZP10.04	6-001.a3	550 mg bis unter 650 mg	1.476,01 €
		ZP10.05	6-001.a4	650 mg bis unter 750 mg	1.729,04 €
		ZP10.06	6-001.a5	750 mg bis unter 850 mg	1.982,07 €
		ZP10.07	6-001.a6	850 mg bis unter 1.050 mg	2.319,44 €
		ZP10.08	6-001.a7	1.050 mg bis unter 1.250 mg	2.825,50 €
		ZP10.09	6-001.a8	1.250 mg bis unter 1.450 mg	3.331,56 €
		ZP10.10	6-001.a9	1.450 mg bis unter 1.650 mg	3.837,62 €
		ZP10.11	6-001.aa	1.650 mg bis unter 1.850 mg	4.343,68 €
		ZP10.12	6-001.ab	1.850 mg bis unter 2.150 mg	4.934,09 €
		ZP10.13	6-001.ac	2.150 mg bis unter 2.450 mg	5.693,18 €
		ZP10.14	6-001.ad	2.450 mg bis unter 2.750 mg	6.452,27 €
		ZP10.15	6-001.ae	2.750 mg bis unter 3.050 mg	7.211,36 €
		ZP10.16	6-001.af	3.050 mg bis unter 3.350 mg	7.970,45 €
		ZP10.17		Siehe weitere Differenzierung ZP10.18 - ZP10.20	
		ZP10.18	6-001.ah	3.350 mg bis unter 3.950 mg	8.982,57 €
		ZP10.19	6-001.aj	3.950 mg bis unter 4.550 mg	10.500,75 €
		ZP10.20	6-001.ak	4.550 mg oder mehr	12.018,93 €
ZP11	Gabe von Human-Immunglobulin, spezifisch gegen Hepatitis-B-surface-Antigen, parenteral			Transfusion von Plasmabestandteilen und gentechnisch hergestellten Plasmaproteinen: Human-Immunglobulin, spezifisch gegen Hepatitis-B-surface-Antigen (HBsAg)	
		ZP11.01	8-810.q0	2.000 IE bis unter 4.000 IE	1.638,00 €
		ZP11.02	8-810.q1	4.000 IE bis unter 6.000 IE	3.276,00 €
		ZP11.03	8-810.q2	6.000 IE bis unter 8.000 IE	4.914,00 €
		ZP11.04	8-810.q3	8.000 IE bis unter 10.000 IE	6.552,00 €
		ZP11.05	8-810.q4	10.000 IE bis unter 12.000 IE	8.190,00 €
		ZP11.06	8-810.q5	12.000 IE bis unter 14.000 IE	9.828,00 €
		ZP11.07	8-810.q6	14.000 IE bis unter 16.000 IE	11.466,00 €
		ZP11.08	8-810.q7	16.000 IE bis unter 18.000 IE	13.104,00 €
		ZP11.09	8-810.q8	18.000 IE bis unter 20.000 IE	14.742,00 €
		ZP11.10	8-810.q9	20.000 IE bis unter 22.000 IE	16.380,00 €
		ZP11.11	8-810.qa	22.000 IE bis unter 24.000 IE	18.018,00 €
		ZP11.12	8-810.qb	24.000 IE bis unter 28.000 IE	19.656,00 €
		ZP11.13	8-810.qc	28.000 IE bis unter 32.000 IE	22.932,00 €
		ZP11.14	8-810.qd	32.000 IE bis unter 36.000 IE	26.208,00 €
		ZP11.15	8-810.qe	36.000 IE bis unter 40.000 IE	29.484,00 €
		ZP11.16	8-810.qf	40.000 IE bis unter 46.000 IE	32.760,00 €
		ZP11.17	8-810.qg	46.000 IE bis unter 52.000 IE	37.674,00 €
		ZP11.18	8-810.qh	52.000 IE bis unter 58.000 IE	42.588,00 €
		ZP11.19	8-810.qj	58.000 IE bis unter 64.000 IE	47.502,00 €
		ZP11.20	8-810.qk	64.000 IE oder mehr	52.416,00 €
ZP12	Gabe von Liposomalem Doxorubicin, parenteral			Applikation von Medikamenten, Liste 1: Liposomales Doxorubicin, parenteral	
		ZP12.01[4)]	6-001.b0	10 mg bis unter 20 mg	298,32 €
		ZP12.02[4)]	6-001.b1	20 mg bis unter 30 mg	522,06 €
		ZP12.03	6-001.b2	30 mg bis unter 40 mg	745,80 €
		ZP12.04	6-001.b3	40 mg bis unter 50 mg	969,54 €
		ZP12.05	6-001.b4	50 mg bis unter 60 mg	1.187,39 €
		ZP12.06	6-001.b5	60 mg bis unter 70 mg	1.408,89 €
		ZP12.07	6-001.b6	70 mg bis unter 80 mg	1.640,76 €
		ZP12.08	6-001.b7	80 mg bis unter 90 mg	1.864,50 €
		ZP12.09	6-001.b8	90 mg bis unter 100 mg	2.088,24 €
		ZP12.10	6-001.b9	100 mg bis unter 110 mg	2.311,98 €
		ZP12.11	6-001.ba	110 mg bis unter 120 mg	2.535,72 €
		ZP12.12	6-001.bb	120 mg bis unter 140 mg	2.834,04 €
		ZP12.13	6-001.bc	140 mg bis unter 160 mg	3.281,52 €
		ZP12.14	6-001.bd	160 mg bis unter 180 mg	3.729,00 €
		ZP12.15	6-001.be	180 mg bis unter 200 mg	4.176,48 €
		ZP12.16	6-001.bf	200 mg bis unter 220 mg	4.623,96 €
		ZP12.17	6-001.bg	220 mg bis unter 240 mg	5.071,44 €

ZP	Bezeichnung	ZP_D	OPS Version 2019		Betrag
			OPS-Kode	OPS-Text	
1	2	3	4	5	6
		ZP12.18	6-001.bh	240 mg bis unter 260 mg	5.518,92 €
		ZP12.19	6-001.bj	260 mg bis unter 280 mg	5.966,40 €
		ZP12.20	6-001.bk	280 mg bis unter 300 mg	6.413,88 €
		ZP12.21	6-001.bm	300 mg bis unter 320 mg	6.861,36 €
		ZP12.22	6-001.bn	320 mg oder mehr	7.308,84 €
ZP14	LDL-Apherese		8-822	LDL-Apherese	1.078,71 €
ZP15	Gabe von Paclitaxel, parenteral			Applikation von Medikamenten, Liste 1: Paclitaxel, parenteral	
		ZP15.08	6-001.f7	1.320 mg bis unter 1.500 mg	107,50 €
		ZP15.09	6-001.f8	1.500 mg bis unter 1.680 mg	121,52 €
		ZP15.10	6-001.f9	1.680 mg bis unter 1.860 mg	135,55 €
		ZP15.11	6-001.fa	1.860 mg bis unter 2.040 mg	149,57 €
		ZP15.12	6-001.fb	2.040 mg bis unter 2.220 mg	163,59 €
		ZP15.13	6-001.fc	2.220 mg bis unter 2.400 mg	177,61 €
		ZP15.14	6-001.fd	2.400 mg oder mehr	191,63 €
ZP16	Gabe von Human-Immunglobulin, spezifisch gegen Zytomegalie-Virus, parenteral			Transfusion von Plasmabestandteilen und gentechnisch hergestellten Plasmaproteinen: Human-Immunglobulin, spezifisch gegen Zytomegalie-Virus (CMV)	
		ZP16.01[2)]	8-810.s0	1,0 g bis unter 2,0 g	346,78 €
		ZP16.02[2)]	8-810.s1	2,0 g bis unter 3,0 g	606,86 €
		ZP16.03[2)]	8-810.s2	3,0 g bis unter 5,0 g	953,63 €
		ZP16.04	8-810.s3	5,0 g bis unter 7,5 g	1.300,41 €
		ZP16.05	8-810.s4	7,5 g bis unter 10,0 g	1.950,62 €
		ZP16.06	8-810.s5	10,0 g bis unter 12,5 g	2.600,82 €
		ZP16.07	8-810.s6	12,5 g bis unter 15,0 g	3.251,03 €
		ZP16.08	8-810.s7	15,0 g bis unter 20,0 g	3.901,23 €
		ZP16.09	8-810.s8	20,0 g bis unter 25,0 g	5.201,64 €
		ZP16.10	8-810.s9	25,0 g bis unter 30,0 g	6.502,05 €
		ZP16.11	8-810.sa	30,0 g bis unter 35,0 g	7.802,46 €
		ZP16.12	8-810.sb	35,0 g bis unter 40,0 g	9.102,87 €
		ZP16.13	8-810.sc	40,0 g bis unter 45,0 g	10.403,28 €
		ZP16.14	8-810.sd	45,0 g bis unter 50,0 g	11.703,69 €
		ZP16.15	8-810.se	50,0 g oder mehr	13.004,10 €
ZP18	Gabe von Human-Immunglobulin, spezifisch gegen Varicella-Zoster-Virus, parenteral			Transfusion von Plasmabestandteilen und gentechnisch hergestellten Plasmaproteinen: Human-Immunglobulin, spezifisch gegen Varicella-Zoster-Virus (VZV)	
		ZP18.01[4)]	8-810.t0	250 IE bis unter 500 IE	348,33 €
		ZP18.02[4)]	8-810.t1	500 IE bis unter 750 IE	609,58 €
		ZP18.03[4)]	8-810.t2	750 IE bis unter 1.000 IE	870,83 €
		ZP18.04	8-810.t3	1.000 IE bis unter 1.500 IE	1.045,00 €
		ZP18.05	8-810.t4	1.500 IE bis unter 2.000 IE	1.567,50 €
		ZP18.06	8-810.t5	2.000 IE bis unter 2.500 IE	2.090,00 €
		ZP18.07	8-810.t6	2.500 IE bis unter 3.000 IE	2.612,50 €
		ZP18.08	8-810.t7	3.000 IE bis unter 3.500 IE	3.135,00 €
		ZP18.09	8-810.t8	3.500 IE bis unter 4.000 IE	3.657,50 €
		ZP18.10	8-810.t9	4.000 IE bis unter 5.000 IE	4.180,00 €
		ZP18.11	8-810.ta	5.000 IE bis unter 6.000 IE	5.225,00 €
		ZP18.12	8-810.tb	6.000 IE bis unter 7.000 IE	6.270,00 €
		ZP18.13	8-810.tc	7.000 IE bis unter 8.000 IE	7.315,00 €
		ZP18.14	8-810.td	8.000 IE oder mehr	8.360,00 €
ZP20	Gabe von C1-Esteraseinhibitor, parenteral			Transfusion von Plasmabestandteilen und gentechnisch hergestellten Plasmaproteinen: C1-Esteraseinhibitor	
		ZP20.01	8-810.h3	500 Einheiten bis unter 1.000 Einheiten	780,80 €
		ZP20.02	8-810.h4	1.000 Einheiten bis unter 1.500 Einheiten	1.561,60 €
		ZP20.03	8-810.h5	1.500 Einheiten bis unter 2.000 Einheiten	2.342,40 €
		ZP20.04	8-810.h6	2.000 Einheiten bis unter 2.500 Einheiten	3.123,20 €
		ZP20.05	8-810.h7	2.500 Einheiten bis unter 3.000 Einheiten	3.904,00 €
		ZP20.06	8-810.h8	3.000 Einheiten bis unter 4.000 Einheiten	5.075,20 €
		ZP20.07	8-810.h9	4.000 Einheiten bis unter 5.000 Einheiten	6.636,80 €
		ZP20.08	8-810.ha	5.000 Einheiten bis unter 6.000 Einheiten	8.198,40 €
		ZP20.09	8-810.hb	6.000 Einheiten bis unter 7.000 Einheiten	9.760,00 €
		ZP20.10	8-810.hc	7.000 Einheiten bis unter 9.000 Einheiten	11.972,27 €

ZP	Bezeichnung	ZP_D	OPS Version 2019		Betrag
			OPS-Kode	OPS-Text	
1	2	3	4	5	6
		ZP20.11	8-810.hd	9.000 Einheiten bis unter 11.000 Einheiten	15.095,47 €
		ZP20.12	8-810.he	11.000 oder mehr Einheiten	18.218,67 €
ZP21	Gabe von Pegfilgrastim, parenteral			Applikation von Medikamenten, Liste 2: Pegfilgrastim, parenteral	
		ZP21.01[4)]	6-002.70	1 mg bis unter 3 mg	130,90 €
		ZP21.02[4)]	6-002.71	3 mg bis unter 6 mg	314,15 €
		ZP21.03	6-002.72	6 mg bis unter 12 mg	280,11 €
		ZP21.04	6-002.73	12 mg bis unter 18 mg	751,34 €
		ZP21.05	6-002.74	18 mg bis unter 24 mg	1.222,57 €
		ZP21.06	6-002.75	24 mg bis unter 30 mg	1.693,81 €
		ZP21.07	6-002.76	30 mg oder mehr	2.165,04 €
ZP22	Gabe von Pegyliertem liposomalen Doxorubicin, parenteral			Applikation von Medikamenten, Liste 2: Pegyliertes liposomales Doxorubicin, parenteral	
		ZP22.01[4)]	6-002.80	10 mg bis unter 20 mg	418,51 €
		ZP22.02[4)]	6-002.81	20 mg bis unter 30 mg	732,39 €
		ZP22.03	6-002.82	30 mg bis unter 40 mg	1.046,27 €
		ZP22.04	6-002.83	40 mg bis unter 50 mg	1.360,15 €
		ZP22.05	6-002.84	50 mg bis unter 60 mg	1.670,47 €
		ZP22.06	6-002.85	60 mg bis unter 70 mg	1.982,47 €
		ZP22.07	6-002.86	70 mg bis unter 80 mg	2.301,79 €
		ZP22.08	6-002.87	80 mg bis unter 90 mg	2.615,67 €
		ZP22.09	6-002.88	90 mg bis unter 100 mg	2.929,55 €
		ZP22.10	6-002.89	100 mg bis unter 110 mg	3.220,41 €
		ZP22.11	6-002.8a	110 mg bis unter 120 mg	3.557,31 €
		ZP22.12	6-002.8b	120 mg bis unter 140 mg	3.975,81 €
		ZP22.13	6-002.8c	140 mg bis unter 160 mg	4.603,57 €
		ZP22.14	6-002.8d	160 mg bis unter 180 mg	5.231,33 €
		ZP22.15	6-002.8e	180 mg bis unter 200 mg	5.859,09 €
		ZP22.16	6-002.8f	200 mg bis unter 220 mg	6.486,85 €
		ZP22.17	6-002.8g	220 mg bis unter 240 mg	7.114,61 €
		ZP22.18	6-002.8h	240 mg oder mehr	7.742,37 €
ZP23	Gabe von Bevacizumab, parenteral			Applikation von Medikamenten, Liste 2: Bevacizumab, parenteral	
		ZP23.01	6-002.90	150 mg bis unter 250 mg	690,49 €
		ZP23.02	6-002.91	250 mg bis unter 350 mg	1.067,12 €
		ZP23.03	6-002.92	350 mg bis unter 450 mg	1.443,75 €
		ZP23.04	6-002.93	450 mg bis unter 550 mg	1.820,38 €
		ZP23.05	6-002.94	550 mg bis unter 650 mg	2.197,01 €
		ZP23.06	6-002.95	650 mg bis unter 750 mg	2.573,64 €
		ZP23.07	6-002.96	750 mg bis unter 850 mg	2.950,27 €
		ZP23.08	6-002.97	850 mg bis unter 950 mg	3.326,90 €
		ZP23.09	6-002.98	950 mg bis unter 1.150 mg	3.829,07 €
		ZP23.10	6-002.99	1.150 mg bis unter 1.350 mg	4.582,33 €
		ZP23.11	6-002.9a	1.350 mg bis unter 1.550 mg	5.335,59 €
		ZP23.12	6-002.9b	1.550 mg bis unter 1.750 mg	6.088,85 €
		ZP23.13	6-002.9c	1.750 mg bis unter 1.950 mg	6.842,11 €
		ZP23.14	6-002.9d	1.950 mg bis unter 2.350 mg	7.846,46 €
		ZP23.15	6-002.9e	2.350 mg bis unter 2.750 mg	9.352,98 €
		ZP23.16		Siehe weitere Differenzierung ZP23.17 - ZP23.20	
		ZP23.17	6-002.9g	2.750 mg bis unter 3.350 mg	11.110,59 €
		ZP23.18	6-002.9h	3.350 mg bis unter 3.950 mg	13.370,37 €
		ZP23.19	6-002.9j	3.950 mg bis unter 4.550 mg	15.630,15 €
		ZP23.20	6-002.9k	4.550 mg oder mehr	17.889,93 €
ZP24	Gabe von Liposomalem Cytarabin, intrathekal			Applikation von Medikamenten, Liste 2: Liposomales Cytarabin, intrathekal	
		ZP24.01[4)]	6-002.a0	25 mg bis unter 50 mg	1.326,15 €
		ZP24.02	6-002.a1	50 mg bis unter 100 mg	1.989,23 €
		ZP24.03	6-002.a2	100 mg bis unter 150 mg	3.978,46 €
		ZP24.04	6-002.a3	150 mg bis unter 200 mg	5.967,69 €
		ZP24.05	6-002.a4	200 mg oder mehr	7.956,92 €
ZP26	Gabe von Temozolomid, oral			Applikation von Medikamenten, Liste 2: Temozolomid, oral	
		ZP26.01[2)]	6-002.e0	200 mg bis unter 350 mg	31,70 €
		ZP26.02[2)]	6-002.e1	350 mg bis unter 500 mg	50,72 €

ZP	Bezeichnung	ZP_D	OPS Version 2019		Betrag
			OPS-Kode	OPS-Text	
1	2	3	4	5	6
		ZP26.03[2)]	6-002.e2	500 mg bis unter 750 mg	73,97 €
		ZP26.04[2)]	6-002.e3	750 mg bis unter 1.000 mg	105,67 €
		ZP26.05	6-002.e4	1.000 mg bis unter 1.250 mg	137,37 €
		ZP26.06	6-002.e5	1.250 mg bis unter 1.500 mg	169,07 €
		ZP26.07	6-002.e6	1.500 mg bis unter 1.750 mg	200,77 €
		ZP26.08	6-002.e7	1.750 mg bis unter 2.000 mg	232,47 €
		ZP26.09	6-002.e8	2.000 mg bis unter 2.250 mg	264,17 €
		ZP26.10	6-002.e9	2.250 mg bis unter 2.500 mg	295,87 €
		ZP26.11	6-002.ea	2.500 mg bis unter 2.750 mg	327,57 €
		ZP26.12	6-002.eb	2.750 mg bis unter 3.000 mg	359,27 €
		ZP26.13	6-002.ec	3.000 mg bis unter 3.500 mg	401,53 €
		ZP26.14	6-002.ed	3.500 mg bis unter 4.000 mg	464,93 €
		ZP26.15	6-002.ee	4.000 mg bis unter 4.500 mg	528,33 €
		ZP26.16	6-002.ef	4.500 mg bis unter 5.000 mg	591,73 €
		ZP26.17	6-002.eg	5.000 mg bis unter 5.500 mg	655,13 €
		ZP26.18	6-002.eh	5.500 mg bis unter 6.000 mg	718,53 €
		ZP26.19	6-002.ej	6.000 mg bis unter 7.000 mg	803,07 €
		ZP26.20	6-002.ek	7.000 mg oder mehr	929,87 €
ZP28	Gabe von Docetaxel, parenteral			Applikation von Medikamenten, Liste 2: Docetaxel, parenteral	
		ZP28.13	6-002.hc	720 mg bis unter 840 mg	121,22 €
		ZP28.14	6-002.hd	840 mg bis unter 960 mg	140,36 €
		ZP28.15	6-002.he	960 mg bis unter 1.080 mg	159,50 €
		ZP28.16	6-002.hf	1.080 mg oder mehr	178,64 €
ZP32	Gabe von Human-Immunglobulin, polyvalent, parenteral			Transfusion von Plasmabestandteilen und gentechnisch hergestellten Plasmaproteinen: Human-Immunglobulin, polyvalent	
		ZP32.01[4)]	8-810.w0	2,5 g bis unter 5 g	119,72 €
		ZP32.02[4)]	8-810.w1	5 g bis unter 10 g	239,44 €
		ZP32.03	8-810.w2	10 g bis unter 15 g	364,55 €
		ZP32.04	8-810.w3	15 g bis unter 25 g	658,46 €
		ZP32.05	8-810.w4	25 g bis unter 35 g	1.017,62 €
		ZP32.06	8-810.w5	35 g bis unter 45 g	1.376,78 €
		ZP32.07	8-810.w6	45 g bis unter 55 g	1.735,94 €
		ZP32.08	8-810.w7	55 g bis unter 65 g	2.095,09 €
		ZP32.09	8-810.w8	65 g bis unter 75 g	2.454,25 €
		ZP32.10	8-810.w9	75 g bis unter 85 g	2.813,41 €
		ZP32.11	8-810.wa	85 g bis unter 105 g	3.292,29 €
		ZP32.12	8-810.wb	105 g bis unter 125 g	4.010,61 €
		ZP32.13	8-810.wc	125 g bis unter 145 g	4.728,93 €
		ZP32.14	8-810.wd	145 g bis unter 165 g	5.447,24 €
		ZP32.15	8-810.we	165 g bis unter 185 g	6.165,56 €
		ZP32.16	8-810.wf	185 g bis unter 205 g	6.883,88 €
		ZP32.17	8-810.wg	205 g bis unter 225 g	7.602,20 €
		ZP32.18	8-810.wh	225 g bis unter 245 g	8.320,52 €
		ZP32.19	8-810.wj	245 g bis unter 285 g	9.278,27 €
		ZP32.20	8-810.wk	285 g bis unter 325 g	10.714,91 €
		ZP32.21	8-810.wm	325 g bis unter 365 g	12.151,55 €
		ZP32.22	8-810.wn	365 g bis unter 445 g	14.067,06 €
		ZP32.23	8-810.wp	445 g bis unter 525 g	17.419,22 €
		ZP32.24	8-810.wq	525 g bis unter 605 g	20.292,49 €
		ZP32.25	8-810.wr	605 g bis unter 685 g	23.165,76 €
		ZP32.26	8-810.ws	685 g bis unter 765 g	26.039,03 €
		ZP32.27	8-810.wt	765 g bis unter 845 g	28.912,30 €
		ZP32.28	8-810.wu	845 g oder mehr	31.785,58 €
ZP35	Gabe von Carmustin-Implantaten, intrathekal			Applikation von Medikamenten, Liste 3: Carmustin-Implantat, intrathekal	
		ZP35.01	6-003.30	4 Implantate bis unter 7 Implantate	7.798,21 €
		ZP35.02	6-003.31	7 Implantate bis unter 10 Implantate	12.477,14 €
		ZP35.03	6-003.32	10 oder mehr Implantate	17.156,06 €
ZP36	Gabe von Natalizumab, parenteral			Applikation von Medikamenten, Liste 3: Natalizumab, parenteral	
		ZP36.01	6-003.f0	300 mg bis unter 600 mg	2.018,46 €
		ZP36.02	6-003.f1	600 mg bis unter 900 mg	4.036,92 €
		ZP36.03	6-003.f2	900 mg oder mehr	6.055,38 €

ZP	Bezeichnung	ZP_D	OPS Version 2019		Betrag
			OPS-Kode	OPS-Text	
1	2	3	4	5	6
ZP37	Gabe von Palivizumab, parenteral			Applikation von Medikamenten, Liste 4: Palivizumab, parenteral	
		ZP37.01[1)]	6-004.00	15 mg bis unter 30 mg	238,53 €
		ZP37.02[1)]	6-004.01	30 mg bis unter 45 mg	417,43 €
		ZP37.03[1)]	6-004.02	45 mg bis unter 60 mg	596,34 €
		ZP37.04[1)]	6-004.03	60 mg bis unter 75 mg	775,24 €
		ZP37.05[1)]	6-004.04	75 mg bis unter 90 mg	954,14 €
		ZP37.06[1)]	6-004.05	90 mg bis unter 120 mg	1.192,67 €
		ZP37.07[1)]	6-004.06	120 mg bis unter 150 mg	1.550,47 €
		ZP37.08[1)]	6-004.07	150 mg bis unter 180 mg	1.908,27 €
		ZP37.09[1)]	6-004.08	180 mg bis unter 240 mg	2.385,34 €
		ZP37.10[1)]	6-004.09	240 mg bis unter 300 mg	3.100,94 €
		ZP37.11[1)]	6-004.0a	300 mg bis unter 360 mg	3.816,54 €
		ZP37.12[1)]	6-004.0b	360 mg bis unter 420 mg	4.532,15 €
		ZP37.13[1)]	6-004.0c	420 mg bis unter 480 mg	5.247,75 €
		ZP37.14[1)]	6-004.0d	480 mg bis unter 540 mg	5.963,35 €
		ZP37.15[1)]	6-004.0e	540 mg bis unter 600 mg	6.678,95 €
		ZP37.16[1)]	6-004.0f	600 mg oder mehr	7.394,55 €
ZP38	Gabe von Erythrozytenkonzentraten			Transfusion von Vollblut, Erythrozytenkonzentrat und Thrombozytenkonzentrat: Erythrozytenkonzentrat	
		ZP38.01[4)]	8-800.c1	6 TE bis unter 11 TE	637,85 €
		ZP38.02[4)]	8-800.c2	11 TE bis unter 16 TE	1.053,84 €
		ZP38.03	8-800.c3	16 TE bis unter 24 TE	1.553,02 €
		ZP38.04	8-800.c4	24 TE bis unter 32 TE	2.218,60 €
		ZP38.05	8-800.c5	32 TE bis unter 40 TE	2.884,18 €
		ZP38.06	8-800.c6	40 TE bis unter 48 TE	3.549,76 €
		ZP38.07	8-800.c7	48 TE bis unter 56 TE	4.215,35 €
		ZP38.08	8-800.c8	56 TE bis unter 64 TE	4.880,93 €
		ZP38.09	8-800.c9	64 TE bis unter 72 TE	5.546,51 €
		ZP38.10	8-800.ca	72 TE bis unter 80 TE	6.212,09 €
		ZP38.11	8-800.cb	80 TE bis unter 88 TE	6.877,67 €
		ZP38.12	8-800.cc	88 TE bis unter 104 TE	7.765,11 €
		ZP38.13	8-800.cd	104 TE bis unter 120 TE	9.096,27 €
		ZP38.14	8-800.ce	120 TE bis unter 136 TE	10.427,43 €
		ZP38.15	8-800.cf	136 TE bis unter 152 TE	11.758,59 €
		ZP38.16	8-800.cg	152 TE bis unter 168 TE	13.089,76 €
		ZP38.17	8-800.ch	168 TE bis unter 184 TE	14.420,92 €
		ZP38.18	8-800.cj	184 TE bis unter 200 TE	15.752,08 €
		ZP38.19	8-800.ck	200 TE bis unter 216 TE	17.083,24 €
		ZP38.20	8-800.cm	216 TE bis unter 232 TE	18.414,40 €
		ZP38.21	8-800.cn	232 TE bis unter 248 TE	19.745,56 €
		ZP38.22	8-800.cp	248 TE bis unter 264 TE	21.076,73 €
		ZP38.23	8-800.cq	264 TE bis unter 280 TE	22.407,89 €
		ZP38.24	8-800.cr	280 TE oder mehr	23.739,05 €
ZP39	Gabe von patienten-bezogenen Thrombozyten-konzentraten			Transfusion von Vollblut, Erythrozytenkonzentrat und Thrombozytenkonzentrat: Patientenbezogene Thrombozytenkonzentrate	
		ZP39.01	8-800.60	1 patientenbezogenes Thrombozytenkonzentrat	414,37 €
		ZP39.02	8-800.61	2 patientenbezogene Thrombozytenkonzentrate	828,73 €
		ZP39.03	8-800.62	3 bis unter 5 patientenbezogene Thrombozytenkonzentrate	1.400,55 €
		ZP39.04	8-800.63	5 bis unter 7 patientenbezogene Thrombozytenkonzentrate	2.270,72 €
		ZP39.05	8-800.64	7 bis unter 9 patientenbezogene Thrombozytenkonzentrate	3.074,59 €
		ZP39.06	8-800.65	9 bis unter 11 patientenbezogene Thrombozytenkonzentrate	3.936,47 €
		ZP39.07	8-800.66	11 bis unter 13 patientenbezogene Thrombozytenkonzentrate	4.765,20 €
		ZP39.08	8-800.67	13 bis unter 15 patientenbezogene Thrombozytenkonzentrate	5.593,93 €
		ZP39.09	8-800.68	15 bis unter 17 patientenbezogene Thrombozytenkonzentrate	6.422,66 €

ZP	Bezeichnung	ZP_D	OPS Version 2019		Betrag
			OPS-Kode	OPS-Text	
1	2	3	4	5	6
		ZP39.10	8-800.69	17 bis unter 19 patientenbezogene Thrombozytenkonzentrate	7.251,39 €
		ZP39.11	8-800.6a	19 bis unter 23 patientenbezogene Thrombozytenkonzentrate	8.287,30 €
		ZP39.12	8-800.6b	23 bis unter 27 patientenbezogene Thrombozytenkonzentrate	9.944,76 €
		ZP39.13	8-800.6c	27 bis unter 31 patientenbezogene Thrombozytenkonzentrate	11.602,22 €
		ZP39.14	8-800.6d	31 bis unter 35 patientenbezogene Thrombozytenkonzentrate	13.259,68 €
		ZP39.15	8-800.6e	35 bis unter 39 patientenbezogene Thrombozytenkonzentrate	14.917,14 €
		ZP39.16	8-800.6g	39 bis unter 43 patientenbezogene Thrombozytenkonzentrate	16.574,60 €
		ZP39.17	8-800.6h	43 bis unter 47 patientenbezogene Thrombozytenkonzentrate	18.232,06 €
		ZP39.18	8-800.6j	47 bis unter 51 patientenbezogene Thrombozytenkonzentrate	19.889,52 €
		ZP39.19	8-800.6k	51 bis unter 55 patientenbezogene Thrombozytenkonzentrate	21.546,98 €
		ZP39.20	8-800.6m	55 bis unter 59 patientenbezogene Thrombozytenkonzentrate	23.204,44 €
		ZP39.21	8-800.6n	59 bis unter 63 patientenbezogene Thrombozytenkonzentrate	24.861,90 €
		ZP39.22	8-800.6p	63 bis unter 67 patientenbezogene Thrombozytenkonzentrate	26.519,36 €
		ZP39.23	8-800.6q	67 bis unter 71 patientenbezogene Thrombozytenkonzentrate	28.176,82 €
		ZP39.24		Siehe weitere Differenzierung ZP39.25 - ZP39.30	
		ZP39.25	8-800.6s	71 bis unter 79 patientenbezogene Thrombozytenkonzentrate	30.248,65 €
		ZP39.26	8-800.6t	79 bis unter 87 patientenbezogene Thrombozytenkonzentrate	33.563,57 €
		ZP39.27	8-800.6u	87 bis unter 95 patientenbezogene Thrombozytenkonzentrate	36.878,49 €
		ZP39.28	8-800.6v	95 bis unter 103 patientenbezogene Thrombozytenkonzentrate	40.193,41 €
		ZP39.29	8-800.6w	103 bis unter 111 patientenbezogene Thrombozytenkonzentrate	43.508,33 €
		ZP39.30	8-800.6z	111 oder mehr patientenbezogene Thrombozytenkonzentrate	46.823,25 €
ZP41	Gabe von Liposomalem Amphotericin B, parenteral			Applikation von Medikamenten, Liste 2: Liposomales Amphotericin B, parenteral	
		ZP41.01[4)]	6-002.q0	100 mg bis unter 175 mg	239,35 €
		ZP41.02[4)]	6-002.q1	175 mg bis unter 250 mg	382,96 €
		ZP41.03	6-002.q2	250 mg bis unter 350 mg	542,53 €
		ZP41.04	6-002.q3	350 mg bis unter 450 mg	734,01 €
		ZP41.05	6-002.q4	450 mg bis unter 550 mg	925,49 €
		ZP41.06	6-002.q5	550 mg bis unter 650 mg	1.116,97 €
		ZP41.07	6-002.q6	650 mg bis unter 750 mg	1.308,45 €
		ZP41.08	6-002.q7	750 mg bis unter 850 mg	1.499,93 €
		ZP41.09	6-002.q8	850 mg bis unter 950 mg	1.691,41 €
		ZP41.10	6-002.q9	950 mg bis unter 1.150 mg	1.946,71 €
		ZP41.11	6-002.qa	1.150 mg bis unter 1.350 mg	2.329,67 €
		ZP41.12	6-002.qb	1.350 mg bis unter 1.550 mg	2.712,63 €
		ZP41.13	6-002.qc	1.550 mg bis unter 1.750 mg	3.095,59 €
		ZP41.14	6-002.qd	1.750 mg bis unter 1.950 mg	3.478,55 €
		ZP41.15	6-002.qe	1.950 mg bis unter 2.150 mg	3.861,51 €
		ZP41.16	6-002.qf	2.150 mg bis unter 3.150 mg	4.755,09 €
		ZP41.17	6-002.qg	3.150 mg bis unter 4.150 mg	6.669,89 €
		ZP41.18	6-002.qh	4.150 mg bis unter 5.150 mg	8.584,69 €
		ZP41.19	6-002.qj	5.150 mg bis unter 6.150 mg	10.499,49 €
		ZP41.20	6-002.qk	6.150 mg bis unter 8.650 mg	13.371,69 €
		ZP41.21	6-002.qm	8.650 mg bis unter 11.150 mg	18.158,69 €

ZP	Bezeichnung	ZP_D	OPS Version 2019		Betrag
			OPS-Kode	OPS-Text	
1	2	3	4	5	6
		ZP41.22	6-002.qn	11.150 mg bis unter 13.650 mg	22.945,69 €
		ZP41.23	6-002.qp	13.650 mg bis unter 18.650 mg	29.328,35 €
		ZP41.24	6-002.qq	18.650 mg bis unter 23.650 mg	38.902,35 €
		ZP41.25	6-002.qr	23.650 mg bis unter 28.650 mg	48.476,35 €
		ZP41.26	6-002.qs	28.650 mg bis unter 33.650 mg	58.050,35 €
		ZP41.27	6-002.qt	33.650 mg bis unter 38.650 mg	67.624,35 €
		ZP41.28	6-002.qu	38.650 mg bis unter 43.650 mg	77.198,35 €
		ZP41.29	6-002.qv	43.650 mg oder mehr	86.772,35 €
ZP44	Gabe von Itraconazol, parenteral			Applikation von Medikamenten, Liste 2: Itraconazol, parenteral	
		ZP44.01[3)]	6-002.c0	400 mg bis unter 800 mg	190,19 €
		ZP44.02[3)]	6-002.c1	800 mg bis unter 1.200 mg	332,83 €
		ZP44.03	6-002.c2	1.200 mg bis unter 1.600 mg	475,47 €
		ZP44.04	6-002.c3	1.600 mg bis unter 2.000 mg	618,11 €
		ZP44.05	6-002.c4	2.000 mg bis unter 2.400 mg	760,75 €
		ZP44.06	6-002.c5	2.400 mg bis unter 2.800 mg	903,39 €
		ZP44.07	6-002.c6	2.800 mg bis unter 3.200 mg	1.046,03 €
		ZP44.08	6-002.c7	3.200 mg bis unter 3.600 mg	1.188,67 €
		ZP44.09	6-002.c8	3.600 mg bis unter 4.000 mg	1.331,31 €
		ZP44.10	6-002.c9	4.000 mg bis unter 4.800 mg	1.521,49 €
		ZP44.11	6-002.ca	4.800 mg bis unter 5.600 mg	1.806,77 €
		ZP44.12	6-002.cb	5.600 mg bis unter 6.400 mg	2.092,05 €
		ZP44.13	6-002.cc	6.400 mg bis unter 7.200 mg	2.377,33 €
		ZP44.14	6-002.cd	7.200 mg bis unter 8.000 mg	2.662,61 €
		ZP44.15	6-002.ce	8.000 mg bis unter 8.800 mg	2.947,89 €
		ZP44.16	6-002.cg	8.800 mg bis unter 10.400 mg	3.328,27 €
		ZP44.17	6-002.ch	10.400 mg bis unter 12.000 mg	3.898,83 €
		ZP44.18	6-002.cj	12.000 mg bis unter 13.600 mg	4.469,39 €
		ZP44.19	6-002.ck	13.600 mg bis unter 16.800 mg	5.230,13 €
		ZP44.20	6-002.cm	16.800 mg bis unter 20.000 mg	6.371,25 €
		ZP44.21	6-002.cn	20.000 mg bis unter 23.200 mg	7.512,37 €
		ZP44.22	6-002.cp	23.200 mg oder mehr	8.653,49 €
ZP47	Gabe von Panitumumab, parenteral			Applikation von Medikamenten, Liste 4: Panitumumab, parenteral	
		ZP47.01	6-004.70	180 mg bis unter 300 mg	1.108,91 €
		ZP47.02	6-004.71	300 mg bis unter 420 mg	1.713,77 €
		ZP47.03	6-004.72	420 mg bis unter 540 mg	2.318,63 €
		ZP47.04	6-004.73	540 mg bis unter 660 mg	2.923,49 €
		ZP47.05	6-004.74	660 mg bis unter 780 mg	3.528,35 €
		ZP47.06	6-004.75	780 mg bis unter 900 mg	4.113,00 €
		ZP47.07	6-004.76	900 mg bis unter 1.020 mg	4.738,07 €
		ZP47.08	6-004.77	1.020 mg bis unter 1.260 mg	5.544,55 €
		ZP47.09	6-004.78	1.260 mg bis unter 1.500 mg	6.754,27 €
		ZP47.10	6-004.79	1.500 mg bis unter 1.740 mg	7.963,99 €
		ZP47.11	6-004.7a	1.740 mg bis unter 1.980 mg	9.173,71 €
		ZP47.12	6-004.7b	1.980 mg bis unter 2.220 mg	10.383,43 €
		ZP47.13	6-004.7c	2.220 mg bis unter 2.460 mg	11.593,15 €
		ZP47.14	6-004.7d	2.460 mg oder mehr	12.802,87 €
ZP48	Gabe von Trabectedin, parenteral			Applikation von Medikamenten, Liste 4: Trabectedin, parenteral	
		ZP48.01[4)]	6-004.a0	0,25 mg bis unter 0,50 mg	829,76 €
		ZP48.02[4)]	6-004.a1	0,50 mg bis unter 0,75 mg	1.452,08 €
		ZP48.03[4)]	6-004.a2	0,75 mg bis unter 1,00 mg	2.074,40 €
		ZP48.04[4)]	6-004.a3	1,00 mg bis unter 1,25 mg	2.696,72 €
		ZP48.05	6-004.a4	1,25 mg bis unter 1,50 mg	3.111,60 €
		ZP48.06	6-004.a5	1,50 mg bis unter 1,75 mg	3.733,92 €
		ZP48.07	6-004.a6	1,75 mg bis unter 2,00 mg	4.356,24 €
		ZP48.08	6-004.a7	2,00 mg bis unter 2,25 mg	4.978,56 €
		ZP48.09	6-004.a8	2,25 mg bis unter 2,50 mg	5.600,88 €
		ZP48.10	6-004.a9	2,50 mg bis unter 2,75 mg	6.223,20 €
		ZP48.11	6-004.aa	2,75 mg bis unter 3,00 mg	6.845,52 €
		ZP48.12	6-004.ab	3,00 mg bis unter 3,25 mg	7.467,84 €
		ZP48.13	6-004.ac	3,25 mg bis unter 3,50 mg	8.090,16 €
		ZP48.14	6-004.ad	3,50 mg bis unter 4,00 mg	8.712,48 €
		ZP48.15	6-004.ae	4,00 mg bis unter 4,50 mg	9.957,12 €

ZP	Bezeichnung	ZP_D	OPS Version 2019		Betrag
			OPS-Kode	OPS-Text	
1	2	3	4	5	6
		ZP48.16	6-004.af	4,50 mg bis unter 5,00 mg	11.201,76 €
		ZP48.17	6-004.ag	5,00 mg bis unter 5,50 mg	12.446,40 €
		ZP48.18	6-004.ah	5,50 mg bis unter 6,00 mg	13.691,04 €
		ZP48.19		Siehe weitere Differenzierung ZP48.20 bis ZP48.29	
		ZP48.20	6-004.ak	6,00 mg bis unter 7,00 mg	15.765,44 €
		ZP48.21	6-004.am	7,00 mg bis unter 8,00 mg	18.254,72 €
		ZP48.22	6-004.an	8,00 mg bis unter 9,00 mg	20.744,00 €
		ZP48.23	6-004.ap	9,00 mg bis unter 10,00 mg	23.233,28 €
		ZP48.24	6-004.aq	10,00 mg bis unter 12,00 mg	26.552,32 €
		ZP48.25	6-004.ar	12,00 mg bis unter 14,00 mg	31.530,88 €
		ZP48.26	6-004.as	14,00 mg bis unter 16,00 mg	36.509,44 €
		ZP48.27	6-004.at	16,00 mg bis unter 20,00 mg	43.147,52 €
		ZP48.28	6-004.au	20,00 mg bis unter 24,00 mg	53.104,64 €
		ZP48.29	6-004.av	24,00 mg oder mehr	63.061,76 €
ZP50	Gabe von Azacytidin, parenteral			Applikation von Medikamenten, Liste 5: Azacytidin, parenteral	
		ZP50.01	6-005.00	150 mg bis unter 225 mg	685,06 €
		ZP50.02	6-005.01	225 mg bis unter 300 mg	1.066,28 €
		ZP50.03	6-005.02	300 mg bis unter 375 mg	1.347,13 €
		ZP50.04	6-005.03	375 mg bis unter 450 mg	1.706,04 €
		ZP50.05	6-005.04	450 mg bis unter 600 mg	2.132,55 €
		ZP50.06	6-005.05	600 mg bis unter 750 mg	2.772,32 €
		ZP50.07	6-005.06	750 mg bis unter 900 mg	3.412,08 €
		ZP50.08	6-005.07	900 mg bis unter 1.200 mg	4.265,10 €
		ZP50.09	6-005.08	1.200 mg bis unter 1.500 mg	5.467,05 €
		ZP50.10	6-005.09	1.500 mg bis unter 1.800 mg	6.824,16 €
		ZP50.11	6-005.0a	1.800 mg bis unter 2.100 mg	8.103,69 €
		ZP50.12	6-005.0b	2.100 mg bis unter 2.400 mg	9.383,22 €
		ZP50.13	6-005.0c	2.400 mg bis unter 2.700 mg	10.662,75 €
		ZP50.14	6-005.0d	2.700 mg bis unter 3.000 mg	11.942,28 €
		ZP50.15	6-005.0e	3.000 mg oder mehr	13.221,81 €
ZP51	Gabe von Micafungin, parenteral			Applikation von Medikamenten, Liste 4: Micafungin, parenteral	
		ZP51.01[4)]	6-004.50	75 mg bis unter 150 mg	293,97 €
		ZP51.02	6-004.51	150 mg bis unter 250 mg	538,95 €
		ZP51.03	6-004.52	250 mg bis unter 350 mg	832,92 €
		ZP51.04	6-004.53	350 mg bis unter 450 mg	1.126,89 €
		ZP51.05	6-004.54	450 mg bis unter 550 mg	1.420,86 €
		ZP51.06	6-004.55	550 mg bis unter 650 mg	1.714,83 €
		ZP51.07	6-004.56	650 mg bis unter 750 mg	2.008,80 €
		ZP51.08	6-004.57	750 mg bis unter 850 mg	2.302,77 €
		ZP51.09	6-004.58	850 mg bis unter 950 mg	2.596,74 €
		ZP51.10	6-004.59	950 mg bis unter 1.150 mg	2.988,70 €
		ZP51.11	6-004.5a	1.150 mg bis unter 1.350 mg	3.576,64 €
		ZP51.12	6-004.5b	1.350 mg bis unter 1.550 mg	4.164,58 €
		ZP51.13	6-004.5c	1.550 mg bis unter 1.950 mg	4.948,50 €
		ZP51.14	6-004.5d	1.950 mg bis unter 2.350 mg	6.124,38 €
		ZP51.15	6-004.5e	2.350 mg bis unter 2.750 mg	7.300,26 €
		ZP51.16	6-004.5f	2.750 mg bis unter 3.150 mg	8.476,14 €
		ZP51.17	6-004.5g	3.150 mg bis unter 3.950 mg	10.043,98 €
		ZP51.18	6-004.5h	3.950 mg bis unter 4.750 mg	12.395,74 €
		ZP51.19	6-004.5j	4.750 mg bis unter 5.550 mg	14.747,50 €
		ZP51.20	6-004.5k	5.550 mg bis unter 6.350 mg	17.099,26 €
		ZP51.21	6-004.5m	6.350 mg bis unter 7.950 mg	20.234,94 €
		ZP51.22	6-004.5n	7.950 mg bis unter 9.550 mg	24.938,46 €
		ZP51.23	6-004.5p	9.550 mg bis unter 11.150 mg	29.641,98 €
		ZP51.24	6-004.5q	11.150 mg bis unter 12.750 mg	34.345,50 €
		ZP51.25	6-004.5r	12.750 mg bis unter 14.350 mg	39.049,02 €
		ZP51.26	6-004.5s	14.350 mg bis unter 15.950 mg	43.752,54 €
		ZP51.27	6-004.5t	15.950 mg bis unter 17.550 mg	48.456,06 €
		ZP51.28	6-004.5u	17.550 mg oder mehr	53.159,58 €

ZP	Bezeichnung	ZP$_D$	OPS Version 2019		Betrag
			OPS-Kode	OPS-Text	
1	2	3	4	5	6
ZP53	Gabe von Topotecan, parenteral			Applikation von Medikamenten, Liste 2: Topotecan, parenteral	
		ZP53.01	6-002.4c	30,0 mg bis unter 40,0 mg	83,08 €
		ZP53.02	6-002.4d	40,0 mg bis unter 50,0 mg	108,00 €
		ZP53.03	6-002.4e	50,0 mg bis unter 60,0 mg	132,93 €
		ZP53.04	6-002.4f	60,0 mg bis unter 70,0 mg	157,85 €
		ZP53.05	6-002.4g	70,0 mg oder mehr	182,78 €
ZP54	Gabe von Vinflunin, parenteral			Applikation von Medikamenten, Liste 5: Vinflunin, parenteral	
		ZP54.01	6-005.b0	100 mg bis unter 200 mg	772,51 €
		ZP54.02	6-005.b1	200 mg bis unter 300 mg	1.351,89 €
		ZP54.03	6-005.b2	300 mg bis unter 400 mg	1.931,27 €
		ZP54.04	6-005.b3	400 mg bis unter 500 mg	2.510,65 €
		ZP54.05	6-005.b4	500 mg bis unter 600 mg	3.090,03 €
		ZP54.06	6-005.b5	600 mg bis unter 700 mg	3.669,41 €
		ZP54.07	6-005.b6	700 mg bis unter 800 mg	4.248,79 €
		ZP54.08	6-005.b7	800 mg bis unter 900 mg	4.828,17 €
		ZP54.09	6-005.b8	900 mg bis unter 1.000 mg	5.407,55 €
		ZP54.10	6-005.b9	1.000 mg bis unter 1.200 mg	6.180,05 €
		ZP54.11	6-005.ba	1.200 mg bis unter 1.400 mg	7.338,81 €
		ZP54.12	6-005.bb	1.400 mg bis unter 1.600 mg	8.497,57 €
		ZP54.13	6-005.bc	1.600 mg bis unter 1.800 mg	9.656,33 €
		ZP54.14	6-005.bd	1.800 mg bis unter 2.000 mg	10.815,09 €
		ZP54.15	6-005.be	2.000 mg bis unter 2.200 mg	11.973,85 €
		ZP54.16	6-005.bf	2.200 mg bis unter 2.400 mg	13.132,61 €
		ZP54.17	6-005.bg	2.400 mg bis unter 2.600 mg	14.291,37 €
		ZP54.18	6-005.bh	2.600 mg bis unter 2.800 mg	15.450,13 €
		ZP54.19	6-005.bj	2.800 mg oder mehr	16.608,89 €
ZP55	Gabe von Clofarabin, parenteral			Applikation von Medikamenten, Liste 3: Clofarabin, parenteral	
		ZP55.01[2)]	6-003.j0	10 mg bis unter 20 mg	1.300,42 €
		ZP55.02	6-003.j1	20 mg bis unter 30 mg	2.275,73 €
		ZP55.03	6-003.j2	30 mg bis unter 40 mg	3.251,04 €
		ZP55.04	6-003.j3	40 mg bis unter 50 mg	4.226,36 €
		ZP55.05	6-003.j4	50 mg bis unter 60 mg	5.201,67 €
		ZP55.06	6-003.j5	60 mg bis unter 70 mg	6.176,98 €
		ZP55.07	6-003.j6	70 mg bis unter 80 mg	7.152,30 €
		ZP55.08	6-003.j7	80 mg bis unter 100 mg	8.452,71 €
		ZP55.09	6-003.j8	100 mg bis unter 120 mg	10.403,34 €
		ZP55.10	6-003.j9	120 mg bis unter 140 mg	12.353,96 €
		ZP55.11	6-003.ja	140 mg bis unter 160 mg	14.304,59 €
		ZP55.12	6-003.jb	160 mg bis unter 180 mg	16.255,22 €
		ZP55.13	6-003.jc	180 mg bis unter 200 mg	18.205,84 €
		ZP55.14	6-003.jd	200 mg bis unter 220 mg	20.156,47 €
		ZP55.15	6-003.je	220 mg bis unter 240 mg	22.107,09 €
		ZP55.16	6-003.jf	240 mg bis unter 260 mg	24.057,72 €
		ZP55.17	6-003.jg	260 mg bis unter 280 mg	26.008,35 €
		ZP55.18	6-003.jh	280 mg bis unter 320 mg	28.609,18 €
		ZP55.19	6-003.jj	320 mg bis unter 360 mg	32.510,43 €
		ZP55.20	6-003.jk	360 mg bis unter 440 mg	37.712,10 €
		ZP55.21	6-003.jm	440 mg bis unter 520 mg	45.514,61 €
		ZP55.22	6-003.jn	520 mg bis unter 600 mg	53.317,11 €
		ZP55.23	6-003.jp	600 mg bis unter 760 mg	63.720,45 €
		ZP55.24	6-003.jq	760 mg bis unter 920 mg	79.325,46 €
		ZP55.25	6-003.jr	920 mg bis unter 1.080 mg	94.930,47 €
		ZP55.26	6-003.js	1.080 mg bis unter 1.320 mg	113.136,31 €
		ZP55.27	6-003.jt	1.320 mg bis unter 1.560 mg	136.543,82 €
		ZP55.28	6-003.ju	1.560 mg bis unter 1.800 mg	159.951,33 €
		ZP55.29	6-003.jv	1.800 mg oder mehr	183.358,84 €
ZP56	Gabe von Plerixafor, parenteral			Applikation von Medikamenten, Liste 5: Plerixafor, parenteral	
		ZP56.01	6-005.e0	2,5 mg bis unter 5,0 mg	957,67 €
		ZP56.02	6-005.e1	5,0 mg bis unter 10,0 mg	1.915,34 €
		ZP56.03	6-005.e2	10,0 mg bis unter 15,0 mg	3.351,85 €
		ZP56.04	6-005.e3	15,0 mg bis unter 20,0 mg	4.788,36 €

ZP	Bezeichnung	ZP_D	OPS Version 2019		Betrag
			OPS-Kode	OPS-Text	
1	2	3	4	5	6
		ZP56.05	6-005.e4	20,0 mg bis unter 25,0 mg	6.224,86 €
		ZP56.06	6-005.e5	25,0 mg bis unter 30,0 mg	7.661,37 €
		ZP56.07	6-005.e6	30,0 mg bis unter 35,0 mg	9.097,88 €
		ZP56.08	6-005.e7	35,0 mg bis unter 40,0 mg	10.534,38 €
		ZP56.09	6-005.e8	40,0 mg bis unter 45,0 mg	11.970,89 €
		ZP56.10	6-005.e9	45,0 mg bis unter 50,0 mg	13.407,40 €
		ZP56.11	6-005.ea	50,0 mg bis unter 60,0 mg	15.322,74 €
		ZP56.12	6-005.eb	60,0 mg bis unter 70,0 mg	18.195,76 €
		ZP56.13	6-005.ec	70,0 mg bis unter 80,0 mg	21.068,77 €
		ZP56.14	6-005.ed	80,0 mg bis unter 100,0 mg	24.899,45 €
		ZP56.15	6-005.ee	100,0 mg bis unter 120,0 mg	30.645,48 €
		ZP56.16	6-005.ef	120,0 mg bis unter 140,0 mg	36.391,51 €
		ZP56.17	6-005.eg	140,0 mg bis unter 160,0 mg	42.137,54 €
		ZP56.18	6-005.eh	160,0 mg bis unter 180,0 mg	47.883,57 €
		ZP56.19	6-005.ej	180,0 mg bis unter 200,0 mg	53.629,59 €
		ZP56.20	6-005.ek	200,0 mg bis unter 220,0 mg	59.375,62 €
		ZP56.21	6-005.em	220,0 mg bis unter 240,0 mg	65.121,65 €
		ZP56.22	6-005.en	240,0 mg oder mehr	70.867,68 €
ZP57	Gabe von Romiplostim, parenteral			Applikation von Medikamenten, Liste 5: Romiplostim, parenteral	
		ZP57.01[4)]	6-005.90	100 µg bis unter 200 µg	372,67 €
		ZP57.02	6-005.91	200 µg bis unter 300 µg	652,17 €
		ZP57.03	6-005.92	300 µg bis unter 400 µg	931,67 €
		ZP57.04	6-005.93	400 µg bis unter 500 µg	1.211,17 €
		ZP57.05	6-005.94	500 µg bis unter 600 µg	1.427,07 €
		ZP57.06	6-005.95	600 µg bis unter 700 µg	1.770,17 €
		ZP57.07	6-005.96	700 µg bis unter 800 µg	2.049,67 €
		ZP57.08	6-005.97	800 µg bis unter 900 µg	2.329,17 €
		ZP57.09	6-005.98	900 µg bis unter 1.000 µg	2.608,67 €
		ZP57.10	6-005.99	1.000 µg bis unter 1.200 µg	2.928,88 €
		ZP57.11	6-005.9a	1.200 µg bis unter 1.400 µg	3.540,33 €
		ZP57.12	6-005.9b	1.400 µg bis unter 1.600 µg	4.099,33 €
		ZP57.13	6-005.9c	1.600 µg bis unter 1.800 µg	4.658,33 €
		ZP57.14	6-005.9d	1.800 µg bis unter 2.000 µg	5.217,33 €
		ZP57.15	6-005.9e	2.000 µg bis unter 2.400 µg	5.962,67 €
		ZP57.16	6-005.9f	2.400 µg bis unter 2.800 µg	7.080,67 €
		ZP57.17	6-005.9g	2.800 µg bis unter 3.200 µg	8.198,67 €
		ZP57.18	6-005.9h	3.200 µg bis unter 3.600 µg	9.316,67 €
		ZP57.19	6-005.9j	3.600 µg bis unter 4.000 µg	10.434,67 €
		ZP57.20	6-005.9k	4.000 µg bis unter 4.400 µg	11.552,67 €
		ZP57.21	6-005.9m	4.400 µg bis unter 4.800 µg	12.670,67 €
		ZP57.22	6-005.9n	4.800 µg bis unter 5.200 µg	13.788,67 €
		ZP57.23	6-005.9p	5.200 µg bis unter 5.600 µg	14.906,67 €
		ZP57.24	6-005.9q	5.600 µg oder mehr	16.024,67 €
ZP58	Gabe von Thrombozyten-konzentraten			Transfusion von Vollblut, Erythrozytenkonzentrat und Thrombozytenkonzentrat: Thrombozytenkonzentrat	
		ZP58.01[4)]	8-800.g1	2 Thrombozytenkonzentrate	532,03 €
		ZP58.02[4)]	8-800.g2	3 Thrombozytenkonzentrate	798,04 €
		ZP58.03	8-800.g3	4 Thrombozytenkonzentrate	1.064,06 €
		ZP58.04	8-800.g4	5 Thrombozytenkonzentrate	1.330,07 €
		ZP58.05	8-800.g5	6 bis unter 8 Thrombozytenkonzentrate	1.697,17 €
		ZP58.06	8-800.g6	8 bis unter 10 Thrombozytenkonzentrate	2.229,20 €
		ZP58.07	8-800.g7	10 bis unter 12 Thrombozytenkonzentrate	2.763,89 €
		ZP58.08	8-800.g8	12 bis unter 14 Thrombozytenkonzentrate	3.298,58 €
		ZP58.09	8-800.g9	14 bis unter 16 Thrombozytenkonzentrate	3.841,25 €
		ZP58.10	8-800.ga	16 bis unter 18 Thrombozytenkonzentrate	4.386,58 €
		ZP58.11	8-800.gb	18 bis unter 20 Thrombozytenkonzentrate	4.921,27 €
		ZP58.12	8-800.gc	20 bis unter 24 Thrombozytenkonzentrate	5.586,30 €
		ZP58.13	8-800.gd	24 bis unter 28 Thrombozytenkonzentrate	6.650,36 €
		ZP58.14	8-800.ge	28 bis unter 32 Thrombozytenkonzentrate	7.714,42 €
		ZP58.15	8-800.gf	32 bis unter 36 Thrombozytenkonzentrate	8.778,48 €
		ZP58.16	8-800.gg	36 bis unter 40 Thrombozytenkonzentrate	9.842,54 €
		ZP58.17	8-800.gh	40 bis unter 46 Thrombozytenkonzentrate	11.039,60 €
		ZP58.18	8-800.gj	46 bis unter 52 Thrombozytenkonzentrate	12.635,69 €
		ZP58.19	8-800.gk	52 bis unter 58 Thrombozytenkonzentrate	14.231,78 €

ZP	Bezeichnung	ZP$_D$	OPS Version 2019		Betrag
			OPS-Kode	OPS-Text	
1	2	3	4	5	6
		ZP58.20	8-800.gm	58 bis unter 64 Thrombozytenkonzentrate	15.827,86 €
		ZP58.21	8-800.gn	64 bis unter 70 Thrombozytenkonzentrate	17.423,95 €
		ZP58.22	8-800.gp	70 bis unter 78 Thrombozytenkonzentrate	19.153,04 €
		ZP58.23	8-800.gq	78 bis unter 86 Thrombozytenkonzentrate	21.281,16 €
		ZP58.24	8-800.gr	86 bis unter 94 Thrombozytenkonzentrate	23.409,28 €
		ZP58.25	8-800.gs	94 bis unter 102 Thrombozytenkonzentrate	25.537,39 €
		ZP58.26	8-800.gt	102 bis unter 110 Thrombozytenkonzentrate	27.665,51 €
		ZP58.27	8-800.gu	110 bis unter 118 Thrombozytenkonzentrate	29.793,62 €
		ZP58.28	8-800.gv	118 bis unter 126 Thrombozytenkonzentrate	31.921,74 €
		ZP58.29		Siehe weitere Differenzierung ZP58.30 - ZP58.46	
		ZP58.30	8-800.gz	126 bis unter 134 Thrombozytenkonzentrate	34.049,86 €
		ZP58.31	8-800.m0	134 bis unter 146 Thrombozytenkonzentrate	36.443,99 €
		ZP58.32	8-800.m1	146 bis unter 158 Thrombozytenkonzentrate	39.636,16 €
		ZP58.33	8-800.m2	158 bis unter 170 Thrombozytenkonzentrate	42.828,33 €
		ZP58.34	8-800.m3	170 bis unter 182 Thrombozytenkonzentrate	46.020,51 €
		ZP58.35	8-800.m4	182 bis unter 194 Thrombozytenkonzentrate	49.212,68 €
		ZP58.36	8-800.m5	194 bis unter 210 Thrombozytenkonzentrate	52.670,87 €
		ZP58.37	8-800.m6	210 bis unter 226 Thrombozytenkonzentrate	56.927,10 €
		ZP58.38	8-800.m7	226 bis unter 242 Thrombozytenkonzentrate	61.183,34 €
		ZP58.39	8-800.m8	242 bis unter 258 Thrombozytenkonzentrate	65.439,57 €
		ZP58.40	8-800.m9	258 bis unter 274 Thrombozytenkonzentrate	69.695,80 €
		ZP58.41	8-800.ma	274 bis unter 294 Thrombozytenkonzentrate	74.218,05 €
		ZP58.42	8-800.mb	294 bis unter 314 Thrombozytenkonzentrate	79.538,34 €
		ZP58.43	8-800.mc	314 bis unter 334 Thrombozytenkonzentrate	84.858,63 €
		ZP58.44	8-800.md	334 bis unter 354 Thrombozytenkonzentrate	90.178,92 €
		ZP58.45	8-800.me	354 bis unter 374 Thrombozytenkonzentrate	95.499,21 €
		ZP58.46	8-800.mf	374 oder mehr Thrombozytenkonzentrate	100.819,50 €
ZP59	Gabe von Apherese-Thrombozyten-konzentraten			Transfusion von Vollblut, Erythrozytenkonzentrat und Thrombozytenkonzentrat: Apherese-Thrombozytenkonzentrat	
		ZP59.01[4)]	8-800.f0	1 Apherese-Thrombozytenkonzentrat	353,01 €
		ZP59.02	8-800.f1	2 Apherese-Thrombozytenkonzentrate	706,02 €
		ZP59.03	8-800.f2	3 Apherese-Thrombozytenkonzentrate	1.059,03 €
		ZP59.04	8-800.f3	4 Apherese-Thrombozytenkonzentrate	1.412,04 €
		ZP59.05	8-800.f4	5 Apherese-Thrombozytenkonzentrate	1.765,05 €
		ZP59.06	8-800.f5	6 bis unter 8 Apherese-Thrombozytenkonzentrate	2.255,74 €
		ZP59.07	8-800.f6	8 bis unter 10 Apherese-Thrombozytenkonzentrate	2.979,41 €
		ZP59.08	8-800.f7	10 bis unter 12 Apherese-Thrombozytenkonzentrate	3.681,90 €
		ZP59.09	8-800.f8	12 bis unter 14 Apherese-Thrombozytenkonzentrate	4.398,51 €
		ZP59.10	8-800.f9	14 bis unter 16 Apherese-Thrombozytenkonzentrate	5.104,53 €
		ZP59.11	8-800.fa	16 bis unter 18 Apherese-Thrombozytenkonzentrate	5.814,08 €
		ZP59.12	8-800.fb	18 bis unter 20 Apherese-Thrombozytenkonzentrate	6.509,51 €
		ZP59.13	8-800.fc	20 bis unter 24 Apherese-Thrombozytenkonzentrate	7.413,21 €
		ZP59.14	8-800.fd	24 bis unter 28 Apherese-Thrombozytenkonzentrate	8.825,26 €
		ZP59.15	8-800.fe	28 bis unter 32 Apherese-Thrombozytenkonzentrate	10.237,30 €
		ZP59.16	8-800.ff	32 bis unter 36 Apherese-Thrombozytenkonzentrate	11.649,34 €
		ZP59.17	8-800.fg	36 bis unter 40 Apherese-Thrombozytenkonzentrate	13.061,38 €
		ZP59.18	8-800.fh	40 bis unter 46 Apherese-Thrombozytenkonzentrate	14.649,92 €
		ZP59.19	8-800.fj	46 bis unter 52 Apherese-Thrombozytenkonzentrate	16.767,98 €
		ZP59.20	8-800.fk	52 bis unter 58 Apherese-Thrombozytenkonzentrate	18.886,05 €
		ZP59.21	8-800.fm	58 bis unter 64 Apherese-Thrombozytenkonzentrate	21.004,11 €
		ZP59.22	8-800.fn	64 bis unter 70 Apherese-Thrombozytenkonzentrate	23.122,17 €
		ZP59.23	8-800.fp	70 bis unter 78 Apherese-Thrombozytenkonzentrate	25.416,73 €
		ZP59.24	8-800.fq	78 bis unter 86 Apherese-Thrombozytenkonzentrate	28.240,82 €
		ZP59.25	8-800.fr	86 bis unter 94 Apherese-Thrombozytenkonzentrate	31.064,90 €
		ZP59.26	8-800.fs	94 bis unter 102 Apherese-Thrombozytenkonzentrate	33.888,98 €
		ZP59.27	8-800.ft	102 bis unter 110 Apherese-Thrombozytenkonzentrate	36.713,06 €
		ZP59.28	8-800.fu	110 bis unter 118 Apherese-Thrombozytenkonzentrate	39.537,14 €
		ZP59.29	8-800.fv	118 bis unter 126 Apherese-Thrombozytenkonzentrate	42.361,22 €
		ZP59.30		Siehe weitere Differenzierung ZP59.31 - ZP59.47	
		ZP59.31	8-800.fz	126 bis unter 134 Apherese-Thrombozytenkonzentrate	45.185,31 €
		ZP59.32	8-800.k0	134 bis unter 146 Apherese-Thrombozytenkonzentrate	48.362,40 €
		ZP59.33	8-800.k1	146 bis unter 158 Apherese-Thrombozytenkonzentrate	52.598,52 €
		ZP59.34	8-800.k2	158 bis unter 170 Apherese-Thrombozytenkonzentrate	56.834,64 €
		ZP59.35	8-800.k3	170 bis unter 182 Apherese-Thrombozytenkonzentrate	61.070,76 €

ZP	Bezeichnung	ZP$_D$	OPS Version 2019		Betrag
			OPS-Kode	OPS-Text	
1	2	3	4	5	6
		ZP59.36	8-800.k4	182 bis unter 194 Apherese-Thrombozytenkonzentrate	65.306,89 €
		ZP59.37	8-800.k5	194 bis unter 210 Apherese-Thrombozytenkonzentrate	69.896,02 €
		ZP59.38	8-800.k6	210 bis unter 226 Apherese-Thrombozytenkonzentrate	75.544,18 €
		ZP59.39	8-800.k7	226 bis unter 242 Apherese-Thrombozytenkonzentrate	81.192,35 €
		ZP59.40	8-800.k8	242 bis unter 258 Apherese-Thrombozytenkonzentrate	86.840,51 €
		ZP59.41	8-800.k9	258 bis unter 274 Apherese-Thrombozytenkonzentrate	92.488,67 €
		ZP59.42	8-800.ka	274 bis unter 294 Apherese-Thrombozytenkonzentrate	98.489,85 €
		ZP59.43	8-800.kb	294 bis unter 314 Apherese-Thrombozytenkonzentrate	105.550,05 €
		ZP59.44	8-800.kc	314 bis unter 334 Apherese-Thrombozytenkonzentrate	112.610,25 €
		ZP59.45	8-800.kd	334 bis unter 354 Apherese-Thrombozytenkonzentrate	119.670,46 €
		ZP59.46	8-800.ke	354 bis unter 374 Apherese-Thrombozytenkonzentrate	126.730,66 €
		ZP59.47	8-800.kf	374 oder mehr Apherese-Thrombozytenkonzentrate	133.790,87 €
ZP62	Gabe von Posaconazol, oral, Suspension			Applikation von Medikamenten, Liste 7: Posaconazol, oral, Suspension	
		ZP62.01[3)]	6-007.00	1.000 mg bis unter 2.000 mg	226,93 €
		ZP62.02[3)]	6-007.01	2.000 mg bis unter 3.000 mg	397,13 €
		ZP62.03	6-007.02	3.000 mg bis unter 4.200 mg	578,68 €
		ZP62.04	6-007.03	4.200 mg bis unter 5.400 mg	773,73 €
		ZP62.05	6-007.04	5.400 mg bis unter 6.600 mg	987,16 €
		ZP62.06	6-007.05	6.600 mg bis unter 7.800 mg	1.191,40 €
		ZP62.07	6-007.06	7.800 mg bis unter 9.000 mg	1.395,64 €
		ZP62.08	6-007.07	9.000 mg bis unter 11.400 mg	1.667,96 €
		ZP62.09	6-007.08	11.400 mg bis unter 13.800 mg	2.076,44 €
		ZP62.10	6-007.09	13.800 mg bis unter 16.200 mg	2.484,92 €
		ZP62.11	6-007.0a	16.200 mg bis unter 18.600 mg	2.893,40 €
		ZP62.12	6-007.0b	18.600 mg bis unter 21.000 mg	3.301,88 €
		ZP62.13	6-007.0c	21.000 mg bis unter 25.800 mg	3.846,52 €
		ZP62.14	6-007.0d	25.800 mg bis unter 30.600 mg	4.663,48 €
		ZP62.15	6-007.0e	30.600 mg bis unter 35.400 mg	5.480,44 €
		ZP62.16	6-007.0f	35.400 mg bis unter 40.200 mg	6.297,40 €
		ZP62.17	6-007.0g	40.200 mg bis unter 45.000 mg	7.114,36 €
		ZP62.18	6-007.0h	45.000 mg bis unter 54.600 mg	8.203,64 €
		ZP62.19	6-007.0j	54.600 mg bis unter 64.200 mg	9.837,56 €
		ZP62.20	6-007.0k	64.200 mg bis unter 73.800 mg	11.471,48 €
		ZP62.21	6-007.0m	73.800 mg bis unter 83.400 mg	13.105,40 €
		ZP62.22	6-007.0n	83.400 mg bis unter 93.000 mg	14.739,32 €
		ZP62.23	6-007.0p	93.000 mg oder mehr	16.373,24 €
ZP63	Gabe von Abatacept, intravenös			Applikation von Medikamenten, Liste 3: Abatacept, intravenös	
		ZP63.01[4)]	6-003.s0	125 mg bis unter 250 mg	302,48 €
		ZP63.02[4)]	6-003.s1	250 mg bis unter 500 mg	604,97 €
		ZP63.03	6-003.s2	500 mg bis unter 750 mg	907,45 €
		ZP63.04	6-003.s3	750 mg bis unter 1.000 mg	1.361,18 €
		ZP63.05	6-003.s4	1.000 mg bis unter 1.250 mg	1.814,90 €
		ZP63.06	6-003.s5	1.250 mg bis unter 1.500 mg	2.268,63 €
		ZP63.07	6-003.s6	1.500 mg bis unter 1.750 mg	2.722,35 €
		ZP63.08	6-003.s7	1.750 mg bis unter 2.000 mg	3.176,08 €
		ZP63.09	6-003.s8	2.000 mg bis unter 2.250 mg	3.629,80 €
		ZP63.10	6-003.s9	2.250 mg bis unter 2.500 mg	4.083,53 €
		ZP63.11	6-003.sa	2.500 mg bis unter 2.750 mg	4.537,25 €
		ZP63.12	6-003.sb	2.750 mg bis unter 3.000 mg	4.990,98 €
		ZP63.13	6-003.sc	3.000 mg oder mehr	5.444,70 €
ZP64	Gabe von Eculizumab, parenteral			Applikation von Medikamenten, Liste 3: Eculizumab, parenteral	
		ZP64.01	6-003.h0	300 mg bis unter 600 mg	5.572,20 €
		ZP64.02	6-003.h1	600 mg bis unter 900 mg	11.144,40 €
		ZP64.03	6-003.h2	900 mg bis unter 1.200 mg	16.716,60 €
		ZP64.04	6-003.h3	1.200 mg bis unter 1.500 mg	22.288,80 €
		ZP64.05	6-003.h4	1.500 mg bis unter 1.800 mg	27.861,00 €
		ZP64.06	6-003.h5	1.800 mg bis unter 2.100 mg	33.433,20 €
		ZP64.07	6-003.h6	2.100 mg bis unter 2.400 mg	39.005,40 €
		ZP64.08	6-003.h7	2.400 mg bis unter 2.700 mg	44.577,60 €
		ZP64.09	6-003.h8	2.700 mg bis unter 3.000 mg	50.149,80 €
		ZP64.10	6-003.h9	3.000 mg bis unter 3.300 mg	55.722,00 €
		ZP64.11	6-003.ha	3.300 mg bis unter 3.600 mg	61.294,20 €

ZP	Bezeichnung	ZP_D	OPS Version 2019		Betrag
			OPS-Kode	OPS-Text	
1	2	3	4	5	6
		ZP64.12	6-003.hb	3.600 mg bis unter 3.900 mg	66.866,40 €
		ZP64.13	6-003.hc	3.900 mg bis unter 4.200 mg	72.438,60 €
		ZP64.14	6-003.hd	4.200 mg bis unter 4.500 mg	78.010,80 €
		ZP64.15	6-003.he	4.500 mg bis unter 4.800 mg	83.583,00 €
		ZP64.16	6-003.hf	4.800 mg bis unter 5.100 mg	89.155,20 €
		ZP64.17	6-003.hg	5.100 mg bis unter 5.400 mg	94.727,40 €
		ZP64.18	6-003.hh	5.400 mg bis unter 5.700 mg	100.299,60 €
		ZP64.19	6-003.hj	5.700 mg bis unter 6.000 mg	105.871,80 €
		ZP64.20		Siehe weitere Differenzierung ZP64.21 bis ZP64.31	
		ZP64.21	6-003.hm	6.000 mg bis unter 6.600 mg	114.230,10 €
		ZP64.22	6-003.hn	6.600 mg bis unter 7.200 mg	125.374,50 €
		ZP64.23	6-003.hp	7.200 mg bis unter 7.800 mg	136.518,90 €
		ZP64.24	6-003.hq	7.800 mg bis unter 8.400 mg	147.663,30 €
		ZP64.25	6-003.hr	8.400 mg bis unter 9.600 mg	161.593,80 €
		ZP64.26	6-003.hs	9.600 mg bis unter 10.800 mg	183.882,60 €
		ZP64.27	6-003.ht	10.800 mg bis unter 13.200 mg	215.458,40 €
		ZP64.28	6-003.hu	13.200 mg bis unter 15.600 mg	260.036,00 €
		ZP64.29	6-003.hv	15.600 mg bis unter 20.400 mg	319.472,80 €
		ZP64.30	6-003.hw	20.400 mg bis unter 25.200 mg	408.628,00 €
		ZP64.31	6-003.hz	25.200 mg oder mehr	497.783,20 €
ZP65	Gabe von Ofatumumab, parenteral			Applikation von Medikamenten, Liste 6: Ofatumumab, parenteral	
		ZP65.01	6-006.40	300 mg bis unter 600 mg	901,92 €
		ZP65.02	6-006.41	600 mg bis unter 900 mg	1.803,84 €
		ZP65.03	6-006.42	900 mg bis unter 1.200 mg	2.705,76 €
		ZP65.04	6-006.43	1.200 mg bis unter 1.500 mg	3.607,68 €
		ZP65.05	6-006.44	1.500 mg bis unter 2.000 mg	4.509,60 €
		ZP65.06	6-006.45	2.000 mg bis unter 4.000 mg	6.012,80 €
		ZP65.07	6-006.46	4.000 mg bis unter 6.000 mg	12.025,60 €
		ZP65.08	6-006.47	6.000 mg bis unter 8.000 mg	18.038,40 €
		ZP65.09	6-006.48	8.000 mg bis unter 10.000 mg	24.051,20 €
		ZP65.10	6-006.49	10.000 mg bis unter 12.000 mg	30.064,00 €
		ZP65.11	6-006.4a	12.000 mg bis unter 14.000 mg	36.076,80 €
		ZP65.12	6-006.4b	14.000 mg bis unter 16.000 mg	42.089,60 €
		ZP65.13	6-006.4c	16.000 mg bis unter 18.000 mg	48.102,40 €
		ZP65.14	6-006.4d	18.000 mg bis unter 20.000 mg	54.115,20 €
		ZP65.15	6-006.4e	20.000 mg bis unter 22.000 mg	60.128,00 €
		ZP65.16	6-006.4f	22.000 mg bis unter 24.000 mg	66.140,80 €
		ZP65.17	6-006.4g	24.000 mg oder mehr	72.153,60 €
ZP66	Gabe von Decitabine, parenteral			Applikation von Medikamenten, Liste 4: Decitabine, parenteral	
		ZP66.01	6-004.40	30 mg bis unter 60 mg	1.044,16 €
		ZP66.02	6-004.41	60 mg bis unter 90 mg	1.930,06 €
		ZP66.03	6-004.42	90 mg bis unter 120 mg	2.757,23 €
		ZP66.04	6-004.43	120 mg bis unter 150 mg	3.584,40 €
		ZP66.05	6-004.44	150 mg bis unter 180 mg	4.411,57 €
		ZP66.06	6-004.45	180 mg bis unter 210 mg	5.238,74 €
		ZP66.07	6-004.46	210 mg bis unter 240 mg	6.065,91 €
		ZP66.08	6-004.47	240 mg bis unter 270 mg	6.893,08 €
		ZP66.09	6-004.48	270 mg bis unter 300 mg	7.720,24 €
		ZP66.10	6-004.49	300 mg bis unter 330 mg	8.547,41 €
		ZP66.11	6-004.4a	330 mg bis unter 360 mg	9.374,58 €
		ZP66.12	6-004.4b	360 mg bis unter 390 mg	10.201,75 €
		ZP66.13	6-004.4c	390 mg bis unter 420 mg	11.028,92 €
		ZP66.14	6-004.4d	420 mg bis unter 450 mg	11.856,09 €
		ZP66.15	6-004.4e	450 mg bis unter 480 mg	12.683,26 €
		ZP66.16	6-004.4f	480 mg bis unter 510 mg	13.510,43 €
		ZP66.17	6-004.4g	510 mg oder mehr	14.337,60 €
ZP67	Gabe von Tocilizumab, intravenös			Applikation von Medikamenten, Liste 5: Tocilizumab, intravenös	
		ZP67.01[4)]	6-005.m0	80 mg bis unter 200 mg	320,53 €
		ZP67.02[4)]	6-005.m1	200 mg bis unter 320 mg	641,06 €
		ZP67.03	6-005.m2	320 mg bis unter 480 mg	961,60 €
		ZP67.04	6-005.m3	480 mg bis unter 640 mg	1.388,97 €
		ZP67.05	6-005.m4	640 mg bis unter 800 mg	1.815,71 €

ZP	Bezeichnung	ZP_D	OPS Version 2019		Betrag
			OPS-Kode	OPS-Text	
1	2	3	4	5	6
		ZP67.06	6-005.m5	800 mg bis unter 960 mg	2.243,72 €
		ZP67.07	6-005.m6	960 mg bis unter 1.120 mg	2.671,10 €
		ZP67.08	6-005.m7	1.120 mg bis unter 1.280 mg	3.098,48 €
		ZP67.09	6-005.m8	1.280 mg bis unter 1.440 mg	3.525,85 €
		ZP67.10	6-005.m9	1.440 mg bis unter 1.600 mg	3.953,23 €
		ZP67.11	6-005.ma	1.600 mg bis unter 1.760 mg	4.380,60 €
		ZP67.12	6-005.mb	1.760 mg bis unter 1.920 mg	4.807,98 €
		ZP67.13	6-005.mc	1.920 mg bis unter 2.080 mg	5.235,36 €
		ZP67.14	6-005.md	2.080 mg oder mehr	5.662,73 €
ZP68	Gabe von Lipegfilgrastim, parenteral			Applikation von Medikamenten, Liste 7: Lipegfilgrastim, parenteral	
		ZP68.01[4)]	6-007.70	1 mg bis unter 3 mg	130,90 €
		ZP68.02[4)]	6-007.71	3 mg bis unter 6 mg	314,15 €
		ZP68.03	6-007.72	6 mg bis unter 12 mg	280,11 €
		ZP68.04	6-007.73	12 mg bis unter 18 mg	751,34 €
		ZP68.05	6-007.74	18 mg bis unter 24 mg	1.222,57 €
		ZP68.06	6-007.75	24 mg bis unter 30 mg	1.693,81 €
		ZP68.07	6-007.76	30 mg oder mehr	2.165,04 €
ZP69	Gabe von pathogen-inaktivierten Thrombozyten-konzentraten			Transfusion von Vollblut, Erythrozytenkonzentrat und Thrombozytenkonzentrat: Pathogeninaktiviertes Thrombozytenkonzentrat	
		ZP69.01[4)]	8-800.h1	2 pathogeninaktivierte Thrombozytenkonzentrate	644,17 €
		ZP69.02[4)]	8-800.h2	3 pathogeninaktivierte Thrombozytenkonzentrate	966,26 €
		ZP69.03	8-800.h3	4 pathogeninaktivierte Thrombozytenkonzentrate	1.288,35 €
		ZP69.04	8-800.h4	5 pathogeninaktivierte Thrombozytenkonzentrate	1.610,43 €
		ZP69.05	8-800.h5	6 bis unter 8 pathogeninaktivierte Thrombozytenkonzentrate	2.093,56 €
		ZP69.06	8-800.h6	8 bis unter 10 pathogeninaktivierte Thrombozytenkonzentrate	2.737,74 €
		ZP69.07	8-800.h7	10 bis unter 12 pathogeninaktivierte Thrombozytenkonzentrate	3.381,91 €
		ZP69.08	8-800.h8	12 bis unter 14 pathogeninaktivierte Thrombozytenkonzentrate	4.026,09 €
		ZP69.09	8-800.h9	14 bis unter 16 pathogeninaktivierte Thrombozytenkonzentrate	4.670,26 €
		ZP69.10	8-800.ha	16 bis unter 18 pathogeninaktivierte Thrombozytenkonzentrate	5.314,43 €
		ZP69.11	8-800.hb	18 bis unter 20 pathogeninaktivierte Thrombozytenkonzentrate	5.958,61 €
		ZP69.12	8-800.hc	20 bis unter 24 pathogeninaktivierte Thrombozytenkonzentrate	6.763,82 €
		ZP69.13	8-800.hd	24 bis unter 28 pathogeninaktivierte Thrombozytenkonzentrate	8.052,17 €
		ZP69.14	8-800.he	28 bis unter 32 pathogeninaktivierte Thrombozytenkonzentrate	9.340,52 €
		ZP69.15	8-800.hf	32 bis unter 36 pathogeninaktivierte Thrombozytenkonzentrate	10.628,86 €
		ZP69.16	8-800.hg	36 bis unter 40 pathogeninaktivierte Thrombozytenkonzentrate	11.917,21 €
		ZP69.17	8-800.hh	40 bis unter 46 pathogeninaktivierte Thrombozytenkonzentrate	13.366,60 €
		ZP69.18	8-800.hj	46 bis unter 52 pathogeninaktivierte Thrombozytenkonzentrate	15.299,12 €
		ZP69.19	8-800.hk	52 bis unter 58 pathogeninaktivierte Thrombozytenkonzentrate	17.231,64 €
		ZP69.20	8-800.hm	58 bis unter 64 pathogeninaktivierte Thrombozytenkonzentrate	19.164,16 €
		ZP69.21	8-800.hn	64 bis unter 70 pathogeninaktivierte Thrombozytenkonzentrate	21.096,69 €
		ZP69.22	8-800.hp	70 bis unter 78 pathogeninaktivierte Thrombozytenkonzentrate	23.190,25 €
		ZP69.23	8-800.hq	78 bis unter 86 pathogeninaktivierte Thrombozytenkonzentrate	25.766,94 €
		ZP69.24	8-800.hr	86 bis unter 94 pathogeninaktivierte Thrombozytenkonzentrate	28.343,64 €

ZP	Bezeichnung	ZP_D	OPS Version 2019		Betrag
			OPS-Kode	OPS-Text	
1	2	3	4	5	6
		ZP69.25	8-800.hs	94 bis unter 102 pathogeninaktivierte Thrombozytenkonzentrate	30.920,33 €
		ZP69.26	8-800.ht	102 bis unter 110 pathogeninaktivierte Thrombozytenkonzentrate	33.497,03 €
		ZP69.27	8-800.hu	110 bis unter 118 pathogeninaktivierte Thrombozytenkonzentrate	36.073,72 €
		ZP69.28	8-800.hv	118 bis unter 126 pathogeninaktivierte Thrombozytenkonzentrate	38.650,42 €
		ZP69.29	8-800.hz	126 bis unter 134 pathogeninaktivierte Thrombozytenkonzentrate	41.227,11 €
		ZP69.30	8-800.n0	134 bis unter 146 pathogeninaktivierte Thrombozytenkonzentrate	44.125,89 €
		ZP69.31	8-800.n1	146 bis unter 158 pathogeninaktivierte Thrombozytenkonzentrate	47.990,93 €
		ZP69.32	8-800.n2	158 bis unter 170 pathogeninaktivierte Thrombozytenkonzentrate	51.855,97 €
		ZP69.33	8-800.n3	170 bis unter 182 pathogeninaktivierte Thrombozytenkonzentrate	55.721,02 €
		ZP69.34	8-800.n4	182 bis unter 194 pathogeninaktivierte Thrombozytenkonzentrate	59.586,06 €
		ZP69.35	8-800.n5	194 bis unter 210 pathogeninaktivierte Thrombozytenkonzentrate	63.773,19 €
		ZP69.36	8-800.n6	210 bis unter 226 pathogeninaktivierte Thrombozytenkonzentrate	68.926,58 €
		ZP69.37	8-800.n7	226 bis unter 242 pathogeninaktivierte Thrombozytenkonzentrate	74.079,96 €
		ZP69.38	8-800.n8	242 bis unter 258 pathogeninaktivierte Thrombozytenkonzentrate	79.233,35 €
		ZP69.39	8-800.n9	258 bis unter 274 pathogeninaktivierte Thrombozytenkonzentrate	84.386,74 €
		ZP69.40	8-800.na	274 bis unter 294 pathogeninaktivierte Thrombozytenkonzentrate	89.862,22 €
		ZP69.41	8-800.nb	294 bis unter 314 pathogeninaktivierte Thrombozytenkonzentrate	96.303,95 €
		ZP69.42	8-800.nc	314 bis unter 334 pathogeninaktivierte Thrombozytenkonzentrate	102.745,69 €
		ZP69.43	8-800.nd	334 bis unter 354 pathogeninaktivierte Thrombozytenkonzentrate	109.187,43 €
		ZP69.44	8-800.ne	354 bis unter 374 pathogeninaktivierte Thrombozytenkonzentrate	115.629,16 €
		ZP69.45	8-800.nf	374 oder mehr pathogeninaktivierte Thrombozytenkonzentrate	122.070,90 €
ZP70	Gabe von pathogen-inaktivierten Apherese-Thrombozyten-konzentraten			Transfusion von Vollblut, Erythrozytenkonzentrat und Thrombozytenkonzentrat: Pathogeninaktiviertes Apherese-Thrombozytenkonzentrat	
		ZP70.01[4)]	8-800.d0	1 pathogeninaktiviertes Apherese-Thrombozytenkonzentrat	415,69 €
		ZP70.02	8-800.d1	2 pathogeninaktivierte Apherese-Thrombozytenkonzentrate	831,38 €
		ZP70.03	8-800.d2	3 pathogeninaktivierte Apherese-Thrombozytenkonzentrate	1.247,06 €
		ZP70.04	8-800.d3	4 pathogeninaktivierte Apherese-Thrombozytenkonzentrate	1.662,75 €
		ZP70.05	8-800.d4	5 pathogeninaktivierte Apherese-Thrombozytenkonzentrate	2.078,44 €
		ZP70.06	8-800.d5	6 bis unter 8 pathogeninaktivierte Apherese-Thrombozytenkonzentrate	2.701,97 €
		ZP70.07	8-800.d6	8 bis unter 10 pathogeninaktivierte Apherese-Thrombozytenkonzentrate	3.533,35 €
		ZP70.08	8-800.d7	10 bis unter 12 pathogeninaktivierte Apherese-Thrombozytenkonzentrate	4.364,72 €
		ZP70.09	8-800.d8	12 bis unter 14 pathogeninaktivierte Apherese-Thrombozytenkonzentrate	5.196,10 €

ZP	Bezeichnung	ZP_D	OPS Version 2019		Betrag
			OPS-Kode	OPS-Text	
1	2	3	4	5	6
		ZP70.10	8-800.d9	14 bis unter 16 pathogeninaktivierte Apherese-Thrombozytenkonzentrate	6.027,47 €
		ZP70.11	8-800.da	16 bis unter 18 pathogeninaktivierte Apherese-Thrombozytenkonzentrate	6.858,85 €
		ZP70.12	8-800.db	18 bis unter 20 pathogeninaktivierte Apherese-Thrombozytenkonzentrate	7.690,22 €
		ZP70.13	8-800.dc	20 bis unter 24 pathogeninaktivierte Apherese-Thrombozytenkonzentrate	8.729,44 €
		ZP70.14	8-800.dd	24 bis unter 28 pathogeninaktivierte Apherese-Thrombozytenkonzentrate	10.392,20 €
		ZP70.15	8-800.de	28 bis unter 32 pathogeninaktivierte Apherese-Thrombozytenkonzentrate	12.054,95 €
		ZP70.16	8-800.df	32 bis unter 36 pathogeninaktivierte Apherese-Thrombozytenkonzentrate	13.717,70 €
		ZP70.17	8-800.dg	36 bis unter 40 pathogeninaktivierte Apherese-Thrombozytenkonzentrate	15.380,45 €
		ZP70.18	8-800.dh	40 bis unter 46 pathogeninaktivierte Apherese-Thrombozytenkonzentrate	17.251,04 €
		ZP70.19	8-800.dj	46 bis unter 52 pathogeninaktivierte Apherese-Thrombozytenkonzentrate	19.745,17 €
		ZP70.20	8-800.dk	52 bis unter 58 pathogeninaktivierte Apherese-Thrombozytenkonzentrate	22.239,30 €
		ZP70.21	8-800.dm	58 bis unter 64 pathogeninaktivierte Apherese-Thrombozytenkonzentrate	24.733,42 €
		ZP70.22	8-800.dn	64 bis unter 70 pathogeninaktivierte Apherese-Thrombozytenkonzentrate	27.227,55 €
		ZP70.23	8-800.dp	70 bis unter 78 pathogeninaktivierte Apherese-Thrombozytenkonzentrate	29.929,52 €
		ZP70.24	8-800.dq	78 bis unter 86 pathogeninaktivierte Apherese-Thrombozytenkonzentrate	33.255,02 €
		ZP70.25	8-800.dr	86 bis unter 94 pathogeninaktivierte Apherese-Thrombozytenkonzentrate	36.580,53 €
		ZP70.26	8-800.ds	94 bis unter 102 pathogeninaktivierte Apherese-Thrombozytenkonzentrate	39.906,03 €
		ZP70.27	8-800.dt	102 bis unter 110 pathogeninaktivierte Apherese-Thrombozytenkonzentrate	43.231,53 €
		ZP70.28	8-800.du	110 bis unter 118 pathogeninaktivierte Apherese-Thrombozytenkonzentrate	46.557,03 €
		ZP70.29	8-800.dv	118 bis unter 126 pathogeninaktivierte Apherese-Thrombozytenkonzentrate	49.882,54 €
		ZP70.30	8-800.dz	126 bis unter 134 pathogeninaktivierte Apherese-Thrombozytenkonzentrate	53.208,04 €
		ZP70.31	8-800.j0	134 bis unter 146 pathogeninaktivierte Apherese-Thrombozytenkonzentrate	56.949,23 €
		ZP70.32	8-800.j1	146 bis unter 158 pathogeninaktivierte Apherese-Thrombozytenkonzentrate	61.937,48 €
		ZP70.33	8-800.j2	158 bis unter 170 pathogeninaktivierte Apherese-Thrombozytenkonzentrate	66.925,74 €
		ZP70.34	8-800.j3	170 bis unter 182 pathogeninaktivierte Apherese-Thrombozytenkonzentrate	71.913,99 €
		ZP70.35	8-800.j4	182 bis unter 194 pathogeninaktivierte Apherese-Thrombozytenkonzentrate	76.902,24 €
		ZP70.36	8-800.j5	194 bis unter 210 pathogeninaktivierte Apherese-Thrombozytenkonzentrate	82.306,18 €
		ZP70.37	8-800.j6	210 bis unter 226 pathogeninaktivierte Apherese-Thrombozytenkonzentrate	88.957,19 €
		ZP70.38	8-800.j7	226 bis unter 242 pathogeninaktivierte Apherese-Thrombozytenkonzentrate	95.608,19 €
		ZP70.39	8-800.j8	242 bis unter 258 pathogeninaktivierte Apherese-Thrombozytenkonzentrate	102.259,20 €
		ZP70.40	8-800.j9	258 bis unter 274 pathogeninaktivierte Apherese-Thrombozytenkonzentrate	108.910,20 €
		ZP70.41	8-800.ja	274 bis unter 294 pathogeninaktivierte Apherese-Thrombozytenkonzentrate	115.976,90 €

ZP	Bezeichnung	ZP_D	OPS Version 2019		Betrag
			OPS-Kode	OPS-Text	
1	2	3	4	5	6
		ZP70.42	8-800.jb	294 bis unter 314 pathogeninaktivierte Apherese-Thrombozytenkonzentrate	124.290,65 €
		ZP70.43	8-800.jc	314 bis unter 334 pathogeninaktivierte Apherese-Thrombozytenkonzentrate	132.604,41 €
		ZP70.44	8-800.jd	334 bis unter 354 pathogeninaktivierte Apherese-Thrombozytenkonzentrate	140.918,16 €
		ZP70.45	8-800.je	354 bis unter 374 pathogeninaktivierte Apherese-Thrombozytenkonzentrate	149.231,92 €
		ZP70.46	8-800.jf	374 oder mehr pathogeninaktivierte Apherese-Thrombozytenkonzentrate	157.545,68 €
ZP71	Gabe von Posaconazol, oral, Tabletten			Applikation von Medikamenten, Liste 7: Posaconazol, oral, Tabletten	
		ZP71.01[3)]	6-007.p0	600 mg bis unter 900 mg	269,71 €
		ZP71.02[3)]	6-007.p1	900 mg bis unter 1.200 mg	385,30 €
		ZP71.03[3)]	6-007.p2	1.200 mg bis unter 1.500 mg	500,89 €
		ZP71.04	6-007.p3	1.500 mg bis unter 2.100 mg	655,01 €
		ZP71.05	6-007.p4	2.100 mg bis unter 2.700 mg	878,63 €
		ZP71.06	6-007.p5	2.700 mg bis unter 3.300 mg	1.113,33 €
		ZP71.07	6-007.p6	3.300 mg bis unter 3.900 mg	1.338,34 €
		ZP71.08	6-007.p7	3.900 mg bis unter 4.500 mg	1.571,19 €
		ZP71.09	6-007.p8	4.500 mg bis unter 5.700 mg	1.887,97 €
		ZP71.10	6-007.p9	5.700 mg bis unter 6.900 mg	2.350,33 €
		ZP71.11	6-007.pa	6.900 mg bis unter 8.100 mg	2.812,69 €
		ZP71.12	6-007.pb	8.100 mg bis unter 9.300 mg	3.275,05 €
		ZP71.13	6-007.pc	9.300 mg bis unter 10.500 mg	3.737,41 €
		ZP71.14	6-007.pd	10.500 mg bis unter 12.900 mg	4.353,89 €
		ZP71.15	6-007.pe	12.900 mg bis unter 15.300 mg	5.278,61 €
		ZP71.16	6-007.pf	15.300 mg bis unter 17.700 mg	6.203,33 €
		ZP71.17	6-007.pg	17.700 mg bis unter 20.100 mg	7.128,05 €
		ZP71.18	6-007.ph	20.100 mg bis unter 22.500 mg	8.052,77 €
		ZP71.19	6-007.pj	22.500 mg bis unter 27.300 mg	9.285,73 €
		ZP71.20	6-007.pk	27.300 mg bis unter 32.100 mg	11.135,17 €
		ZP71.21	6-007.pm	32.100 mg bis unter 36.900 mg	12.984,61 €
		ZP71.22	6-007.pn	36.900 mg bis unter 41.700 mg	14.834,05 €
		ZP71.23	6-007.pp	41.700 mg bis unter 46.500 mg	16.683,49 €
		ZP71.24	6-007.pq	46.500 mg oder mehr	18.532,93 €
ZP72	Gabe von Ipilimumab, parenteral			Applikation von Medikamenten, Liste 6: Ipilimumab, parenteral	
		ZP72.01	6-006.h0	50 mg bis unter 60 mg	3.923,14 €
		ZP72.02	6-006.h1	60 mg bis unter 70 mg	4.658,73 €
		ZP72.03	6-006.h2	70 mg bis unter 80 mg	5.394,32 €
		ZP72.04	6-006.h3	80 mg bis unter 90 mg	6.129,91 €
		ZP72.05	6-006.h4	90 mg bis unter 100 mg	6.865,50 €
		ZP72.06	6-006.h5	100 mg bis unter 110 mg	7.601,09 €
		ZP72.07	6-006.h6	110 mg bis unter 120 mg	8.336,68 €
		ZP72.08	6-006.h7	120 mg bis unter 140 mg	9.317,46 €
		ZP72.09	6-006.h8	140 mg bis unter 160 mg	10.788,64 €
		ZP72.10	6-006.h9	160 mg bis unter 180 mg	12.259,82 €
		ZP72.11	6-006.ha	180 mg bis unter 200 mg	13.690,78 €
		ZP72.12	6-006.hb	200 mg bis unter 220 mg	15.202,17 €
		ZP72.13	6-006.hc	220 mg bis unter 240 mg	16.673,35 €
		ZP72.14	6-006.hd	240 mg bis unter 260 mg	18.144,53 €
		ZP72.15	6-006.he	260 mg bis unter 300 mg	20.106,10 €
		ZP72.16	6-006.hf	300 mg bis unter 340 mg	22.816,50 €
		ZP72.17	6-006.hg	340 mg bis unter 380 mg	25.990,81 €
		ZP72.18	6-006.hh	380 mg bis unter 420 mg	28.933,17 €
		ZP72.19	6-006.hj	420 mg bis unter 460 mg	31.875,52 €
		ZP72.20	6-006.hk	460 mg bis unter 500 mg	34.817,88 €
		ZP72.21	6-006.hm	500 mg bis unter 580 mg	38.741,02 €
		ZP72.22	6-006.hn	580 mg bis unter 660 mg	44.625,73 €
		ZP72.23	6-006.hp	660 mg bis unter 740 mg	50.510,44 €
		ZP72.24	6-006.hq	740 mg bis unter 820 mg	56.395,16 €

ZP	Bezeichnung	ZP_D	OPS Version 2019		Betrag
			OPS-Kode	OPS-Text	
1	2	3	4	5	6
		ZP72.25	6-006.hr	820 mg bis unter 900 mg	62.279,87 €
		ZP72.26	6-006.hs	900 mg bis unter 980 mg	68.164,58 €
		ZP72.27	6-006.ht	980 mg bis unter 1.060 mg	74.049,29 €
		ZP72.28	6-006.hu	1.060 mg bis unter 1.140 mg	79.934,00 €
		ZP72.29	6-006.hv	1.140 mg bis unter 1.220 mg	85.818,72 €
		ZP72.30	6-006.hw	1.220 mg oder mehr	91.703,43 €

Fußnoten:

1) Dieses Zusatzentgelt ist nur abrechenbar für Patienten mit einem Alter < 3 Jahre.
2) Dieses Zusatzentgelt ist nur abrechenbar für Patienten mit einem Alter < 5 Jahre.
3) Dieses Zusatzentgelt ist nur abrechenbar für Patienten mit einem Alter < 10 Jahre.
4) Dieses Zusatzentgelt ist nur abrechenbar für Patienten mit einem Alter < 15 Jahre.

Anlage 4
Zusatzentgelte-Katalog - unbewertete Entgelte

Für die nachfolgend aufgeführten Leistungen sind krankenhausindividuelle Entgelte nach § 6 Abs. 1 Satz 1 BPflV zu vereinbaren, soweit diese als Krankenhausleistung erbracht werden dürfen.

ZP [1]	Bezeichnung	OPS Version 2019	
		OPS-Kode	OPS-Text
1	2	3	4
ZP2019-01 [3]	Elektrokonvulsionstherapie [EKT]	8-630*	Elektrokonvulsionstherapie [EKT]
ZP2019-02 [3]	Strahlentherapie	8-52*	Strahlentherapie
ZP2019-03 [2], [3]	Gabe von Sargramostim, parenteral	6-001.4*	Applikation von Medikamenten, Liste 1: Sargramostim, parenteral
ZP2019-04 [3]	Gabe von Granulozytenkonzentraten	8-802.6*	Transfusion von Leukozyten: Granulozyten
ZP2019-05 [2] [3]	Gabe von Anti-Human-T-Lymphozyten-Immunglobulin, parenteral	8-812.3	Transfusion von Plasma und anderen Plasmabestandteilen und gentechnisch hergestellten Plasmaproteinen: Anti-Human-T-Lymphozyten-Immunglobulin vom Kaninchen, parenteral
		8-812.4	Transfusion von Plasma und anderen Plasmabestandteilen und gentechnisch hergestellten Plasmaproteinen: Anti-Human-T-Lymphozyten-Immunglobulin vom Pferd, parenteral
ZP2019-06 [3]	Gabe von Bosentan, oral	6-002.f*	Applikation von Medikamenten, Liste 2: Bosentan, oral
ZP2019-07 [3]	Gabe von Jod-131-MIBG (Metajodobenzylguanidin), parenteral	6-002.g*	Applikation von Medikamenten, Liste 2: Jod-131-Metajodobenzylguanidin (MIBG), parenteral
ZP2019-08 [3]	Gabe von Alpha-1-Proteinaseninhibitor human, parenteral	8-812.0*	Transfusion von Plasma und anderen Plasmabestandteilen und gentechnisch hergestellten Plasmaproteinen: Alpha-1-Proteinaseninhibitor human, parenteral
ZP2019-09 [3]	Gabe von Interferon alfa-2a (nicht pegylierte Form), parenteral	8-812.1*	Transfusion von Plasma und anderen Plasmabestandteilen und gentechnisch hergestellten Plasmaproteinen: Interferon alfa-2a, parenteral
ZP2019-10 [3]	Gabe von Interferon alfa-2b (nicht pegylierte Form), parenteral	8-812.2*	Transfusion von Plasma und anderen Plasmabestandteilen und gentechnisch hergestellten Plasmaproteinen: Interferon alfa-2b, parenteral
ZP2019-11 [3]	Gabe von Hämin, parenteral	6-004.1*	Applikation von Medikamenten, Liste 4: Hämin, parenteral
ZP2019-12 [3]	Radioimmuntherapie mit 90Y-Ibritumomab-Tiuxetan, parenteral	6-003.6	Applikation von Medikamenten, Liste 3: Radioimmuntherapie mit 90Y-Ibritumomab-Tiuxetan, parenteral
ZP2019-13 [3]	Radiorezeptortherapie mit DOTA-konjugierten Somatostatinanaloga	8-530.60	Therapie mit offenen Radionukliden: Intravenöse Therapie mit radioaktiven rezeptorgerichteten Substanzen: Radiorezeptortherapie mit DOTA-konjugierten Somatostatinanaloga
		8-530.a0	Therapie mit offenen Radionukliden: Intraarterielle Therapie mit offenen Radionukliden: Intraarterielle Radiorezeptortherapie mit DOTA-konjugierten Somatostatinanaloga
ZP2019-14 [3]	Gabe von Sunitinib, oral	6-003.a*	Applikation von Medikamenten, Liste 3: Sunitinib, oral
ZP2019-15 [3]	Gabe von Sorafenib, oral	6-003.b*	Applikation von Medikamenten, Liste 3: Sorafenib, oral
ZP2019-16 [3]	Gabe von Lenalidomid, oral	6-003.g*	Applikation von Medikamenten, Liste 3: Lenalidomid, oral
ZP2019-18 [3]	Gabe von Nelarabin, parenteral	6-003.e*	Applikation von Medikamenten, Liste 3: Nelarabin, parenteral
ZP2019-19 [3]	Gabe von Ambrisentan, oral	6-004.2*	Applikation von Medikamenten, Liste 4: Ambrisentan, oral
ZP2019-20 [3]	Gabe von Temsirolimus, parenteral	6-004.e*	Applikation von Medikamenten, Liste 4: Temsirolimus, parenteral
ZP2019-21 [3]	Gabe von Dasatinib, oral	6-004.3*	Applikation von Medikamenten, Liste 4: Dasatinib, oral
ZP2019-26 [3]	Gabe von Paliperidon, intramuskulär	6-006.a*	Applikation von Medikamenten, Liste 6: Paliperidon, intramuskulär
ZP2019-27 [3]	Gabe von Mifamurtid, parenteral	6-005.g*	Applikation von Medikamenten, Liste 5: Mifamurtid, parenteral
ZP2019-29 [3]	Gabe von Rituximab, subkutan	6-001.j*	Applikation von Medikamenten, Liste 1: Rituximab, subkutan
ZP2019-30 [3]	Gabe von Trastuzumab, subkutan	6-001.m*	Applikation von Medikamenten, Liste 1: Trastuzumab, subkutan
ZP2019-32 [3]	Gabe von Abatacept, subkutan	6-003.t*	Applikation von Medikamenten, Liste 3: Abatacept, subkutan

ZP [1]	Bezeichnung	OPS Version 2019	
		OPS-Kode	OPS-Text
1	2	3	4
ZP2019-33 [3]	Gabe von Tocilizumab, subkutan	6-005.n*	Applikation von Medikamenten, Liste 5: Tocilizumab, subkutan
ZP2019-34 [3]	Gabe von Nab-Paclitaxel, parenteral	6-005.d*	Applikation von Medikamenten, Liste 5: Nab-Paclitaxel, parenteral
ZP2019-35 [3]	Gabe von Abirateronacetat, oral	6-006.2*	Applikation von Medikamenten, Liste 6: Abirateronacetat, oral
ZP2019-36 [3]	Gabe von Cabazitaxel, parenteral	6-006.1*	Applikation von Medikamenten, Liste 6: Cabazitaxel, parenteral
ZP2019-38 [3]	Gabe von Pemetrexed, parenteral	6-001.c*	Applikation von Medikamenten, Liste 1: Pemetrexed, parenteral
ZP2019-39 [3]	Gabe von Etanercept, parenteral	6-002.b*	Applikation von Medikamenten, Liste 2: Etanercept, parenteral
ZP2019-40 [3]	Gabe von Imatinib, oral	6-001.g*	Applikation von Medikamenten, Liste 1: Imatinib, oral
ZP2019-41 [3]	Gabe von Caspofungin, parenteral	6-002.p*	Applikation von Medikamenten, Liste 2: Caspofungin, parenteral
ZP2019-42 [3]	Gabe von Voriconazol, oral	6-002.5*	Applikation von Medikamenten, Liste 2: Voriconazol, oral
ZP2019-43 [3]	Gabe von Voriconazol, parenteral	6-002.r*	Applikation von Medikamenten, Liste 2: Voriconazol, parenteral
ZP2019-45 [3]	Gabe von L-Asparaginase aus Erwinia chrysanthemi [Erwinase], parenteral	6-003.r*	Applikation von Medikamenten, Liste 3: L-Asparaginase aus Erwinia chrysanthemi [Erwinase], parenteral
ZP2019-46 [3]	Gabe von nicht pegylierter Asparaginase, parenteral	6-003.n*	Applikation von Medikamenten, Liste 3: Nicht pegylierte Asparaginase, parenteral
ZP2019-47 [3]	Gabe von pegylierter Asparaginase, parenteral	6-003.p*	Applikation von Medikamenten, Liste 3: Pegylierte Asparaginase, parenteral
ZP2019-48 [3]	Gabe von Belimumab, parenteral	6-006.6*	Applikation von Medikamenten, Liste 6: Belimumab, parenteral
ZP2019-49 [3]	Gabe von Defibrotid, parenteral	6-005.k*	Applikation von Medikamenten, Liste 5: Defibrotid, parenteral
ZP2019-50 [3]	Gabe von Thiotepa, parenteral	6-007.n*	Applikation von Medikamenten, Liste 7: Thiotepa, parenteral
ZP2019-51 [3]	Gabe von Brentuximabvedotin, parenteral	6-006.b*	Applikation von Medikamenten, Liste 6: Brentuximabvedotin, parenteral
ZP2019-52 [3]	Gabe von Enzalutamid, oral	6-007.6*	Applikation von Medikamenten, Liste 7: Enzalutamid, oral
ZP2019-53 [3]	Gabe von Aflibercept, intravenös	6-007.3*	Applikation von Medikamenten, Liste 7: Aflibercept, intravenös
ZP2019-54 [3]	Gabe von Eltrombopag, oral	6-006.0*	Applikation von Medikamenten, Liste 6: Eltrombopag, oral
ZP2019-55 [3]	Gabe von Obinutuzumab, parenteral	6-007.j*	Applikation von Medikamenten, Liste 7: Obinutuzumab, parenteral
ZP2019-56 [3]	Gabe von Ibrutinib, oral	6-007.e*	Applikation von Medikamenten, Liste 7: Ibrutinib, oral
ZP2019-57 [3]	Gabe von Ramucirumab, parenteral	6-007.m*	Applikation von Medikamenten, Liste 7: Ramucirumab, parenteral
ZP2019-58 [7]	Gabe von Bortezomib, parenteral	6-001.9*	Applikation von Medikamenten, Liste 1: Bortezomib, parenteral
ZP2019-59 [8]	Gabe von Adalimumab, parenteral	6-001.d*	Applikation von Medikamenten, Liste 1: Adalimumab, parenteral
ZP2019-60 [9]	Gabe von Infliximab, parenteral	6-001.e*	Applikation von Medikamenten, Liste 1: Infliximab, parenteral
ZP2019-61 [10]	Gabe von Busulfan, parenteral	6-002.d*	Applikation von Medikamenten, Liste 2: Busulfan, parenteral
ZP2019-62 [11]	Gabe von Rituximab, intravenös	6-001.h*	Applikation von Medikamenten, Liste 1: Rituximab, intravenös
ZP2019-63 [4]	Gabe von Trastuzumab, intravenös	6-001.k*	Applikation von Medikamenten, Liste 1: Trastuzumab, intravenös

ZP [1]	Bezeichnung	OPS Version 2019	
		OPS-Kode	OPS-Text
1	2	3	4
ZP2019-64 [5]	Gabe von Anidulafungin, parenteral	6-003.k*	Applikation von Medikamenten, Liste 3: Anidulafungin, parenteral
ZP2019-65 [2) 6)]	Gabe von Palifermin, parenteral	6-003.2*	Applikation von Medikamenten, Liste 3: Palifermin, parenteral
ZP2019-66	Gabe von Posaconazol, parenteral	6-007.k*	Applikation von Medikamenten, Liste 7: Posaconazol, parenteral
ZP2019-67	Gabe von Pixantron, parenteral	6-006.e*	Applikation von Medikamenten, Liste 6: Pixantron, parenteral
ZP2019-68	Gabe von Pertuzumab, parenteral	6-007.9*	Applikation von Medikamenten, Liste 7: Pertuzumab, parenteral
ZP2019-69	Gabe von Blinatumomab, parenteral	6-008.7*	Applikation von Medikamenten, Liste 8: Blinatumomab, parenteral
ZP2019-70	Gabe von Pembrolizumab, parenteral	6-009.3*	Applikation von Medikamenten, Liste 9: Pembrolizumab, parenteral
ZP2019-71	Gabe von Nivolumab, parenteral	6-008.m*	Applikation von Medikamenten, Liste 8: Nivolumab, parenteral
ZP2019-72	Gabe von Carfilzomib, parenteral	6-008.9*	Applikation von Medikamenten, Liste 8: Carfilzomib, parenteral
ZP2019-73	Gabe von Macitentan, oral	6-007.h*	Applikation von Medikamenten, Liste 7: Macitentan, oral
ZP2019-74	Gabe von Riociguat, oral	6-008.0*	Applikation von Medikamenten, Liste 8: Riociguat, oral

Fußnoten zu Anlage 4:

*) Gilt für alle entsprechenden 5-Steller oder 6-Steller des angegebenen OPS-Kodes.

1) Weitere Untergliederungen der Entgelte sind analog der Zusatzentgelte der Anlage 3 durch Anfügen einer laufenden Nummer zu kennzeichnen.

2) Das Zulassungsrecht bleibt von der Katalogaufnahme unberührt. Die Kostenträger entscheiden im Einzelfall, ob die Kosten dieser Medikamente übernommen werden.

3) Nach § 5 Abs. 2 Satz 3 PEPPV 2019 ist für diese Zusatzentgelte die bisher krankenhausindividuell vereinbarte Entgelthöhe bis zum Beginn des Wirksamwerdens der neuen Budgetvereinbarung weiter zu erheben. Dies gilt auch, sofern eine Anpassung der entsprechenden OPS-Kodes erfolgt sein sollte.

4) Nach § 5 Abs. 2 Satz 3 PEPPV 2019 ist für dieses Zusatzentgelt das bisherige bewertete Zusatzengelt ZP61 aus 2018 bis zum Beginn des Wirksamwerdens der neuen Budgetvereinbarung der Höhe nach weiter zu erheben. Dies gilt auch, sofern eine Anpassung der entsprechenden OPS-Kodes erfolgt sein sollte.

5) Nach § 5 Abs. 2 Satz 3 PEPPV 2019 ist für dieses Zusatzentgelt das bisherige bewertete Zusatzengelt ZP46 aus 2018 bis zum Beginn des Wirksamwerdens der neuen Budgetvereinbarung der Höhe nach weiter zu erheben. Dies gilt auch, sofern eine Anpassung der entsprechenden OPS-Kodes erfolgt sein sollte.

6) Nach § 5 Abs. 2 Satz 3 PEPPV 2019 ist für dieses Zusatzentgelt das bisherige bewertete Zusatzengelt ZP34 aus 2018 bis zum Beginn des Wirksamwerdens der neuen Budgetvereinbarung der Höhe nach weiter zu erheben. Dies gilt auch, sofern eine Anpassung der entsprechenden OPS-Kodes erfolgt sein sollte.

7) Nach § 5 Abs. 2 Satz 3 PEPPV 2019 ist für dieses Zusatzentgelt das bisher krankenhausindividuell vereinbarte Entgelt der Höhe nach bis zum Beginn des Wirksamwerdens der Budgetvereinbarung 2019 weiter zu erheben. Bei fehlender Budgetvereinbarung 2018 ist für dieses Zusatzentgelt das bewertete Zusatzentgelt ZP09 in Höhe von 70 Prozent der im PEPP-Katalog 2017 bewerteten Höhe bis zum Beginn des Wirksamwerdens der Budgetvereinbarung 2018 weiter zu erheben. Dies gilt auch, sofern eine Anpassung der entsprechenden OPS-Kodes erfolgt sein sollte.

8) Nach § 5 Abs. 2 Satz 3 PEPPV 2019 ist für dieses Zusatzentgelt das bisher krankenhausindividuell vereinbarte Entgelt der Höhe nach bis zum Beginn des Wirksamwerdens der Budgetvereinbarung 2019 weiter zu erheben. Bei fehlender Budgetvereinbarung 2018 ist für dieses Zusatzentgelt das bewertete Zusatzentgelt ZP17 in Höhe von 70 Prozent der im PEPP-Katalog 2017 bewerteten Höhe bis zum Beginn des Wirksamwerdens der Budgetvereinbarung 2018 weiter zu erheben. Dies gilt auch, sofern eine Anpassung der entsprechenden OPS-Kodes erfolgt sein sollte.

9) Nach § 5 Abs. 2 Satz 3 PEPPV 2019 ist für dieses Zusatzentgelt das bisher krankenhausindividuell vereinbarte Entgelt der Höhe nach bis zum Beginn des Wirksamwerdens der Budgetvereinbarung 2019 weiter zu erheben. Bei fehlender Budgetvereinbarung 2018 ist für dieses Zusatzentgelt das bewertete Zusatzentgelt ZP19 in Höhe von 70 Prozent der im PEPP-Katalog 2017 bewerteten Höhe bis zum Beginn des Wirksamwerdens der Budgetvereinbarung 2018 weiter zu erheben. Dies gilt auch, sofern eine Anpassung der entsprechenden OPS-Kodes erfolgt sein sollte.

10) Nach § 5 Abs. 2 Satz 3 PEPPV 2019 ist für dieses Zusatzentgelt das bisher krankenhausindividuell vereinbarte Entgelt der Höhe nach bis zum Beginn des Wirksamwerdens der Budgetvereinbarung 2019 weiter zu erheben. Bei fehlender Budgetvereinbarung 2018 ist für dieses Zusatzentgelt das bewertete Zusatzentgelt ZP27 in Höhe von 70 Prozent der im PEPP-Katalog 2017 bewerteten Höhe bis zum Beginn des Wirksamwerdens der Budgetvereinbarung 2018 weiter zu erheben. Dies gilt auch, sofern eine Anpassung der entsprechenden OPS-Kodes erfolgt sein sollte.

11) Nach § 5 Abs. 2 Satz 3 PEPPV 2019 ist für dieses Zusatzentgelt das bisher krankenhausindividuell vereinbarte Entgelt der Höhe nach bis zum Beginn des Wirksamwerdens der Budgetvereinbarung 2019 weiter zu erheben. Bei fehlender Budgetvereinbarung 2018 ist für dieses Zusatzentgelt das bewertete Zusatzentgelt ZP60 in Höhe von 70 Prozent der im PEPP-Katalog 2017 bewerteten Höhe bis zum Beginn des Wirksamwerdens der Budgetvereinbarung 2018 weiter zu erheben. Dies gilt auch, sofern eine Anpassung der entsprechenden OPS-Kodes erfolgt sein sollte.

Anlage 5
Katalog ergänzender Tagesentgelte

ET	Bezeichnung	ET_D	OPS Version 2019		Bewertungs-relation /
			OPS-Kode	OPS-Text	
1	2	3	4	5	6
ET01	Erhöhter Betreuungsaufwand bei psychischen und psychosomatischen Störungen und Verhaltensstörungen bei Erwachsenen		9-640.0	Erhöhter Betreuungsaufwand bei psychischen und psychosomatischen Störungen und Verhaltensstörungen bei Erwachsenen: 1:1-Betreuung	
		ET01.04	9-640.06	Mehr als 6 bis zu 12 Stunden pro Tag	1,1997
		ET01.05	9-640.07	Mehr als 12 bis zu 18 Stunden pro Tag	1,9173
		ET01.06	9-640.08	Mehr als 18 Stunden pro Tag	2,9756
ET02 [1)]	Intensivbehandlung bei psychischen und psychosomatischen Störungen und Verhaltensstörungen bei erwachsenen Patienten mit mindestens 3 Merkmalen	ET02.03	9-619	Intensivbehandlung bei psychischen und psychosomatischen Störungen und Verhaltensstörungen bei erwachsenen Patienten mit 3 Merkmalen	0,1810
		ET02.04	9-61a	Intensivbehandlung bei psychischen und psychosomatischen Störungen und Verhaltensstörungen bei erwachsenen Patienten mit 4 Merkmalen	0,2268
		ET02.05	9-61b	Intensivbehandlung bei psychischen und psychosomatischen Störungen und Verhaltensstörungen bei erwachsenen Patienten mit 5 oder mehr Merkmalen	0,2569
ET04	Intensive Betreuung in einer Kleinstgruppe bei psychischen und/oder psychosomatischen Störungen und/oder Verhaltensstörungen bei Kindern oder Jugendlichen		9-693.0	Intensive Betreuung in einer Kleinstgruppe bei psychischen und/oder psychosomatischen Störungen und/oder Verhaltensstörungen bei Kindern oder Jugendlichen	
		ET04.01	9-693.03	Mehr als 8 bis zu 12 Stunden pro Tag	0,5809
		ET04.02	9-693.04	Mehr als 12 bis zu 18 Stunden pro Tag	0,8787
		ET04.03	9-693.05	Mehr als 18 Stunden pro Tag	1,2654
ET05	Einzelbetreuung bei psychischen und/oder psychosomatischen Störungen und/oder Verhaltensstörungen bei Kindern oder Jugendlichen		9-693.1	Einzelbetreuung bei psychischen und/oder psychosomatischen Störungen und/oder Verhaltensstörungen bei Kindern oder Jugendlichen	
		ET05.01	9-693.13	Mehr als 8 bis zu 12 Stunden pro Tag	1,4546
		ET05.02	9-693.14	Mehr als 12 bis zu 18 Stunden pro Tag	2,0838
		ET05.03	9-693.15	Mehr als 18 Stunden pro Tag	3,2447

Fußnote:

1) Abrechenbar ist jeder Tag mit Gültigkeit eines OPS-Kodes gem. Spalte 4, an dem der Patient stationär behandelt wird. Vollständige Tage der Abwesenheit während der Gültigkeitsdauer eines OPS-Kodes gem. Spalte 4 sind nicht abrechenbar.

Anlage 6a
Bewertete PEPP-Entgelte bei stationsäquivalenter Behandlung nach § 115d SGB V

PEPP	Bezeichnung	Bewertungsrelation
1	2	3

- derzeit unbesetzt -

Anlage 6b
Unbewertete PEPP-Entgelte bei stationsäquivalenter Behandlung nach § 115d SGB V

Für die nachfolgend aufgeführten Leistungen sind krankenhausindividuelle Entgelte nach § 6 Abs. 1 Satz 1 BPflV zu vereinbaren, soweit diese als Krankenhausleistung erbracht werden dürfen. Dabei können für die aufgeführten PEPP-Entgelte auch weiter differenzierende Entgelte vereinbart werden. Bei der Vereinbarung der Entgelte ist die Leistungsbeschreibung für die stationsäquivalente psychiatrische Behandlung im OPS zu berücksichtigen.

PEPP	Bezeichnung
1	2
QA80Z [1)]	Stationsäquivalente psychiatrische Behandlung bei Erwachsenen
QK80Z [1)]	Stationsäquivalente psychiatrische Behandlung bei Kindern und Jugendlichen
Fehler-PEPP bei stationsäquivalenter psychiatrischer Behandlung	
PF05Z	Fehlkodierung bei stationsäquivalenter psychiatrischer Behandlung

Fußnote:

1) Nach § 8 PEPPV 2019 ist für diese PEPP-Entgelte die nach § 6 Abs. 1 BPflV bisher krankenhausindividuell vereinbarte Entgelthöhe bis zum Beginn des Wirksamwerdens der neuen Budgetvereinbarung weiter zu erheben.

Stand: 30.11.2018

Klarstellungen der Vertragsparteien nach § 17b Abs. 2 Satz 1 KHG zur Vereinbarung pauschalierende Entgelte Psychiatrie und Psychosomatik 2019 (PEPPV 2019)

1. Fallzählung

Technische bzw. statistische Unterschiede bei der Fallzählung nach § 1 Abs. 5 und der Ermittlung der Summe der effektiven Bewertungsrelationen sowie der Berechnungstage im Abschnitt E1 dürfen für den Vereinbarungszeitraum 2019 keine Auswirkung auf die Höhe der Krankenhausbudgets haben.

2. Fallbeispiele zur PEPPV

Auf eine redaktionelle Anpassung der Fallbeispiele wurde verzichtet. Es wird auf die Fallbeispiele zur PEPPV 2018 verwiesen.

3. Fristenberechnung bei Wiederaufnahmen und Rückverlegungen

Die nach § 2 Abs. 1 PEPPV 2019 maßgebliche Frist (14 Kalendertage) für Fallzusammenführungen beginnt mit dem Tag der Entlassung, d. h. der Entlassungstag wird bei der Fristberechnung mit einbezogen. Gleiches gilt für den Tag der Aufnahme bei der Regelung nach § 2 Abs. 2 PEPPV 2019 (90 Kalendertage).

4. Vorgaben zur Stornierung von Zwischenrechnungen nach § 2 Abs. 3 PEPPV 2019

Nähere Einzelheiten zum Vorgehen bei Rechnungsstornierung sind in der Vereinbarung zur „Datenübermittlung nach § 301 Abs. 3 SGB V" unter Punkt 1.2.4 Rechnungssatz festgelegt.

5. Ergänzende Tagesentgelte nach § 6

Die mehrfache Abrechnung eines ergänzenden Tagesentgeltes (mehrere ET_D eines ET nach Anlage 5) für einen Kalendertag ist ausgeschlossen.

<u>Beispiel:</u>

Neben dem ET02.03 darf nicht am gleichen Kalendertag noch das ET02.04 oder ET02.05 abgerechnet werden.

Anlage 1 zu den Klarstellungen der Vertragsparteien nach § 17b Abs. 2 Satz 1 KHG zur PEPPV 2018

Ergänzende Fallbeispiele zur PEPPV 2018

1. § 1 Abs. 2: Ermittlung der Entgelthöhe

Vollstationäre Aufnahme: 01.03.2018
Vollstationäre Entlassung: 08.03.2018
PEPP-Eingruppierung: PA02B

PEPP-Entgeltkatalog
Bewertungsrelationen bei vollstationärer Versorgung

PEPP	Bezeichnung	Anzahl Berechnungtage / Vergütungsklasse	Bewertungsrelation je Tag
1	2	3	4
Strukturkategorie Psychiatrie, vollstationär			
PA02B	Psychische und Verhaltensstörungen durch psychotrope Substanzen, mit komplizierender Konstellation oder mit multiplem Substanzmissbrauch bei Opiat- oder Kokainkonsum oder mit hoher Therapieintensität oder mit Mutter/Vater-Kind-Setting	1	1,4421
		2	1,2758
		3	1,2236
		4	1,1948
		5	1,1829
		6	1,1709
		7	1,1590
		8	1,1471
		9	1,1351
		10	1,1232
		11	1,1113
		12	1,0993
		13	1,0874
		14	1,0755
		15	1,0635
		16	1,0516
		17	1,0397
		18	1,0277

Krankenhausindividueller Basisentgeltwert: 230,00 €

Anzahl Berechnungstage: 8

Vergütungsklasse: 8
Kaufmännisch gerundeter Entgeltwert je Tag: = 1,1471 (Bewertungsrelation/Tag) x 230,00 € (KH-indiv. Basisentgeltwert) = 263,83 €

Berechnung des Entgelts: = 8 (Berechnungstage) x 263,83 €

Entgeltbetrag: = 2.110,64 €

2. § 1 Abs. 2 Satz 6: Ermittlung der Entgelthöhe bei langem Aufenthalt

Vollstationäre Aufnahme:	01.03.2018
Vollstationäre Entlassung:	24.06.2018
PEPP-Eingruppierung:	PA02B

PEPP-Entgeltkatalog
Bewertungsrelationen bei vollstationärer Versorgung

PEPP	Bezeichnung	Anzahl Berechnungtage / Vergütungsklasse	Bewertungsrelation je Tag
1	2	3	4
Strukturkategorie Psychiatrie, vollstationär			
PA02B	Psychische und Verhaltensstörungen durch psychotrope Substanzen, mit komplizierender Konstellation oder mit multiplem Substanzmissbrauch bei Opiat- oder Kokainkonsum oder mit hoher Therapieintensität oder mit Mutter/Vater-Kind-Setting	1	1,4421
		2	1,2758
		3	1,2236
		4	1,1948
		5	1,1829
		6	1,1709
		7	1,1590
		8	1,1471
		9	1,1351
		10	1,1232
		11	1,1113
		12	1,0993
		13	1,0874
		14	1,0755
		15	1,0635
		16	1,0516
		17	1,0397
		18	1,0277

Krankenhausindividueller Basisentgeltwert:	230,00 €
Anzahl Berechnungstage:	116
Vergütungsklasse:	18
Kaufmännisch gerundeter Entgeltwert je Tag:	= 1,0277 (Bewertungsrelation/Tag) x 230,00 € (KH-indiv. Basisentgeltwert) = 236,37 €
Berechnung des Entgelts:	= 116 (Berechnungstage) x 236,37 €
Entgeltbetrag:	= 27.418,92 €

3. § 1 Abs. 3: Wiederaufnahme am gleichen Kalendertag ohne Fallzusammenfassung

Aufenthalt A	
Vollstationäre Aufnahme:	11.01.2018
Vollstationäre Entlassung:	15.01.2018
PEPP-Eingruppierung:	PA04C
Anzahl Berechnungstage:	4 (ohne Entlassungstag)
Aufenthalt B	
Vollstationäre Aufnahme:	15.01.2018
Vollstationäre Entlassung:	20.01.2018
PEPP-Eingruppierung:	P003C
Anzahl Berechnungstage:	6

Die Fälle sind nicht zusammenzufassen, weil die Vorgaben des § 2 aufgrund eines Wechsels der Strukturkategorie nicht erfüllt sind.
Es erfolgt keine doppelte Berechnung des 15.01., da dieser Kalendertag entsprechend § 1 Abs. 3 Satz 2 als ein Berechnungstag zählt und zwar als Aufnahmetag des Aufenthaltes B.
Hinweis: Die gleiche Vorgehensweise ist anzuwenden, wenn Aufnahme, Entlassung und erneute Aufnahme an einem Kalendertag erfolgen.

4. § 1 Abs. 3: Wiederaufnahme am gleichen Kalendertag mit Fallzusammenfassung

Aufenthalt A	
Vollstationäre Aufnahme:	11.01.2018
Vollstationäre Entlassung:	15.01.2018
PEPP-Eingruppierung:	PA04C
Aufenthalt B	
Vollstationäre Aufnahme:	15.01.2018
Vollstationäre Entlassung:	20.01.2018
PEPP-Eingruppierung:	PA04C
Anzahl Berechnungstage:	10

Die Fälle sind aufgrund der Vorgaben des § 2 zusammenzufassen.
Eine doppelte Berechnung des 15.01. ist auch bei Fallzusammenfassung nicht möglich, da pro Kalendertag nur ein Berechnungstag abgerechnet werden kann. Der zusammengefasste Fall hat 10 Berechnungstage.
Hinweis: Die gleiche Vorgehensweise ist anzuwenden, wenn Aufnahme, Entlassung und erneute Aufnahme an einem Kalendertag erfolgen.

5. § 1 Abs. 3 Satz 3: Ermittlung der Berechnungstage bei Fallzusammenfassungen

Aufenthalt A	
Vollstationäre Aufnahme:	10.05.2018
Vollstationäre Entlassung:	15.05.2018
PEPP-Eingruppierung:	PA03B
Anzahl Berechnungstage:	6
Aufenthalt B	
Vollstationäre Aufnahme:	21.05.2018
Vollstationäre Entlassung:	28.05.2018
PEPP-Eingruppierung:	PA03B
Anzahl Berechnungstage:	8

Die Kriterien zur Wiederaufnahme sind erfüllt, so dass die beiden Fälle zusammenzufassen sind. Der zusammengefasste Fall hat 14 Berechnungstage.

6. § 1 Abs. 3 Satz 4 und 5 in Kombination mit § 1 Abs. 4: Vollständige Tage der Abwesenheit

Vollstationäre Aufnahme:	05.10.2018
Vollstationäre Entlassung:	28.10.2018
PEPP-Eingruppierung:	PA02B

Während des stationären Aufenthaltes ist der Patient aufgrund einer Beurlaubung bzw. Belastungserprobung 8 Tage abwesend.

Tag des Antritts der Abwesenheit:	15.10.2018
Tag der Wiederkehr aus einer Abwesenheit:	24.10.2018
Tage der vollständigen Abwesenheit:	8
Anzahl Berechnungstage:	16

7. § 1 Abs. 5: Fallzählung bei teilstationären Entgelten

		PEPP-Eingruppierung
Teilstationäre Behandlungen:	01.03.2018	TA02Z
	02.03.2018	TA02Z
	03.03.2018	TA02Z
	04.03.2018	TA02Z
	05.03.2018	TA02Z
	16.03.2018	TA02Z
	17.03.2018	TA02Z
	18.03.2018	TA02Z
	19.03.2018	TA02Z
	30.06.2018	TA02Z
	01.07.2018	TA02Z

Die Aufenthalte vom 01.03. bis zum 05.03. sind mit den Aufenthalten vom 16.03. bis zum 19.03. zusammenzufassen, da der Patient innerhalb von 14 Kalendertagen (§ 2 Abs. 1) ab dem Entlassungstag (05.03.) der vorangegangenen Behandlung wieder aufgenommen wird. Der zusammengefasste Fall ist als ein Fall zu zählen.

Die Aufenthalte vom 30.06. bis zum 01.07. sind nicht mit den vorangegangenen Aufenthalten zusammenzufassen, da mehr als 14 Kalendertage ab dem Entlassungstag der vorangegangenen Behandlung (§ 2 Abs. 1) und mehr als 90 Kalendertage ab dem Aufnahmedatum (01.03.) des ersten unter diese Vorschrift der Zusammenfassung fallenden Krankenhausaufenthalts (§ 2 Abs. 2) vergangen sind.
Insgesamt ergeben sich zwei teilstationäre Fälle.

8. § 1 Abs. 6: Abrechnung nach dem Umstieg auf das neue Entgeltsystem

Das Krankenhaus steigt zum 01.07.2018 auf das neue Entgeltsystem um.

Aufenthalt A	
Vollstationäre Aufnahme:	19.06.2018
Vollstationäre Entlassung:	24.06.2018
Anzahl Berechnungstage:	5
Aufenthalt B	
Vollstationäre Aufnahme:	06.07.2018
Vollstationäre Entlassung:	13.07.2018
PEPP-Eingruppierung:	PA03B
Anzahl Berechnungstage:	8

Da das Krankenhaus erst zum 01.07.2018 das neue Entgeltsystem anwendet, sind für den ersten Aufenthalt die vor dem Umstieg geltenden Entgelte weiter zu erheben.
Obwohl der Patient innerhalb von 14 Kalendertagen wieder aufgenommen wurde, erfolgt keine Zusammenfassung der beiden Aufenthalte, da das Krankenhaus zum 01.07.2017 umgestiegen ist.
Nur der zweite Aufenthalt ist somit mit einer PEPP abzurechnen. Die Berechnungstage des vorangegangenen Aufenthaltes sind bei der Ermittlung der Vergütungsklasse nicht zu berücksichtigen.

9. § 1 Abs. 6: Jahreswechsel bei Umstieg des Krankenhauses im Jahr 2018

Vollstationäre Aufnahme:	01.03.2018
Vollstationäre Entlassung:	08.08.2019

Das Krankenhaus ist unterjährig zum 01.05.2018 auf das neue Entgeltsystem umgestiegen.
Der Patient wurde vor dem Umstiegszeitpunkt aufgenommen und bis zum 31.12. des laufenden Jahres (2018) noch nicht entlassen.
Nach § 1 Abs. 6 erfolgt zum 31.12.2018 eine Entlassung zum Zwecke der Abrechnung.

Der Fall ist aufzuteilen:

Vollstationäre Aufnahme:	01.03.2018
Entlassung (zum Zwecke der Abrechnung):	31.12.2018
Anzahl Berechnungstage:	305

Da das Krankenhaus zum Zeitpunkt der Aufnahme noch nicht umgestiegen ist, sind vom Zeitpunkt der vollstationären Aufnahme bis zum 31.12.2018 die vor dem Umstieg geltenden Entgelte weiter zu erheben.

Vollstationäre Aufnahme:	01.01.2019
Entlassung:	08.08.2019

Die Berechnungstage ab dem 01.01.2019 sind mit dem dann geltenden PEPP-Entgeltkatalog für das Jahr 2019 abzurechnen.
Hinweis: Bei einem Umstieg nach dem 1.10.2018 erfolgt die Entlassung zum Zwecke der Abrechnung entsprechend § 4 nur für im Jahr 2017 aufgenommene Patienten.

10. § 1 Abs. 6: Abrechnung nach dem Umstieg auf das neue Entgeltsystem

Das Krankenhaus steigt zum 01.06.2018 auf das neue Entgeltsystem um. Ein Patient wird teilstationär vom 16.05. – 24.07.2018 behandelt.

Aufenthalt A	
Teilstationäre Aufnahme:	16.05.2018
Fallabschluss zum Quartalsende:	30.06.2018
Aufenthalt B	
Neuer Fallbeginn:	01.07.2018
Teilstationäre Entlassung:	24.07.2018

Da das Krankenhaus erst zum 01.06.2018 das neue Entgeltsystem anwendet, sind für den ersten Aufenthalt die vor dem Umstieg geltenden Entgelte weiter zu erheben.
Aufenthalt A wird administrativ zum Quartalsende abgeschlossen. Zum 01.07.2018 beginnt ein neuer Fall, der dann mit teilstationären PEPPs abgerechnet wird.

11. § 1 Abs. 8: Dialysebehandlung

Vollstationäre Aufnahme:	01.03.2018
Vollstationäre Entlassung:	08.03.2018
PEPP-Eingruppierung:	PA02B

Der Patient ist dialysepflichtig und wird im eigenen Krankenhaus behandelt.
Dieses verfügt über eine eigene Dialyseeinrichtung im Geltungsbereich des Krankenhausentgeltgesetzes.

Tage der Dialysebehandlung:	02.03.2018 04.03.2018 06.03.2018

Neben dem PEPP-Entgelt (Siehe Fallbeispiel 1) kann das Krankenhaus zusätzlich die Leistung der Dialyse abrechnen.

Abzurechnende DRG:	L90C
Bewertungsrelation:	0,087
Landesbasisfallwert:	3.000 €
Abrechnung der Dialyse:	= 3 x (0,087 x 3.000,00 €) = 3 x 261,00 €
Entgeltbetrag:	= 783,00 €

12. § 2 Abs. 1: Wiederaufnahme und Wechsel zwischen voll- und teilstationärer Behandlung

Aufenthalt A	
Vollstationäre Aufnahme:	04.06.2018
Vollstationäre Entlassung:	09.06.2018
PEPP-Eingruppierung:	PA03B (vollstationär)
Anzahl Berechnungstage:	6
Aufenthalt B	
Teilstationäre Aufnahme:	11.06.2018
Teilstationäre Entlassung:	16.06.2018
PEPP-Eingruppierung:	TA02Z (teilstationär)
Anzahl Berechnungstage:	6
Aufenthalt C	
Vollstationäre Aufnahme:	21.06.2018
Vollstationäre Entlassung:	09.07.2018
PEPP-Eingruppierung:	PA04C (vollstationär)
Anzahl Berechnungstage:	19

Die Aufenthalte A und C sind zusammenzufassen, da die Wiederaufnahme innerhalb von 14 Tagen nach Entlassung erfolgte und beide Aufenthalte in dieselbe Strukturkategorie eingestuft werden.
Da nach § 3 Abs. 4 voll- und teilstationäre Aufenthalte getrennt zu betrachten sind, wird Aufenthalt B bei der Prüfung der Fallzusammenfassung von Aufenthalt A und C nicht berücksichtigt.

13. § 2 Abs. 1: Wiederaufnahme und Wechsel der Strukturkategorie

Aufenthalt A	
Vollstationäre Aufnahme:	10.05.2018
Vollstationäre Entlassung:	15.05.2018
PEPP-Eingruppierung:	PA03B
Strukturkategorie:	Psychiatrie, vollstationär
Anzahl Berechnungstage:	6
Aufenthalt B	
Vollstationäre Aufnahme:	25.05.2018
Vollstationäre Entlassung:	01.06.2018
PEPP-Eingruppierung:	PP10B
Strukturkategorie:	Psychosomatik, vollstationär
Anzahl Berechnungstage:	8

Die Aufenthalte sind nicht zusammenzufassen.
Der Patient wurde bei seinem zweiten Aufenthalt nicht in dieselbe Struktukategorie eingestuft, wie bei seinem ersten Aufenthalt.
Hinweis: Bei Aufenthalten aus verschiedenen Jahren sind nach § 2 Abs. 5 auch Fallzusammenfassungen bei unterschiedlichen Strukturkategorien vorzunehmen.

14. § 2 Abs. 1: Wiederaufnahme und Wechsel der Strukturkategorie

Aufenthalt A	
Vollstationäre Aufnahme:	10.05.2018
Vollstationäre Entlassung:	15.05.2018
PEPP-Eingruppierung:	PA03B (Strukturkategorie Psychiatrie, vollstationär)
Anzahl Berechnungstage:	6
Aufenthalt B	
Vollstationäre Aufnahme:	17.05.2018
Vollstationäre Entlassung:	29.05.2018
PEPP-Eingruppierung:	P003B (Prä-Strukturkategorie)
Anzahl Berechnungstage:	13
Aufenthalt C	
Vollstationäre Aufnahme:	03.06.2018
Vollstationäre Entlassung:	21.06.2018
PEPP-Eingruppierung:	PA04C (Strukturkategorie Psychiatrie, vollstationär)
Anzahl Berechnungstage:	19

Keiner der Fälle ist mit einem anderen Fall zusammenzufassen, da die Vorgaben des § 2 nicht erfüllt sind.
Gemäß § 2 Abs. 1 Satz 1 würde eine Zusammenfassung nur erfolgen, wenn die vorangegangene Behandlung in dieselbe Strukturkategorie eingestuft wird.
Dies trifft sowohl auf Krankenhausaufenthalt B als auch C nicht zu. Daher sind alle Aufenthalte separat abzurechnen.

15. § 2 Abs. 2: Fallzusammenfassung innerhalb von 90 Tagen

Aufenthalt A	
Vollstationäre Aufnahme:	10.05.2018
Vollstationäre Entlassung:	24.06.2018
PEPP-Eingruppierung:	PA03B
Anzahl Berechnungstage:	46
Aufenthalt B	
Vollstationäre Aufnahme:	02.07.2018
Vollstationäre Entlassung:	24.08.2018
PEPP-Eingruppierung:	PA03B
Anzahl Berechnungstage:	54
Aufenthalt C	
Vollstationäre Aufnahme:	28.08.2018
Vollstationäre Entlassung:	15.09.2018
PEPP-Eingruppierung:	PA04C
Anzahl Berechnungstage:	19

Die Aufenthalte A und B sind zusammenzufassen, da die Wiederaufnahme innerhalb von 14 Tagen nach Entlassung erfolgte und innerhalb von 90 Tagen ab dem Aufnahmetag des Aufenthaltes A erfolgte.
Nach § 2 Abs. 3 ist eine Neueinstufung in ein Entgelt mit den Daten aller zusammenzufassender Aufenthalte durchzuführen. Der zusammengefasste Fall hat 100 Berechnungstage.
Der dritte Aufenthalt ist mit den beiden vorangehenden Aufenthalten nicht zusammenzufassen, da dieser erst ab Überschreitung der 90 Kalendertage ab dem Aufnahmedatum des ersten unter diese Vorschrift der Zusammenfassung fallenden Krankenhausaufenthalts wieder aufgenommen wird.

16. § 2 Abs. 4 Satz 1: Fallzusammenfassung von bewerteten und unbewerteten Entgelten

Aufenthalt A	
Vollstationäre Aufnahme:	10.05.2018
Vollstationäre Entlassung:	15.05.2018
PEPP-Eingruppierung:	PA03B
Anzahl Berechnungstage:	6
Aufenthalt B	
Vollstationäre Aufnahme:	20.05.2018
Vollstationäre Entlassung:	27.05.2018
PEPP-Eingruppierung:	PA17Z
Anzahl Berechnungstage:	8

Die Aufenthalte sind nicht zusammenzufassen.
Der Patient wurde beim ersten Aufenthalt in eine bewertete PEPP und beim zweiten Aufenthalt in eine unbewertete PEPP eingruppiert.
Bei Aufenthalten mit Aufnahmetag aus unterschiedlichen Jahren sind für den Jahreswechsel 2017/2018 nach § 2 Abs. 5 auch Fallzusammenfassungen zwischen bewerteten und unbewerteten Entgelten vorzunehmen. Ab dem Jahreswechsel 2018/2019 erfolgt keine Fallzusammenfassung von Aufenthalten mit Aufnahmetag aus unterschiedlichen Jahren mehr.
Bei Aufenthalten mit stationsäquivalenter Behandlung sind nach § 2 Abs. 4 Fallzusammenfassungen auch bei unbewerteten Entgelten vorzunehmen.

17. § 2 Abs. 4 Satz 2: Keine Fallzusammenfassung von voll- und teilstationären Entgelten

Aufenthalt A	
Vollstationäre Aufnahme:	10.05.2018
Vollstationäre Entlassung:	15.05.2018
PEPP-Eingruppierung:	PA03B
Anzahl Berechnungstage:	6
Aufenthalt B	
Teilstationäre Aufnahme:	20.05.2018
Teilstationäre Entlassung:	27.05.2018
PEPP-Eingruppierung:	TA02Z
Anzahl Berechnungstage:	8

Der vollstationäre Aufenthalt ist nicht mit der teilstationären Behandlung zusammenzufassen.

18. § 3 Abs. 2: Fallzusammenfassung bei Verlegung

Krankenhaus A	
Aufenthalt A	
Vollstationäre Aufnahme:	10.05.2018
Vollstationäre Verlegung:	15.05.2018
PEPP-Eingruppierung:	PA03B
Anzahl Berechnungstage:	6
Krankenhaus B	
Vollstationäre Aufnahme:	15.05.2018
Vollstationäre Verlegung:	22.05.2018
PEPP-Eingruppierung:	PP10B
Anzahl Berechnungstage:	8
Krankenhaus A	
Aufenthalt B	
Vollstationäre Aufnahme:	22.05.2018
Vollstationäre Entlassung:	27.05.2018
PEPP-Eingruppierung:	PA03B
Anzahl Berechnungstage:	6

Die Aufenthalte in Krankenhaus A sind zusammenzufassen.
Der zusammengefasste Fall hat 12 Berechnungstage.
Krankenhaus B rechnet unabhängig von Krankenhaus A 8 Berechnungstage der PEPP PP10B ab.

19. § 3 Abs. 3: Verlegungen zwischen den Geltungsbereichen der Bundespflegesatzverordnung und des Krankenhausentgeltgesetzes innerhalb eines Krankenhauses

Krankenhaus A		
Geltungsbereich:	Bundespflegesatzverordnung - PEPP	
Aufenthalt A		
Vollstationäre Aufnahme:	10.05.2018	
Vollstationäre Verlegung:	15.05.2018	
PEPP-Eingruppierung:	PA03B	
Anzahl Berechnungstage:	5	(ohne Verlegungstag)

Krankenhaus A	
Geltungsbereich:	Krankenhausentgeltgesetz
Aufenthalt B	
Vollstationäre Aufnahme:	15.05.2018
Vollstationäre Verlegung:	19.05.2018
DRG-Eingruppierung:	F02A
Anzahl Berechnungstage:	4

Krankenhaus A	
Geltungsbereich:	Bundespflegesatzverordnung - PEPP
Aufenthalt C	
Vollstationäre Aufnahme:	19.05.2018
Vollstationäre Entlassung:	24.05.2018
PEPP-Eingruppierung:	PA03B
Anzahl Berechnungstage:	6

Die Aufenthalte im Geltungsbereich der Bundespflegesatzverordnung sind zusammenzuführen, da die Kriterien der Verlegung bzw. Wiederaufnahme erfüllt wurden.
Das Krankenhaus kann für den Geltungsbereich der Bundespflegesatzverordnung 11 Berechnungstage abrechnen. Der Verlegungstag (15.05.2018) ist nach § 3 Abs. 3 Satz 3 nicht abrechnungsfähig.
Zudem kann das Krankenhaus für den Geltungsbereich des Krankenhausentgeltgesetzes die DRG F02A abrechnen.

---

20. § 4: Jahreswechsel bei Extremlangliegern (Umstieg des Krankenhauses im Jahr 2017 vor der Aufnahme des Patienten)

Vollstationäre Aufnahme:	27.11.2017
Vollstationäre Entlassung:	08.08.2019

Der Patient wurde im Vorjahr aufgenommen und bis zum 31.12. des laufenden Jahres (2018) noch nicht entlassen.
Zum Zwecke der Abrechnung erfolgt zum 31.12.2018 eine Entlassung des Patienten.

Der Fall ist aufzuteilen:

Vollstationäre Aufnahme:	27.11.2017
Entlassung (zum Zwecke der Abrechnung):	31.12.2018
Anzahl Berechnungstage:	400
PEPP-Eingruppierung:	PA02B

Da das Krankenhaus im Jahr 2017 vor Aufnahme des Patienten umgestiegen ist, sind für den Zeitraum der vollstationären Aufnahme bis zum 31.12.2018 400 Berechnungstage der PEPP PA02B abzurechnen.

Aufnahme (zum Zwecke der Abrechnung):	01.01.2019
Vollstationäre Entlassung:	08.08.2019

Die Berechnungstage ab dem 01.01.2019 sind mit dem dann geltenden PEPP-Entgeltkatalog für das Jahr 2019 abzurechnen.

21. § 6: Ergänzende Tagesentgelte (ET)

Aufenthalt A

Vollstationäre Aufnahme:	12.03.2018
Vollstationäre Entlassung:	24.03.2018
PEPP-Eingruppierung:	PA02B

Aufenthalt B

Vollstationäre Aufnahme:	29.03.2017
Vollstationäre Entlassung:	06.04.2017
PEPP-Eingruppierung:	PA02B

Vom 12.03. bis 18.03. erfolgt eine Intensivbehandlung mit 3 Merkmalen.
Vom 29.03. bis 02.04. erfolgt eine Intensivbehandlung mit 2 Merkmalen.

An folgenden Tagen wird ein OPS-Kode für die 1:1 Betreuung dokumentiert:

14.03.	OPS: 9-640.08
15.03.	OPS: 9-640.06
16.03.	OPS: 9-640.04

12.03. bis 18.03.	19.03. bis 24.03.	24.03. bis 29.03.	29.03. bis 02.04.	03.04. bis 06.04.
OPS 9-619	OPS 9-607	Abwesenheit	OPS 9-618	OPS 9-607
Intensivbehandlung 3 Merkmale	Regelbehandlung		Intensivbehandlung 2 Merkmale	Regelbehandlung
OPS 9-640.08 (14.03.) OPS 9-640.06 (15.03.) OPS 9-640.04 (16.03.)				

PEPP-Entgeltkatalog
Bewertungsrelationen bei vollstationärer Versorgung

PEPP	Bezeichnung	Anzahl Berechnungtage / Vergütungsklasse	Bewertungsrelation je Tag
1	2	3	4
Strukturkategorie Psychiatrie, vollstationär			
PA02B	Psychische und Verhaltensstörungen durch psychotrope Substanzen, mit komplizierender Konstellation oder mit multiplem Substanzmissbrauch bei Opiat- oder Kokainkonsum oder mit hoher Therapieintensität oder mit Mutter/Vater-Kind-Setting	1	1,4421
		2	1,2758
		3	1,2236
		4	1,1948
		5	1,1829
		6	1,1709
		7	1,1590
		8	1,1471
		9	1,1351
		10	1,1232
		11	1,1113
		12	1,0993
		13	1,0874
		14	1,0755
		15	1,0635
		16	1,0516
		17	1,0397
		18	1,0277

Krankenhausindividueller Basisentgeltwert: 230,00 €

Die Gruppierung für den zusammengefassten Fall ergibt die PA02B.

Anzahl Berechnungstage: 22

Vergütungsklasse: 18
Kaufmännisch gerundeter Entgeltwert je Tag: = 1,0277 (Bewertungsrelation/Tag) x 230,00 € (KH-indiv. Basisentgeltwert) = 236,37 €

Berechnung des Entgelts: = 22 (Berechnungstage) x 236,37 €

Entgeltbetrag = 5.200,14 €

Ermittlung der ergänzenden ET:

1. OPS 9-619 (12.03. - 18.03.)

Anzahl Tage:	7
Relativgewicht ET02.03:	0,1667
Kaufmännisch gerundeter Entgeltwert je Tag:	= 0,1667 (Bewertungsrelation/Tag) x 230,00 € (KH-indiv. Basisentgeltwert) = 38,34 €
Berechnung des Entgeltbetrags:	= 7 x 38,34 €
Entgeltbetrag	= 268,38 €

2. OPS 9-640.08 (14.03.)

Anzahl Tage:	1
Relativgewicht ET01.06:	3,1237
Kaufmännisch gerundeter Entgeltwert je Tag:	= 3,1237 (Bewertungsrelation/Tag) x 230,00 € (KH-indiv. Basisentgeltwert) = 718,45 €
Berechnung des Entgeltbetrags:	= 1 x 718,45 €
Entgeltbetrag	= 718,45 €

3. OPS 9-640.06 (15.03.)

Anzahl Tage:	1
Relativgewicht ET01.04:	1,2833
Kaufmännisch gerundeter Entgeltwert je Tag:	= 1,2833 (Bewertungsrelation/Tag) x 230,00 € (KH-indiv. Basisentgeltwert) = 295,16 €
Berechnung des Entgeltbetrags:	= 1 x 295,16 €
Entgeltbetrag	= 295,16 €

Abzurechnen sind somit für den Entgeltbereich der Psychiatrie:

PA02B (22)	5.200,14 €
Intensivbehandlung (ET02.03, 7 Tage)	268,38 €
1:1-Betreuung (ET01.06, 1 Tag)	718,45 €
1:1-Betreuung (ET01.04, 1 Tag)	295,16 €
Gesamtbetrag	6.482,13 €

22. § 7 Abs. 1: Abrechnung teilstationärer Leistungen

Teilstationäre Aufnahme:	01.03.2018
Teilstationäre Entlassung:	26.03.2018
PEPP-Eingruppierung:	TA02Z

PEPP-Entgeltkatalog
Bewertungsrelationen bei teilstationärer Versorgung

PEPP	Bezeichnung	Anzahl Berechnungtage / Vergütungsklasse	Bewertungsrelation je Tag
1	2	3	4
Strukturkategorie Psychiatrie, teilstationär			
TA02Z	Psychische und Verhaltensstörungen durch psychotrope Substanzen	1	0,7959

Krankenhausindividueller Basisentgeltwert:	230,00 €
Anzahl Berechnungstage:	26
Kaufmännisch gerundeter Entgeltwert je Tag:	= 0,7959 (Bewertungsrelation/Tag) x 230,00 € (KH-indiv. Basisentgeltwert) = 183,06 €
Berechnung des Entgelts:	= 26 x 183,06 €
Entgeltbetrag:	= 4.759,56 €

23. § 7 Abs. 3: Verlegung von teilstationäre in vollstationäre Behandlung

Krankenhaus A
Teilstationäre Aufnahme: 01.03.2018
Teilstationäre Verlegung: 26.03.2018
PEPP-Eingruppierung: TA19Z

Wechsel in den vollstationären Bereich des selben Krankenhauses
Krankenhaus A
Vollstationäre Aufnahme: 26.03.2018
Vollstationäre Entlassung: 03.04.2018
PEPP-Eingruppierung: PA02B

Abrechnung der teilstationären Leistung:

PEPP-Entgeltkatalog
Bewertungsrelationen bei teilstationärer Versorgung

PEPP	Bezeichnung	Anzahl Berechnungtage / Vergütungsklasse	Bewertungsrelation je Tag
1	2	3	4
Strukturkategorie Psychiatrie, teilstationär			
TA19Z	Psychotische, affektive, neurotische, Belastungs-, somatoforme, Schlaf-, Persönlichkeits- und Verhaltensstörungen oder andere Störungen, Alter > 64 Jahre oder mit komplizierender Diagnose	1	0,8056

Krankenhausindividueller Basisentgeltwert: 230,00 €

Aufgrund der Verlegung des Patienten von der teilstationären in die vollstationäre Behandlung am gleichen Tag innerhalb des Krankenhauses kann für den Verlegungstag kein teilstationäres Entgelt abgerechnet werden. Für die teilstationäre Behandlung sind daher 25 Berechnungstage abzurechnen.

Anzahl Berechnungstage: 25

Kaufmännisch gerundeter Entgeltwert je Tag: = 0,8056 (Bewertungsrelation/Tag) x 230,00 € (KH-indiv. Basisentgeltwert) = 185,29 €

Berechnung des Entgelts: = 25 x 185,29 €

Entgeltbetrag: = 4.632,25 €

Abrechnung der vollstationären Leistung:

Anzahl Berechnungstage: 9

Für die vollstationären Leistungen rechnet das Krankenhaus 9 Berechnungstage der PEPP PA02B ab.

24. § 10 Abs. 1 Satz 4: Abrechnung zum Jahreswechsel 2017 / 2018 bei geändertem Basisentgeltwert

Vollstationäre Aufnahme:	22.12.2017
Vollstationäre Entlassung:	20.02.2018
PEPP-Eingruppierung:	P003A

PEPP-Entgeltkatalog
Bewertungsrelationen bei vollstationärer Versorgung

PEPP	Bezeichnung	Anzahl Berechnungtage / Vergütungsklasse	Bewertungsrelation je Tag
1	2	3	4
Prä-Strukturkategorie			
P003A	Erhöhter Betreuungsaufwand bei Erwachsenen, 1:1-Betreuung, Krisenintervention und komplexer Entlassaufwand mit äußerst hohem Aufwand	1	1,4401

Krankenhausindividueller Basisentgeltwert 2017:	225,00 €
Krankenhausindividueller Basisentgeltwert 2018:	230,00 €
Anzahl Berechnungstage:	61
Anzahl der Berechnungstage in **2017**:	10
Vergütungsklasse in **2017**:	1
Kaufmännisch gerundeter Entgeltwert je Tag in **2017**:	= 1,4401 (Bewertungsrelation/Tag) x 225,00 € (KH-indiv. Basisentgeltwert) = 324,02 €
Berechnung des Entgelts in **2017**:	= 10 (Berechnungstage) x 324,02 €
Anzahl der Berechnungstage in **2018**:	51
Vergütungsklasse in **2018**:	1
Kaufmännisch gerundeter Entgeltwert je Tag in **2018**:	= 1,4401 (Bewertungsrelation/Tag) x 230,00 € (KH-indiv. Basisentgeltwert) = 331,22 €
Berechnung des Entgelts in **2018**:	= 51 (Berechnungstage) x 331,22 €
Berechnung des Entgelts:	= 10 x 324,02 € + 51 x 331,22 €
Entgeltbetrag:	= 20.132,42 €

25. § 10 Abs. 1 Satz 5: Basisentgeltwert bei unterjähriger Genehmigung des Krankenhausbudgets

Vollstationäre Aufnahme: 22.09.2018
Vollstationäre Entlassung: 07.10.2018
PEPP-Eingruppierung: PA02B

PEPP-Entgeltkatalog
Bewertungsrelationen bei vollstationärer Versorgung

PEPP	Bezeichnung	Anzahl Berechnungtage / Vergütungsklasse	Bewertungsrelation je Tag
1	2	3	4
Strukturkategorie Psychiatrie, vollstationär			
PA02B	Psychische und Verhaltensstörungen durch psychotrope Substanzen, mit komplizierender Konstellation oder mit multiplem Substanzmissbrauch bei Opiat- oder Kokainkonsum oder mit hoher Therapieintensität oder mit Mutter/Vater-Kind-Setting	1	1,4421
		2	1,2758
		3	1,2236
		4	1,1948
		5	1,1829
		6	1,1709
		7	1,1590
		8	1,1471
		9	1,1351
		10	1,1232
		11	1,1113
		12	1,0993
		13	1,0874
		14	1,0755
		15	1,0635
		16	1,0516
		17	1,0397
		18	1,0277

Nach erfolgter unterjähriger Budgetvereinbarung und Genehmigung ist ab dem 01.10.2018 der neu vereinbarte krankenhausindividuelle Basisentgeltwert abzurechnen. Bei einem Patienten, welcher vor dem 01.10.2018 aufgenommen, aber erst nach diesem Zeitpunkt entlassen wird, ist der Fall folgendermaßen abzurechnen.

Krankenhausindividueller Basisentgeltwert vor dem 01.10.2018: 230,00 €
Krankenhausindividueller Basisentgeltwert ab dem 01.10.2018: 235,00 €

Berechnungstage bis zum 01.10.2018: 9
Berechnungstage ab dem 01.10.2018: 7

Vergütungsklasse: 16
Kaufmännisch gerundeter Entgeltwert je Tag vor dem 01.10.: = 1,0516 (Bewertungsrelation/Tag) x 230,00 € (KH-indiv. Basisentgeltwert) = 241,87 €
Kaufmännisch gerundeter Entgeltwert je Tag ab dem 01.10.: = 1,0516 (Bewertungsrelation/Tag) x 235,00 € (KH-indiv. Basisentgeltwert) = 247,13 €

Berechnung des Entgelts: = 9 Berechnungstage x 241,87 € + 7 Berechnungstage x 247,13 €

Entgeltbetrag: = 3.906,74 €

26. § 3 Abs. 4 : Wechsel zwischen vollstationärer und stationsäquivalenter Behandlung

Aufenthalt A	
Vollstationäre Aufnahme:	04.06.2018
Vollstationäre Entlassung:	09.06.2018
PEPP-Eingruppierung:	PA03B (vollstationär)
Anzahl Berechnungstage:	6
Aufenthalt B	
Beginn der stationsäquivalenten Behandlung:	11.06.2018
Entlassung:	16.06.2018
PEPP-Eingruppierung:	QA80Z (stationsäquivalent)
Anzahl Berechnungstage:	6
Aufenthalt C	
Vollstationäre Aufnahme:	21.06.2018
Vollstationäre Entlassung:	09.07.2018
PEPP-Eingruppierung:	PA04C (vollstationär)
Anzahl Berechnungstage:	19

Die Aufenthalte A und C sind zusammenzufassen, da die Wiederaufnahme innerhalb von 14 Tagen nach Entlassung erfolgte.
Da nach § 3 Abs. 4 vollstationäre, stationsäquivalente und teilstationäre Aufenthalte getrennt zu betrachten sind und somit keine Zusammenfassung von vollstationären mit stationsäquivalenten Aufenthalten erfolgt, wird Aufenthalt B nicht mit Aufenthalt A und C zusammengefasst.

Teil III

Deutsche Kodierrichtlinien
für die Psychiatrie/Psychosomatik

(DKR-Psych)

Version 2019

DEUTSCHE KODIERRICHTLINIEN für die Psychiatrie/Psychosomatik (DKR-Psych)

Allgemeine Kodierrichtlinien für die Verschlüsselung von Krankheiten und Prozeduren

Version 2019

Deutsche Krankenhausgesellschaft (DKG)
GKV-Spitzenverband
Verband der privaten Krankenversicherung (PKV)
Institut für das Entgeltsystem im Krankenhaus (InEK GmbH)

EINLEITUNG
zu den DKR-Psych, Version 2019

Im Rahmen des Krankenhausfinanzierungsreformgesetzes (KHRG) vom 25. März 2009 wurde die Einführung eines durchgängig leistungsorientierten und pauschalierenden Entgeltsystems auf der Grundlage von tagesbezogenen Entgelten für die Vergütung von Krankenhausleistungen der Psychiatrie und Psychosomatik ab dem 01.01.2013 im § 17d des Krankenhausfinanzierungsgesetzes (KHG) geregelt. Am 17.11.2009 haben die Deutsche Krankenhausgesellschaft (DKG), der GKV-Spitzenverband (GKV) und der Verband der privaten Krankenversicherung (PKV) – als zuständige Vertragspartner für die Einführung und Pflege des neuen Entgeltsystems – die Grundstrukturen des pauschalierenden Entgeltsystems für psychiatrische und psychosomatische Einrichtungen vereinbart.

Da die Entwicklung des neuen Entgeltsystems neben anderen Kriterien auch die Diagnosen- und Prozedurenklassifikation berücksichtigen wird, müssen diese in der Lage sein, relevante Informationen zum Krankheits- und Leistungsspektrum in psychiatrischen und psychosomatischen Einrichtungen beizutragen. Das Deutsche Institut für Medizinische Dokumentation und Information (DIMDI) überarbeitet im Auftrag des Bundesministeriums für Gesundheit (BMG) jährlich die amtlichen Klassifikationen. Mit Wirkung zum 1. Januar 2019 werden die neue Diagnosenklassifikation (ICD-10-GM 2019) und der neue Prozedurenschlüssel (OPS Version 2019) bekannt gegeben.

Um die gesetzlich vorgegebene leistungsgerechte Vergütung der psychiatrischen und psychosomatischen Einrichtungen zu ermöglichen, ist es nötig, dass vergleichbare Leistungen auch demselben Entgelt zugeordnet werden können. Dieser Forderung kann unter anderem dadurch besser Rechnung getragen werden, wenn Diagnosen- und Prozedurenklassifikationen in einheitlicher Weise angewendet werden. Kodierrichtlinien regeln und unterstützen diesen Prozess, um möglichst auch in schwierigen Fällen eine eindeutige Verschlüsselung zu ermöglichen.

Die Deutsche Krankenhausgesellschaft, der GKV-Spitzenverband und der Verband der privaten Krankenversicherung haben daher für das Jahr 2010 frühzeitig und in Anlehnung an die im Geltungsbereich nach § 17b KHG bereits bestehenden Deutschen Kodierrichtlinien (DKR) eine erste Version Deutscher Kodierrichtlinien für die Psychiatrie und Psychosomatik (DKR-Psych) und damit für den Geltungsbereich nach § 17d KHG erstellt. Für das Jahr 2019 haben sich keine inhaltlichen Klarstellungen in den bestehenden Kodierrichtlinien ergeben. Die Deutschen Kodierrichtlinien für die Psychiatrie/Psychosomatik Version 2019 beziehen sich auf die Anwendung der ICD-10-GM 2019 und den OPS Version 2019.

Es werden zur besseren Übersichtlichkeit die erfolgten Änderungen am Rand durch Markierungen (senkrechte Balken) gekennzeichnet. Kodierrichtlinien, in denen Inhalte des Regelwerkes für die Version 2019 eine Modifizierung oder Ergänzung erfahren haben, werden in der fortlaufenden Nummerierung der DKR-Psych mit dem Buchstaben „g" gekennzeichnet. Wesentliche Änderungen im Vergleich zur Vorversion werden im Anhang B zu den Kodierrichtlinien zusammenfassend dargestellt.

Die Kodierrichtlinien für die Psychiatrie und Psychosomatik gliedern sich in folgende Teile:

- Allgemeine Kodierrichtlinien
  - Allgemeine Kodierrichtlinien für Krankheiten
  - Allgemeine Kodierrichtlinien für Prozeduren.

In den allgemeinen Kodierrichtlinien für Krankheiten und Prozeduren werden Begriffe wie Haupt- und Nebendiagnose definiert und Hinweise zur Verschlüsselung von Prozeduren gegeben. Für den Fall, dass zwischen den Hinweisen zur Benutzung der ICD-10-GM bzw. des OPS und den Kodierrichtlinien Widersprüche bestehen, haben die Kodierrichtlinien Vorrang.

Die Kodierrichtlinien für die Psychiatrie und Psychosomatik sind ein Regelwerk, das der pauschalierten Vergütung auf der Grundlage tagesbezogener Entgelte von Krankenhausleistungen der Psychiatrie und Psychosomatik nach § 17d KHG dient. Weiterhin tragen sie dazu bei, die Kodierqualität in den Krankenhäusern zu verbessern und gleiche Krankenhausfälle identisch zu verschlüsseln. Hierdurch gewinnt das Krankenhaus zusätzlich eine Grundlage für internes Management und Qualitätssicherung.

Die Berücksichtigung von Kodierrichtlinien in psychiatrischen und psychosomatischen Einrichtungen ist nach wie vor als neu anzusehen und bedeutet für die dort tätigen Mitarbeiter eine erhebliche Umstellung. Für die Handhabung der Kodierrichtlinien sind auch künftig entsprechende Schulungen der Anwender in der Auswahl relevanter Informationen aus klinischen Krankenakten sowie in den Grundregeln zur Benutzung der ICD-10-GM und des OPS erforderlich. Darüber hinaus ist das Erlernen der Anwendung der Kodierrichtlinien fortzuführen.

Die Kodierrichtlinien werden regelmäßig überarbeitet, um den medizinischen Fortschritt, Änderungen der klinischen Klassifikationen, Aktualisierungen des Entgeltsystems für die Psychiatrie und Psychosomatik und Kodiererfahrungen aus der klinischen Praxis zu berücksichtigen. Sie sollen Schulungsmaßnahmen sinnvoll unterstützen sowie die psychiatrischen und psychosomatischen Einrichtungen bereits frühzeitig auf die Änderungen im Umgang mit dem neuen Vergütungssystem vorbereiten. Die Vertragspartner sind sich darin einig, dass die Kodierrichtlinien neben der notwendigen Vorbereitung der Krankenhäuser auch der Entwicklung des künftigen pauschalierenden Entgeltsystems nach § 17d KHG dienen. Sie stimmen darin überein, dass es sich zunächst um eine Ausgangsbasis zur Unterstützung der künftigen Abbildung der Behandlungsfälle im neuen Entgeltsystem handelt, die einer Weiterentwicklung bedarf. Den Krankenhäusern ist daher ausreichend Zeit für Schulungen und das Erlernen im Umgang mit den neuen Kodierrichtlinien einzuräumen. Aus diesem Grunde dürfen die Abrechnungen der Behandlungsfälle sowie die Budgetverhandlungen nach der Maßgabe der derzeit gültigen Bundespflegesatzverordnung (BPflV) durch die Anwendung der Kodierrichtlinien nicht behindert oder verändert werden.

Ausgangsbasis für die Erstellung der Deutschen Kodierrichtlinien für die Psychiatrie und Psychosomatik (DKR-Psych) waren die bereits bestehenden Deutschen Kodierrichtlinien (DKR). Grundprinzip der initialen Überarbeitungen war, die Inhalte der Richtlinien insgesamt möglichst eng an die somatischen Regeln anzulehnen, um zeitnah eine Fassung für Übungs- und Schulungszwecke vorlegen zu können. Bedauerlicherweise ist es bisher nicht für alle Kodierrichtlinien gelungen, geeignete Beispiele für die Psychiatrie/Psychosomatik zu finden. In diesen Fällen wurden die Beispiele für die Somatik belassen, um dennoch die Intention der Kodierrichtlinien besser zum Ausdruck zu bringen. Es ist davon auszugehen, dass mit der Entwicklung des neuen Vergütungssystems für die Psychiatrie und Psychosomatik die Kodierrichtlinien eine zunehmende Anpassung erfahren werden.

Es kann bei Redaktionsschluss nicht ausgeschlossen werden, dass sich im Nachgang noch weitere Änderungen aus der Verabschiedung des Psych-Entgelt-Systems, der ICD-10-GM oder des OPS jeweils in den Versionen 2019 ergeben. Gegebenenfalls nachträglich notwendige Änderungen der DKR-Psych werden gesondert bekannt gegeben.

Die Verantwortung für die Dokumentation und Kodierung von Diagnosen und Prozeduren liegt beim behandelnden Arzt, unabhängig davon, ob er selbst oder eine von ihm beauftragte Person die Verschlüsselung vornimmt. Gemäß den speziellen Benutzerhinweisen der Internationalen Klassifikation psychischer Störungen, ICD-10 Kapitel V (F), Klinisch- diagnostische Leitlinien der Weltgesundheitsorganisation (WHO) sind so viele Diagnosen zu verschlüsseln, wie für die

Beschreibung des klinischen Bildes notwendig sind; dies gilt soweit die DKR-Psych nichts anderes vorschreiben.

Danksagung

Die Deutsche Krankenhausgesellschaft, der GKV-Spitzenverband, der Verband der privaten Krankenversicherungen und das Institut für das Entgeltsystem im Krankenhaus (InEK GmbH) danken ganz herzlich Herrn Dr. Albrecht Zaiß, der die Überarbeitung der Deutschen Kodierrichtlinien für die Psychiatrie/Psychosomatik unterstützt hat, sowie den Mitarbeitern des DIMDI für die fachliche Begleitung.

Darüber hinaus danken wir allen Anwendern und Fachgesellschaften, die auch im Rahmen des Verfahrens zur Einbindung des medizinischen, wissenschaftlichen und weiteren Sachverstandes die Weiterentwicklung der Deutschen Kodierrichtlinien für die Psychiatrie/Psychosomatik unterstützt haben.

Berlin, 2018

INHALTSVERZEICHNIS

ABKÜRZUNGSVERZEICHNIS

Abkürzung	Bezeichnung
ADHS	Aufmerksamkeitsdefizit-Hyperaktivitätsstörung
BPflV	Bundespflegesatzverordnung
BMG	Bundesministerium für Gesundheit
bzw.	beziehungsweise
CT	Computertomographie
CTG	Kardiotokographie
d.h.	das heißt
DIMDI	Deutsches Institut für Medizinische Dokumentation und Information
DKG	Deutsche Krankenhausgesellschaft
DKR	Deutsche Kodierrichtlinie
DKR-Psych	Deutsche Kodierrichtlinien für die Psychiatrie und Psychosomatik
DRG	Diagnosis Related Group
EDV	Elektronische Datenverarbeitung
EKG	Elektrokardiogramm
ERCP	Endoskopische retrograde Cholangiopankreaticographie
etc.	et cetera
Exkl.	Exklusiva
ggf.	gegebenenfalls
GKV	Gesetzliche Krankenversicherung
ICD	Internationale Klassifikation der Krankheiten
ICD-10-GM	Internationale Statistische Klassifikation der Krankheiten und verwandter Gesundheitsprobleme, 10. Revision, German Modification
InEK	Institut für das Entgeltsystem im Krankenhaus GmbH
Inkl.	Inklusiva
inkl.	inklusive
KHEntgG	Krankenhausentgeltgesetz
KHG	Krankenhausfinanzierungsgesetz
KHRG	Krankenhausfinanzierungsreformgesetz
OPS	Operationen- und Prozedurenschlüssel
PEPPV	Vereinbarung über die pauschalierenden Entgelte für die Psychiatrie und Psychosomatik
PKV	Verband der privaten Krankenversicherung
Psych-PV	Psychiatrie-Personalverordnung
s.a.	siehe auch
SGB V	Sozialgesetzbuch V
TE	Therapieeinheit
usw.	und so weiter
WHO	Weltgesundheitsorganisation (World Health Organisation)
z.B.	zum Beispiel
Z.n.	Zustand nach

REDAKTIONELLE HINWEISE

I. Allgemeine Hinweise

Die Deutschen Kodierrichtlinien für die Psychiatrie und Psychosomatik (DKR-Psych) sind nach folgenden Regeln gekennzeichnet:

1. Alle Kodierrichtlinien haben eine feste 5-stellige Kennzeichnung, z.B. PD001, gefolgt von einem kleinen Buchstaben zur Kennzeichnung der jeweiligen Version. Alle Kodierrichtlinien der Version 2010 haben das Kennzeichen „a". Kodierrichtlinien mit inhaltlichen Änderungen sind in der Version 2011 mit „b" gekennzeichnet. In den Versionen 2012, 2017 und 2018 wurde keine Kodierrichtlinie inhaltlich geändert. Kodierrichtlinien mit inhaltlichen Änderungen in der Version 2019 tragen den kleinen Buchstaben „g" am Ende. Die 5-stellige Grundnummer ändert sich nicht. Bei Verweisen auf einzelne Kodierrichtlinien im Text wird auf die Kennzeichnung der Version mit Kleinbuchstaben verzichtet.
2. Die Allgemeinen Kodierrichtlinien für Krankheiten beginnen mit „PD" gefolgt von einer 3-stelligen Zahl.
3. Die Allgemeinen Kodierrichtlinien für Prozeduren beginnen mit „PP" gefolgt von einer 3-stelligen Zahl.

In vielen Kodierrichtlinien werden Beispiele und/oder Listen mit ICD-10-GM- bzw. OPS-Kodes aufgeführt. Diese Beispiele bzw. Listen stellen jedoch keine abschließende Aufzählung bzw. Ausdifferenzierung aller zutreffenden Kodes dar. Um die genauen Kodes zu finden, sind in den jeweiligen Klassifikationen die Querverweise mit Inklusiva, Exklusiva sowie die Hinweise zu beachten.

II. Schlüsselnummern (Kodes)

In den Deutschen Kodierrichtlinien wird auf Schlüsselnummern (Kodes) aus der ICD-10-GM und dem OPS verwiesen. Diese Kodes sind **in unterschiedlicher Schreibweise** aufgeführt.

Die Kodierrichtlinien enthalten sowohl Kodieranweisungen, die sich auf einzelne (terminale) Schlüsselnummern beziehen, als auch auf hierarchisch übergeordnete Schlüsselnummern.

Zum Teil wird in den Kodierrichtlinien ausdrücklich darauf hingewiesen, dass eine Kategorie Subkategorien/-klassen besitzt, wobei diese näher beschrieben werden. An anderen Stellen wird durch Formulierungen wie „...ist mit einem Kode aus/einem Kode der Kategorie... zu verschlüsseln" auf die Existenz von Subkategorien hingewiesen. In diesen Fällen gelten die betreffenden Kodieranweisungen für alle terminalen Kodes, die unter der angegebenen Kategorie klassifiziert sind.

Zur medizinischen Dokumentation ist immer der Kode für die spezifische Erkrankung bzw. Prozedur in der höchsten Differenziertheit (bis zur letzten Stelle des Kodes) zu verschlüsseln.

Die folgenden Tabellen präsentieren typische Beispielkodes.

Darstellung der Kodes in den Deutschen Kodierrichtlinien für die Psychiatrie und Psychosomatik

1. ICD-10-GM

Beispielkode	Text (*kursiv*)	Die Kodierregel bezieht sich auf:
F40–F48	*Neurotische, Belastungs- und somatoforme Störungen*	die Gruppe mit allen Subkategorien.
F40.–	*Phobische Störungen*	den Dreisteller mit allen darunter klassifizierten Kodes.
F40.0-	*Phobische Störungen, Agoraphobie*	den Viersteller mit allen darunter klassifizierten Kodes.
F40.01	*Phobische Störungen, Agoraphobie, mit Panikstörung*	genau diesen Kode (Fünfsteller, endständiger Kode).

2. OPS

Beispielkode	Text (*kursiv*)	Die Kodierregel bezieht sich auf:
1-61...1-69	*Diagnostische Endoskopie*	die Gruppe mit allen Subkategorien.
1-63	*Diagnostische Endoskopie des oberen Verdauungstraktes*	den Dreisteller mit allen darunter klassifizierten Kodes.
1-636	*Diagnostische Intestinoskopie (Endoskopie des tiefen Jejunums und Ileums)*	den Viersteller mit allen darunter klassifizierten Kodes.
1-636.0	*Diagnostische Intestinoskopie (Endoskopie des tiefen Jejunums und Ileums), Einfach (durch Push-Technik)*	genau diesen Kode (Fünfsteller, endständiger Kode).
1-636.1, .x	*Diagnostische Intestinoskopie (Endoskopie des tiefen Jejunums und Ileums)*	zwei bestimmte unter dem Viersteller (hier 1-636) klassifizierte Fünfsteller.

III. Fallbeispiele

Die Deutschen Kodierrichtlinien enthalten Kodieranweisungen und passende Fallbeispiele, die zu ihrer Veranschaulichung dienen. In den Beispielen folgen der Beschreibung eines klinischen Falles die zu verwendenden Schlüsselnummern und die dazu gehörigen, kursiv gedruckten Texte der entsprechenden Klassifikation (ICD-10-GM bzw. OPS).

Während die ICD-Texte in der Regel originalgetreu aus der Klassifikation übernommen wurden, wurden die Texte für die OPS-Kodes teilweise geglättet, um redundante Informationen zu vermeiden und um dadurch sehr lange und unübersichtliche Texte zu kürzen. Sinngemäß enthalten diese jedoch in jedem Falle die volle Information des jeweiligen OPS-Kodes.

Viele Beispiele bilden die vollständige Kodierung eines stationären Falles mit sämtlichen anzugebenden Diagnosen- und Prozedurenkodes ab.

In anderen Fällen sind nur die Kodes aufgeführt, die im Zusammenhang mit der jeweiligen Kodierrichtlinie stehen; so können z.B. die Diagnosekodes in Beispielen fehlen, die die Kodierung bestimmter Prozeduren veranschaulichen, oder die Prozeduren fehlen in Beispielen, die die Zuweisung von Diagnosekodes demonstrieren.

In den Beispielen, in denen ICD-Kodes für „nicht näher bezeichnete“ Diagnosen verwendet wurden, sind die im Beispieltext angegebenen Diagnosen nach den Regeln der ICD-10-GM korrekt verschlüsselt.

Mit einem Ausrufezeichen gekennzeichnete sekundäre Schlüsselnummern sind zum Teil optional, in anderen Fällen obligatorisch anzugeben.

Die Kodierrichtlinien regeln ausschließlich die Übertragung von Diagnosen und Prozeduren in die dafür vorgesehenen Kodes. EDV-technische Details werden hier nicht geregelt.

ALLGEMEINE KODIERRICHTLINIEN

ALLGEMEINE KODIERRICHTLINIEN FÜR KRANKHEITEN

Diese Kodierrichtlinien beziehen sich auf:

ICD-10-GM Systematisches Verzeichnis Version 2019 und

ICD-10-GM Alphabetisches Verzeichnis Version 2019

Die DKR-Psych beziehen sich aus Gründen der Übersichtlichkeit zumeist auf einen durchgängigen stationären Aufenthalt. Gleichwohl muss ein stationärer Aufenthalt nicht zwingend einem Abrechnungsfall gemäß Abrechnungsbestimmungen entsprechen. Bei einer Zusammenführung mehrerer Krankenhausaufenthalte zu einem Abrechnungsfall nach den geltenden Abrechnungsbestimmungen, sind sämtliche Symptome/Diagnosen und Prozeduren auf den gesamten Abrechnungsfall zu beziehen. Das hat gegebenenfalls zur Folge, dass mehrere Prozeduren unter Addition der jeweiligen Mengenangaben zu einer Prozedur zusammenzuführen sind.

Bei einer Zusammenführung mehrerer Krankenhausaufenthalte zu einem Abrechnungsfall gemäß § 2 der Vereinbarung über die pauschalierenden Entgelte für die Psychiatrie und Psychosomatik (PEPPV) gilt hinsichtlich der Festlegung der Hauptdiagnose § 2 Absatz 3 der Vereinbarung (Näheres siehe dort).

PD001a Allgemeine Kodierrichtlinien

Die Auflistung der Diagnosen bzw. Prozeduren liegt in der Verantwortung des behandelnden Arztes. Obwohl Untersuchungsbefunde entscheidende Punkte im Kodierungsprozess sind, gibt es einige Krankheiten bzw. Störungen, die nicht immer durch Untersuchungsbefunde bestätigt werden. Zum Beispiel wird Morbus Crohn nicht immer durch eine Biopsie bestätigt oder kann sich eine psychische Störung in ihrer Ausprägung erst im weiteren Verlauf eindeutig darstellen.

Der behandelnde Arzt ist verantwortlich für

- die Bestätigung von Diagnosen, die verzeichnet sind, bei denen sich aber kein unterstützender Nachweis in der Krankenakte findet,

  und

- die Klärung von Diskrepanzen zwischen Untersuchungsbefunden und klinischer Dokumentation.

Die Bedeutung einer konsistenten, vollständigen Dokumentation in der Krankenakte kann nicht häufig genug betont werden. Ohne diese Art der Dokumentation ist die Anwendung aller Kodierrichtlinien eine schwierige, wenn nicht unmögliche Aufgabe.

PD002a Hauptdiagnose

Die Hauptdiagnose wird definiert als:

„Die Diagnose, die nach Analyse als diejenige festgestellt wurde, die hauptsächlich für die Veranlassung des stationären Krankenhausaufenthaltes des Patienten verantwortlich ist."

Der Begriff „nach Analyse" bezeichnet die Evaluation der Befunde am Ende des stationären Aufenthaltes, um diejenige Krankheit bzw. Störung festzustellen, die hauptsächlich verantwortlich für die Veranlassung des stationären Krankenhausaufenthaltes war. Die dabei evaluierten Befunde können Informationen enthalten, die aus der medizinischen, sozialen und pflegerischen Anamnese, einer psychiatrischen/körperlichen Untersuchung, Konsultationen von

Spezialisten, diagnostischen Tests oder Prozeduren, chirurgischen Eingriffen und pathologischen oder radiologischen Untersuchungen gewonnen wurden. Für die Abrechnung relevante Befunde, die nach der Entlassung eingehen, sind für die Kodierung heranzuziehen.

Die nach Analyse festgestellte Hauptdiagnose muss nicht der Aufnahmediagnose oder Einweisungsdiagnose entsprechen.

Anmerkung 1: Es ist nicht auszuschließen, dass diese Definition der Hauptdiagnose unter Umständen im pauschalierenden Vergütungssystem auf der Grundlage von tagesbezogenen Entgelten keine adäquate Abbildung der Krankenhausleistung erlaubt. Im Rahmen der Entwicklung und Pflege des Entgeltsystems wird dieser Sachverhalt verfolgt und auf ggf. notwendige Maßnahmen geprüft.

Beispiel 1

Ein Patient stellt sich in der Notaufnahme mit seit mehreren Wochen bestehender gedrückter Stimmung vor. In der Untersuchungssituation berichtet er zudem über eine Verminderung von Antrieb und Aktivität, Konzentrationsstörungen, ausgeprägte Müdigkeit bei gleichzeitig bestehender Ein- und Durchschlafstörung sowie einen deutlichen Appetitverlust. Es bestehen ausgeprägte Gedanken über die Wertlosigkeit der eigenen Person. Eine Distanzierung von suizidalen Gedanken ist dem Patienten nicht möglich.

Bei einer schweren depressiven Episode wurde der Patient stationär aufgenommen. Im Behandlungsverlauf berichtet der Patient über einen schädlichen Gebrauch von Alkohol. Zudem wurde ein Diabetes mellitus diagnostiziert.

Während des stationären Aufenthaltes wurden bis zur Entlassung folgende Diagnosen gestellt:

- Schwere depressive Episode
- Schädlicher Gebrauch von Alkohol
- Diabetes mellitus

Entscheidend für die Auswahl der Hauptdiagnose ist die Veranlassung des stationären Aufenthaltes. Somit ist die schwere depressive Episode die Hauptdiagnose, weil diese den stationären Aufenthalt hauptsächlich veranlasste.

Bei der Festlegung der Hauptdiagnose haben die vorliegenden Kodierrichtlinien Vorrang vor allen anderen Richtlinien. Die Hinweise zur Verschlüsselung mit den ICD-10-Verzeichnissen müssen beachtet werden (s.a. DKR-Psych PD014 *Im Alphabetischen Verzeichnis verwendete formale Vereinbarungen* (Seite 207)).

Zuweisung der zugrunde liegenden Krankheit bzw. Störung als Hauptdiagnose

Wenn sich ein Patient mit einem Symptom vorstellt und die zugrunde liegende Krankheit bzw. Störung zum Zeitpunkt der Aufnahme bekannt ist und behandelt wird bzw. während des Krankenhausaufenthaltes diagnostiziert wird, so ist die zugrunde liegende Krankheit bzw. Störung als Hauptdiagnose zu kodieren. Zur Kodierung von Symptomen als Nebendiagnose siehe DKR-Psych PD003 *Nebendiagnosen* (Seite 199).

Beispiel 2

Ein Patient wird im Rahmen einer zunehmenden produktiven Symptomatik bei bekannter paranoider Schizophrenie gerichtlich untergebracht.

Hauptdiagnose:	Paranoide Schizophrenie
Nebendiagnose(n):	keine

Beispiel 3

Ein Patient wird wegen zunehmender Persönlichkeitsveränderungen (Distanzlosigkeit, Wutausbrüche, Vergesslichkeit, Konzentrationsstörungen, Stimmungsschwankungen) und Kopfschmerzen stationär aufgenommen. Der neurologische Befund und die weiterführende apparative Diagnostik ergibt die Diagnose eines Hirntumors. Es wird eine organische Persönlichkeitsstörung bei Hirntumor diagnostiziert. Der Patient wird drei Tage nach stationärer Aufnahme zur Operation des Hirntumors in die Neurochirurgie verlegt. Eine umfassende psychologisch-psychiatrische Persönlichkeitsdiagnostik wurde nicht durchgeführt.

Hauptdiagnose:	Hirntumor
Nebendiagnose(n):	Organische Persönlichkeitsstörung

Beispiel 4

Ein Patient wird mit einer akuten Alkoholintoxikation aufgenommen. Nach Detoxikation stellt sich heraus, dass der Alkoholmissbrauch aufgrund exazerbierter Wahnvorstellungen bei bekannter paranoider Schizophrenie ausgelöst wurde, die behandelt wird.

Hauptdiagnose:	Paranoide Schizophrenie
Nebendiagnose(n):	Akute Alkoholintoxikation
	Alkoholmissbrauch

Beispiel 5

Ein Patient stellt sich mit akuten, wiederkehrenden Beschwerden wie plötzlich auftretendem Herzklopfen, Brustschmerz, Erstickungsgefühlen und Schwindel in der Rettungsstelle vor. Unter der Diagnose Panikstörung erfolgt eine kombinierte psychotherapeutische und medikamentöse Behandlung.

Hauptdiagnose:	Panikstörung
Nebendiagnose(n):	keine

Schlüsselnummern für Symptome, Befunde und ungenau bezeichnete Zustände

Schlüsselnummern für Symptome, Befunde und ungenau bezeichnete Zustände aus Kapitel XVIII *Symptome und abnorme klinische und Laborbefunde, die anderenorts nicht klassifiziert sind*, sind nicht als Hauptdiagnose zu verwenden, sobald eine die Symptomatik, etc. erklärende definitive Diagnose ermittelt wurde.

Die Anmerkungen zu Beginn von Kapitel XVIII in der ICD-10-GM helfen bei der Bestimmung, wann Schlüsselnummern aus den Kategorien R00–R99 dennoch angegeben werden.

Zwei oder mehr Diagnosen, die gleichermaßen der Definition der Hauptdiagnose entsprechen

Wenn zwei oder mehrere Diagnosen in Bezug zu Aufnahme, Untersuchungsbefunden und/oder der durchgeführten Therapie gleichermaßen die Kriterien für die Hauptdiagnose erfüllen und ICD-10-Verzeichnisse und Kodierrichtlinien keine Verschlüsselungsanweisungen geben, muss vom behandelnden Arzt entschieden werden, welche Diagnose am besten der Hauptdiagnose-Definition entspricht. Nur in diesem Fall ist vom behandelnden Arzt diejenige auszuwählen, die für Untersuchung und/oder Behandlung die meisten Ressourcen verbraucht hat. Hierbei ist es unerheblich, ob die Krankheiten bzw. Störungen verwandt sind oder nicht.

Schlüsselnummern aus Z03.0 bis Z03.9 Ärztliche Beobachtung und Beurteilung von Verdachtsfällen, Verdacht ausgeschlossen

Schlüsselnummern aus Z03.0 bis Z03.9 (z.B. Z03.2 *Beobachtung bei Verdacht auf psychische Krankheiten oder Verhaltensstörungen*) werden **ausschließlich dann** als **Hauptdiagnose** für die Abklärung des Gesundheitszustandes des Patienten zugeordnet, wenn es Hinweise auf die Existenz eines abnormen Zustandes, auf die Folge eines Unfalls oder eines anderen Ereignisses mit typischerweise nachfolgenden Gesundheitsproblemen gibt und sich der Krankheitsverdacht **nicht** bestätigt und eine Behandlung derzeit **nicht** erforderlich ist.

Beispiel 6

Ein Patient wird in einer Krisensituation nach einem Autounfall fremdanamnestisch als psychisch auffällig beschrieben. Er sei verwirrt und berichte zusammenhangslos. In der Akutsituation ist eine genaue Klärung der Umstände nicht möglich. Der Patient stimmt einer stationären Aufnahme zur Beobachtung und weiteren Abklärung zu. Im Verlauf zeigt sich kein Anhalt für eine akute Belastungsreaktion oder eine andere psychische Krankheit oder Verhaltensstörung.

Hauptdiagnose:	Z03.2	*Beobachtung bei Verdacht auf psychische Krankheiten oder Verhaltensstörungen*
Nebendiagnose(n):		keine

Können für die Hauptdiagnose spezifischere Schlüsselnummern angegeben werden, haben diese Vorrang vor einer Schlüsselnummer aus der Kategorie Z03.– *Ärztliche Beobachtung und Beurteilung von Verdachtsfällen, Verdacht ausgeschlossen*. Wenn ein Symptom, das mit der Verdachtsdiagnose im Zusammenhang steht, vorliegt, wird die Symptom-Schlüsselnummer als Hauptdiagnose zugewiesen, nicht ein Kode aus der Kategorie Z03.– *Ärztliche Beobachtung und Beurteilung von Verdachtsfällen, Verdacht ausgeschlossen* (s.a. DKR-Psych PD008 *Verdachtsdiagnosen* (Seite 203)).

Wenn zwei oder mehrere Befunde/Symptome bei der Beobachtung des Verdachtsfalles für die Hauptdiagnose in Frage kommen, so ist vom behandelnden Arzt diejenige auszuwählen, die die meisten Ressourcen verbraucht hat.

Interne Verlegungen zwischen Abteilungen nach BPflV und KHEntgG

Bei Krankenhaus-internen Verlegungen von Patienten zwischen Abteilungen, die nach Bundespflegesatzverordnung (BPflV) abrechnen (z.B. Psychiatrie), und Abteilungen, die nach Krankenhausentgeltgesetz (KHEntgG) abrechnen (z.B. Chirurgie, Innere Medizin), ist folgende Regel zu beachten:

- Jede Abteilung dokumentiert und kodiert nach den für sie gültigen Regeln.

Beispiel 7

Ein Patient wird wegen einer Schizophrenie in die Psychiatrie aufgenommen. Während des stationären Verlaufs entwickelt der Patient ein akutes Abdomen. Nach Verlegung in die Chirurgie findet sich dort als Ursache für die Symptomatik eine akute Cholezystitis. Die Schizophrenie wird weiterbehandelt.

Psychiatrie (BPflV)

Hauptdiagnose:	Schizophrenie
Nebendiagnose(n):	Akutes Abdomen

Chirurgie (KHEntgG)

Hauptdiagnose:	Akute Cholezystitis
Nebendiagnose(n):	Schizophrenie

PD003c Nebendiagnosen

Die Nebendiagnose ist definiert als:

„Eine Krankheit bzw. Störung oder Beschwerde, die entweder gleichzeitig mit der Hauptdiagnose besteht oder sich während des Krankenhausaufenthaltes entwickelt."

Für Kodierungszwecke müssen Nebendiagnosen als Krankheiten bzw. Störungen interpretiert werden, die das Patientenmanagement in der Weise beeinflussen, dass irgendeiner der folgenden Faktoren erforderlich ist:

- therapeutische Maßnahmen
- diagnostische Maßnahmen
- erhöhter Betreuungs-, Pflege- und/oder Überwachungsaufwand

Bei Patienten, bei denen einer dieser erbrachten Faktoren auf mehrere Diagnosen (entweder Hauptdiagnose und Nebendiagnose(n) oder mehrere Nebendiagnosen) ausgerichtet ist, können alle betroffenen Diagnosen kodiert werden. Somit ist es unerheblich, ob die therapeutische(n)/diagnostische(n) Maßnahme(n) bzw. der erhöhte Betreuungs-, Pflege- und/oder Überwachungsaufwand auch in Bezug auf die Hauptdiagnose geboten waren.

Beispiel 1

Ein Patient erhält wegen der Nebendiagnosen Alkohol- und Medikamentenabhängigkeit eine Motivationsbehandlung.

Nebendiagnose(n):	Alkoholabhängigkeit
	Medikamentenabhängigkeit

Beispiel 2

Ein Patient wird für die Nebendiagnosen koronare Herzkrankheit, arterieller Hypertonus und Herzinsuffizienz mit einem Betablocker behandelt.

Nebendiagnose(n):	Koronare Herzkrankheit
	Arterieller Hypertonus
	Herzinsuffizienz

Krankheiten bzw. Störungen, die z.B. durch den Anästhesisten während der präoperativen Beurteilung oder vor einer Elektrokonvulsionstherapie dokumentiert wurden, werden nur kodiert, wenn sie den oben genannten Kriterien entsprechen. Sofern eine Begleitkrankheit bzw. Störung das Standardvorgehen für eine spezielle Prozedur beeinflusst, wird diese Krankheit bzw. Störung als Nebendiagnose kodiert.

Anamnestische Diagnosen, die das Patientenmanagement gemäß obiger Definition nicht beeinflusst haben, wie z.B. eine anamnestisch bekannte, überwundene Alkoholabhängigkeit werden nicht kodiert.

Beispiel 3

Eine 50-jährige Patientin wird zur Behandlung einer schweren Zwangsstörung (Zwangsgedanken und -handlungen, gemischt) stationär aufgenommen. In der Anamnese gibt sie eine Knieoperation vor 10 Jahren wegen eines Außenmeniskusschadens an. Danach war sie beschwerdefrei. Als junges Mädchen habe sie an einer Magersucht gelitten. Das Essverhalten sowie das Körpergewicht haben sich jedoch im frühen Erwachsenenalter normalisiert. Eine bekannte koronare Herzkrankheit wird medikamentös weiterbehandelt. Wegen anhaltender Lumbalgien wird die Patientin krankengymnastisch betreut.

Hauptdiagnose:	Zwangsgedanken und -handlungen, gemischt
Nebendiagnose(n):	Koronare Herzkrankheit
	Lumbalgien

Die Nebendiagnosen erfüllen die obige Definition (Ressourcenverbrauch) und sind deshalb zu dokumentieren.

Die sonstigen Diagnosen (Z.n. OP nach Außenmeniskusschaden, Anorexia nervosa) erfüllen diese Definition nicht und werden deshalb für das künftige Entgeltsystem nicht dokumentiert. Sie sind jedoch für die medizinische Dokumentation und die ärztliche Kommunikation von Bedeutung.

Beispiel 4

Ein Patient, der wegen einer Somatisierungsstörung stationär aufgenommen wird, hat zusätzlich einen Diabetes mellitus. Das Pflegepersonal prüft täglich den Blutzucker, und der Patient bekommt eine Diabetes-Diät.

Hauptdiagnose:	Somatisierungsstörung
Nebendiagnose(n):	Diabetes mellitus

Beispiel 5

Ein 60 Jahre alter Patient mit einer Multiinfarkt-Demenz wird stationär aufgenommen. Aufgrund einer früheren Unterschenkelamputation benötigt der Patient zusätzliche Unterstützung durch das Pflegepersonal.

Hauptdiagnose:	Multiinfarkt-Demenz
Nebendiagnose(n):	Unterschenkelamputation in der Eigenanamnese

Beispiel 6

Eine ältere Patientin wird wegen einer wahnhaften Störung aufgenommen. Im Verlauf erleidet sie eine hypertensive Krise.

Hauptdiagnose:	Wahnhafte Störung
Nebendiagnose(n):	Hypertonie mit hypertensiver Krise

Symptome als Nebendiagnose

Für Symptome gelten die Regelungen zur Kodierung von Nebendiagnosen entsprechend.

Beispiel 7

Ein Patient wird zur Entgiftung bei Opioidabhängigkeit stationär aufgenommen. Es besteht ein ausgeprägtes Untergewicht, das behandelt wird.

Hauptdiagnose:	Psychische und Verhaltensstörungen durch Opioide, Abhängigkeitssyndrom
Nebendiagnose(n):	Abnorme Gewichtsabnahme

Hinweis der Selbstverwaltung: Die Selbstverwaltung empfiehlt eine Überdokumentation von Symptomen zu vermeiden. Demnach ist beispielsweise die zusätzliche Kodierung von Unglücklichsein bei einer Depression mit dieser Regelung nicht beabsichtigt. Sie empfiehlt aber die Kodierung von Symptomen, die besondere Maßnahmen erfordern und deshalb für eine sachgerechte Fallabbildung erforderlich sind.

Reihenfolge der Nebendiagnosen

Es gibt keine Kodierrichtlinie, die die Reihenfolge der Nebendiagnosen regelt. Jedoch sollten die bedeutenderen Nebendiagnosen, insbesondere Komplikationen und Komorbiditäten, zuerst angegeben werden, da die Anzahl der zur Verfügung stehenden Schlüsselnummer-Felder begrenzt ist. Wird zur Verschlüsselung einer Diagnose mehr als ein Kode benötigt (z.B. Kreuz-Stern-System), so ist für die Reihenfolge DKR-Psych PD012 *Mehrfachkodierung* (Seite 206) zu beachten.

Abnorme Befunde

Abnorme Labor-, Röntgen-, Pathologie- und andere diagnostische Befunde werden nicht kodiert, es sei denn, sie haben eine klinische Bedeutung im Sinne einer therapeutischen Konsequenz oder einer weiterführenden Diagnostik (nicht allein Kontrolle der abnormen Werte).

Beispiel 8

Ein Patient wird zur stationären Psychotherapie einer somatoformen Schmerzstörung aufgenommen. Im Labortest wird eine leichte Leukozytose, die ausschließlich kontrolliert wird und keine weiteren diagnostischen oder therapeutischen Maßnahmen nach sich zieht, gefunden.

Hauptdiagnose: Somatoforme Schmerzstörung

Anmerkung: Die Leukozytose erfüllt nicht die Definition einer Nebendiagnose und wird deshalb für das Entgeltsystem nicht dokumentiert. Die Angabe ist ggf. jedoch für die medizinische Dokumentation und die ärztliche Kommunikation von Bedeutung.

PD004a Syndrome

Wenn es für ein Syndrom in den ICD-10-Verzeichnissen einen spezifischen Kode gibt, so ist er für dieses Syndrom zu verwenden.

Sehen die ICD-10-Verzeichnisse keine spezifische Schlüsselnummer für das Syndrom vor, so sind die einzelnen Manifestationen zu verschlüsseln.

PD005a Folgezustände und geplante Folgeeingriffe

Folgezustände oder Spätfolgen einer Krankheit sind **aktuelle** Krankheitszustände, die durch eine frühere Krankheit hervorgerufen wurden.

Es gibt keine allgemeine zeitliche Beschränkung für die Verwendung der Schlüsselnummern für Folgezustände. Der Folgezustand kann schon im Frühstadium des Krankheitsprozesses offenbar werden, z.B. neurologische Defizite als Folge eines Hirninfarktes, oder er zeigt sich Jahre später.

Die Kodierung der Folgezustände von Krankheiten erfordert zwei Schlüsselnummern:

- eine für den aktuellen Zustand und danach
- eine Schlüsselnummer („Folgen von ...“), die ausdrückt, dass dieser Zustand Folge einer früheren Krankheit ist.

Beispiel 1

Spastische Hemiplegie aufgrund einer früheren Hirnembolie

G81.1	*Spastische Hemiparese und Hemiplegie*
I69.4	*Folgen eines Schlaganfalls, nicht als Blutung oder Infarkt bezeichnet*

PD007a Aufnahme zur Prozedur, nicht durchgeführt

Wenn ein Patient für eine Prozedur stationär aufgenommen wurde, die aus irgendeinem Grund nicht durchgeführt und der Patient entlassen wurde, ist wie folgt zu kodieren:

a) wenn die Prozedur aus technischen Gründen nicht ausgeführt wurde:.

Beispiel 1

Ein Patient wird zur Durchführung einer Elektrokonvulsionstherapie aufgenommen. Die Intervention wurde aus technischen Gründen verschoben.

Hauptdiagnose:	F33.3	*Rezidivierende depressive Störung, gegenwärtig schwere Episode mit psychotischen Symptomen*
Nebendiagnose(n):	Z53	*Personen, die Einrichtungen des Gesundheitswesens wegen spezifischer Maßnahmen aufgesucht haben, die aber nicht durchgeführt wurden*

b) wenn die Prozedur auf Grund einer Krankheit oder einer Komplikation, die nach Aufnahme aufgetreten ist, nicht ausgeführt wurde:

Beispiel 2

Eine Patientin wurde aufgrund einer rezidivierenden depressiven Störung, gegenwärtig schwere Episode, zur stationären Psychotherapie aufgenommen. Die geplante stationäre Psychotherapie konnte aufgrund einer akuten Appendizitis nicht begonnen werden. Die Patientin wurde in die Chirurgie verlegt.

Hauptdiagnose:	F33.2	*Rezidivierende depressive Störung, gegenwärtig schwere Episode ohne psychotische Symptome*
Nebendiagnose(n):	Z53	*Personen, die Einrichtungen des Gesundheitswesens wegen spezifischer Maßnahmen aufgesucht haben, die aber nicht durchgeführt wurden*
	K35.8	*Akute Appendizitis, nicht näher bezeichnet*

PD008a Verdachtsdiagnosen

Verdachtsdiagnosen im Sinne dieser Kodierrichtlinie sind Diagnosen, die **am Ende eines stationären Aufenthaltes** weder sicher bestätigt noch sicher ausgeschlossen sind.

Verdachtsdiagnosen werden unterschiedlich kodiert, abhängig davon, ob der Patient nach Hause entlassen oder in ein anderes Krankenhaus verlegt wurde.

Entlassung nach Hause

1) Wenn Untersuchungen vorgenommen, aber **keine** Behandlung in Bezug auf die Verdachtsdiagnose eingeleitet wurde, ist/sind das/die **Symptom/e** zu kodieren (siehe Beispiel 1 und DKR-Psych PD002 *Hauptdiagnose* (Seite 195)).

Beispiel 1

Ein Patient wird mit akustischen Halluzinationen stationär aufgenommen. Die ersten Untersuchungen lassen die Diagnose einer paranoiden Schizophrenie vermuten. Da der Patient bereits am 3. stationären Tag das Krankenhaus auf eigenen Wunsch und gegen ärztlichen Rat verlässt, kann die Diagnostik noch nicht abgeschlossen werden. Eine spezifische Behandlung der Schizophrenie wurde nicht durchgeführt.

Hauptdiagnose: R44.0 *Akustische Halluzinationen*

2) Wenn eine **Behandlung** eingeleitet wurde und die Untersuchungsergebnisse nicht eindeutig waren, ist die **Verdachtsdiagnose** zu kodieren.

Beispiel 2

Ein Patient wird gereizt, verbal aggressiv, massiv antriebsgesteigert und mit Größenideen stationär aufgenommen. Die Untersuchungen während des stationären Aufenthaltes haben die Diagnose einer bipolaren Störung weder bestätigt noch sicher ausgeschlossen. Eine spezifische Behandlung der bipolaren Störung wurde jedoch eingeleitet. Der Patient war nicht krankheitseinsichtig und verließ das Krankenhaus frühzeitig auf eigenen Wunsch und gegen ärztlichen Rat. Es besteht keine Fremd- und Selbstgefährdung.

Hauptdiagnose: F31.2 *Bipolare affektive Störung, gegenwärtig manische Episode mit psychotischen Symptomen*

Beispiel 3

Ein Vorschulkind wurde mit Verdacht auf ADHS aufgenommen. Die diagnostischen Kriterien konnten im Verlauf nicht ausreichend bestätigt werden. Eine psychotherapeutische und heilpädagogische Behandlung des ADHS wurde vorgenommen.

Hauptdiagnose: F90.0 *Einfache Aktivitäts- und Aufmerksamkeitsstörung*

Verlegung in ein anderes Krankenhaus

Wenn ein Patient mit einer Verdachtsdiagnose verlegt wird, ist vom verlegenden Krankenhaus die Verdachtsdiagnose-Schlüsselnummer zu kodieren.

Von dem verlegenden Krankenhaus dürfen zur Kodierung nur die zum Zeitpunkt der Verlegung erhältlichen Informationen verwendet werden. Spätere Informationen aus dem Krankenhaus, in welches der Patient verlegt wurde, dürfen die Kodierungsentscheidung nachträglich nicht beeinflussen.

Wird beispielsweise ein Patient mit der Verdachtsdiagnose bipolare Störung verlegt und der Fall vom verlegenden Krankenhaus als bipolare Störung kodiert, so ist die Schlüsselnummer für bipolare Störung vom verlegenden Krankenhaus nachträglich nicht zu ändern. Dies gilt auch dann, wenn vom zweitbehandelnden Krankenhaus der Entlassungsbericht zugesandt wird und sich daraus ergibt, dass der Patient laut Untersuchung keine bipolare Störung hatte.

PD009a „Sonstige" und „nicht näher bezeichnete" Schlüsselnummern

Die Resteklasse „Sonstige ..." ist dann bei der Kodierung zu verwenden, wenn eine genau bezeichnete Krankheit vorliegt, für die es aber in der ICD-10 keine eigene Klasse gibt.

Die Resteklasse „Nicht näher bezeichnete..." ist dann zu verwenden, wenn eine Krankheit nur mit ihrem Oberbegriff, wie z.B. Katarakt, beschrieben ist und/oder eine weitere Differenzierung nach den Klassifikationskriterien der ICD-10 an entsprechender Stelle nicht möglich ist (siehe Beispiel 1).

„Sonstige" und „nicht näher bezeichnete" Schlüsselnummern bzw. „Resteklassen" haben im Allgemeinen eine spezifische Kennzeichnung.

Auf der **vierstelligen Ebene** ist die Zuordnung in der Regel wie folgt:

„.0 – .7" spezifische Krankheiten

„.8" spezifische Krankheiten, die unter „.0 – .7" nicht klassifiziert sind (oder „sonstige")

„.9" „nicht näher bezeichnet"

Beispiel 1	**Vierstellige Subkategorie**	
	Unterteilung der Schlüsselnummern	
F01.–	*Vaskuläre Demenz*	Kategorie
F01.0	*Vaskuläre Demenz mit akutem Beginn*	Spezifische Subkategorie
F01.1	*Multiinfarkt-Demenz*	Spezifische Subkategorie
F01.2	*Subkortikale vaskuläre Demenz*	Spezifische Subkategorie
F01.3	*Gemischte kortikale und subkortikale vaskuläre Demenz*	Spezifische Subkategorie
F01.8	*Sonstige vaskuläre Demenz*	anderenorts nicht klassifizierte Demenz
F01.9	*Vaskuläre Demenz, nicht näher bezeichnet*	unspezifische Subkategorie

Gelegentlich werden die zwei **Resteklassen** „.8" und „.9" in einer Schlüsselnummer kombiniert und beinhalten sowohl „sonstige" als auch „nicht näher bezeichnete" Zustände.

Auf der **fünfstelligen Ebene** ist die Zuordnung nicht einheitlich.

Die Resteklassen dürfen nicht verwendet werden, um Diagnosen „aufzufangen", die **scheinbar** nicht anderenorts klassifiziert sind. Die ICD-10-Verzeichnisse sind zu verwenden, um die korrekte Schlüsselnummer-Zuordnung zu bestimmen (s.a. DKR-Psych PD014 *Im Alphabetischen Verzeichnis verwendete formale Vereinbarungen* (Seite 207)).

Wenn eine Bezeichnung benutzt wird, die nicht in den ICD-10-Verzeichnissen auffindbar ist, sind darin verfügbare alternative Bezeichnungen zu prüfen.

PD010a Kombinations-Schlüsselnummern

Eine einzelne Schlüsselnummer, die zur Klassifikation von zwei Diagnosen oder einer Diagnose mit einer Manifestation oder einer mit ihr zusammenhängenden Komplikation verwendet wird, wird als Kombinations-Schlüsselnummer bezeichnet. Die Kombinations-Schlüsselnummer ist nur dann zu verwenden, wenn diese Schlüsselnummer die betreffende diagnostische Information vollständig wiedergibt und wenn das Alphabetische Verzeichnis eine entsprechende Anweisung gibt.

Mehrfachkodierungen (siehe DKR-Psych PD012 *Mehrfachkodierung* (Seite 206)) dürfen nicht verwendet werden, wenn die Klassifikation eine Kombinations-Schlüsselnummer bereitstellt, die eindeutig alle in der Diagnose dokumentierten Elemente umfasst.

PD012a Mehrfachkodierung

Anmerkung: Erläuterungen, die mit den entsprechenden Abschnitten aus dem Regelwerk für die WHO-Ausgabe der ICD-10 (Band II) identisch sind, sind am Ende mit „(WHO)“ gekennzeichnet.

Mehrfachkodierung ist in den folgenden Fällen erforderlich:

Ätiologie- und Manifestationsverschlüsselung: „Kreuz - Stern - System”

Schlüsselnummern für Ätiologie, auch Primär-Diagnoseschlüssel genannt, (zugrunde liegende Ursache) werden durch das Kreuz-Symbol (†) und Manifestations-Schlüsselnummern, auch Sekundär-Diagnoseschlüssel genannt, durch das Stern-Symbol (*) gekennzeichnet. Zu kodieren ist **in derselben Reihenfolge, in der sie im Alphabetischen Verzeichnis oder im Systematischen Verzeichnis der ICD-10-GM erscheinen**, d.h. die Ätiologie-Schlüsselnummer, gefolgt von der Manifestations-Schlüsselnummer.

Diese Reihenfolge für die Ätiologie-/Manifestationsverschlüsselung gilt nur für das Kreuz-/Stern-System. Die Hauptdiagnosenregelung der DKR-Psych PD002 erfährt somit außerhalb der Kreuz-/Stern-Systematik in Bezug auf die Reihenfolge von Ätiologie-/Manifestationskodes keine Einschränkung. Ein Primär-Diagnoseschlüssel gilt für alle folgenden Sekundär-Diagnoseschlüssel bis zum Auftreten eines neuen Primär-Diagnoseschlüssels.

Beispiel 1

63- jähriger Patient mit einer Demenz bei Alzheimer-Krankheit

Hauptdiagnose	G30.0†	*Alzheimer-Krankheit mit frühem Beginn*
Nebendiagnosen	F00.0*	*Demenz bei Alzheimer-Krankheit mit frühem Beginn (Typ 2)*

Ausrufezeichenkodes

Sowohl in der ICD-10-GM als auch in der Datenübermittlungsvereinbarung nach § 301 SGB V werden die Ausrufezeichenkodes (z.B.U69.20!) als „optionale“ Schlüsselnummern bezeichnet.

Einen Überblick über einige mit Ausrufezeichen gekennzeichneten ICD-Kodes/Kategorien bietet Tabelle 1.

Tabelle 1: Mit einem Ausrufezeichen gekennzeichnete Kategorien/Kodes:

B95!–B98!	*Bakterien, Viren und sonstige Infektionserreger als Ursache von Krankheiten, die in anderen Kapiteln klassifiziert sind*
G82.6-!	*Funktionale Höhe der Schädigung des Rückenmarkes*
K72.7-!	*Hepatische Enzephalopathie und Coma hepaticum*
K74.7-!	*Klinische Stadien der Leberzirrhose*
L40.7-!	*Schweregrad der Psoriasis*
O09.–!	*Schwangerschaftsdauer*
U60.–!	*Klinische Kategorien der HIV-Krankheit*
U61.–!	*Anzahl der T-Helferzellen bei HIV-Krankheit*
U69.2-!	*Sekundäre Schlüsselnummer für besondere epidemiologische Zwecke*
U69.3-!	*Sekundäre Schlüsselnummern für die Art des Konsums psychotroper Substanzen bei durch diese verursachten psychischen und Verhaltensstörungen*
U69.40!	*Rekurrente Infektion mit Clostridium difficile*
U80!–U85!	*Infektionserreger mit Resistenzen gegen bestimmte Antibiotika oder Chemotherapeutika*
V, W, X, Y	Alle Schlüsselnummern aus **Kapitel XX** (Äußere Ursachen von Morbidität und Mortalität)
Z33!	*Schwangerschaftsfeststellung als Nebenbefund*
Z50.–!	*Rehabilitationsmaßnahmen*
Z54.–!	*Rekonvaleszenz*

Hinweis der Selbstverwaltung: Mit einem Ausrufezeichen gekennzeichnete sekundäre Schlüsselnummern sind zum Teil optional. In aus klinischer Sicht sinnvollen Fällen sollen sie angegeben werden, insbesondere dann, wenn dies zur Abbildung des Behandlungsaufwandes notwendig ist.

PD014a Im Alphabetischen Verzeichnis verwendete formale Vereinbarungen

Das Alphabetische Verzeichnis der ICD-10-GM unterstützt die Verschlüsselung nach dem Systematischen Verzeichnis inkl. des Kreuz-Stern-Systems und der Zusatzschlüsselnummern. Die im Alphabetischen Verzeichnis verwendeten formalen Vereinbarungen sind dort beschrieben. Maßgeblich für die Kodierung ist stets das Systematische Verzeichnis. Soweit das Alphabetische Verzeichnis zu einem unspezifischen Kode (z.B. „.9-Kode") führt, ist deshalb im Systematischen Verzeichnis zu prüfen, ob eine spezifischere Kodierung möglich ist.

PD015e Erkrankungen bzw. Störungen nach medizinischen Maßnahmen

Erkrankungen bzw. Störungen nach medizinischen Maßnahmen als Hauptdiagnose

Kodes für die spezifische Verschlüsselung von Erkrankungen bzw. Störungen nach medizinischen Maßnahmen finden sich beispielsweise in den folgenden Kategorien:

Tabelle 1:

E89.–	*Endokrine und Stoffwechselstörungen nach medizinischen Maßnahmen, anderenorts nicht klassifiziert*
G97.–	*Krankheiten des Nervensystems nach medizinischen Maßnahmen, anderenorts nicht klassifiziert*
H59.–	*Affektionen des Auges und der Augenanhangsgebilde nach medizinischen Maßnahmen, anderenorts nicht klassifiziert*
H95.–	*Krankheiten des Ohres und des Warzenfortsatzes nach medizinischen Maßnahmen, anderenorts nicht klassifiziert*
I97.–	*Kreislaufkomplikationen nach medizinischen Maßnahmen, anderenorts nicht klassifiziert*
J95.–	*Krankheiten der Atemwege nach medizinischen Maßnahmen, anderenorts nicht klassifiziert*
K91.–	*Krankheiten des Verdauungssystem nach medizinischen Maßnahmen, anderenorts nicht klassifiziert*
M96.–	*Krankheiten des Muskel-Skelett-Systems nach medizinischen Maßnahmen, anderenorts nicht klassifiziert*
N99.–	*Krankheiten des Urogenitalsystems nach medizinischen Maßnahmen, anderenorts nicht klassifiziert*

Diese Kodes sind nur dann als Hauptdiagnose zu verschlüsseln, wenn kein spezifischerer Kode in Bezug auf die Erkrankung bzw. Störung existiert. Gleiches gilt für die Kategorien T80–T88 *Komplikationen bei chirurgischen Eingriffen und medizinischer Behandlung, anderenorts nicht klassifiziert.* Die Kodes aus Tabelle 1 sind Kodes aus T80–T88 vorzuziehen, soweit letztere die Erkrankung bzw. Störung nicht spezifischer beschreiben.

Beispiel 1

Ein Patient wird wegen einer Hypothyreose nach Thyreoidektomie vor einem Jahr stationär aufgenommen.

Hauptdiagnose: E89.0 *Hypothyreose nach medizinischen Maßnahmen*

Beispiel 2

Ein Herzschrittmacherträger wird wegen einer Elektrodendislokation stationär aufgenommen.

Hauptdiagnose:	T82.1	*Mechanische Komplikation durch ein kardiales elektronisches Gerät*

Anmerkung: I97.89 *Sonstige Kreislaufkomplikationen nach medizinischen Maßnahmen, anderenorts nicht klassifiziert* ist nicht als Hauptdiagnose zu verschlüsseln, da der Kode T82.1 *Mechanische Komplikation durch ein kardiales elektronisches Gerät* (samt seiner Inklusiva) spezifisch die Art der Störung beschreibt.

Beispiel 3

Ein Patient wird nach vorangegangener Behandlung einer Fersenbeinfraktur nun wegen einer tiefen Beinvenenthrombose stationär aufgenommen.

Hauptdiagnose:	I80.28	*Thrombose, Phlebitis und Thrombophlebitis sonstiger tiefer Gefäße der unteren Extremitäten*

Anmerkung: I97.89 *Sonstige Kreislaufkomplikationen nach medizinischen Maßnahmen, anderenorts nicht klassifiziert* ist nicht als Hauptdiagnose zu verschlüsseln, da der Kode I80.28 *Thrombose, Phlebitis und Thrombophlebitis sonstiger tiefer Gefäße der unteren Extremitäten* spezifisch die Art der Kreislaufkomplikation beschreibt.

Erkrankungen bzw. Störungen nach medizinischen Maßnahmen als Nebendiagnose

Die Regelungen gelten für die Kodierung als Nebendiagnose entsprechend. Die Kriterien der Nebendiagnosendefinition (siehe DKR PD003 *Nebendiagnosen* (Seite 199)) sind zu beachten.

PD016e Psychische und Verhaltensstörungen durch multiplen Substanzgebrauch und Konsum anderer psychotroper Substanzen

Die **einzelnen** konsumierten Substanzen werden, wann immer möglich, entsprechend ihrer Art und Auswirkung so genau wie möglich kodiert.

Kombinationskategorien für multiplen Substanzgebrauch (F19.– *Psychische und Verhaltensstörungen durch multiplen Substanzgebrauch und Konsum anderer psychotroper Substanzen*), sind unspezifisch und nur dann zu verwenden, wenn nicht entschieden werden kann, welche Substanz die Störung ausgelöst hat. Diese Kategorie ist außerdem zu verwenden, wenn eine oder mehrere der konsumierten Substanzen nicht sicher zu identifizieren oder unbekannt sind oder die Substanzaufnahme chaotisch und wahllos verläuft. Daneben sind die **einzelnen** konsumierten Substanzen – soweit bekannt – entsprechend ihrer Art und Auswirkung so genau wie möglich zu kodieren.

Rein anamnestische Angaben über die Einnahme psychotroper Substanzen, die das Patientenmanagement gemäß Definition der Nebendiagnosen in der DKR PD003 nicht beeinflusst haben (z.B. eine anamnestisch bekannte überwundene Alkoholabhängigkeit), werden nicht kodiert.

Beispiel 1

Ein Patient wird wegen einer akuten Mischintoxikation stationär aufgenommen. Die Intoxikation manifestiert sich als aggressiv-agitiertes Verhalten, Gang- und Standunsicherheit, Miosis sowie verwaschene Sprache. Zum aktuellen Zustandsbild führte, dass sich der Patient mehrfach Heroin gespritzt und exzessiv Alkohol konsumiert hatte. Zusätzlich hat der Patient verschiedene „Pillen" eingenommen, von denen er jedoch nicht wisse, um welche Substanzen es sich handele. Während des stationären Aufenthaltes wird die vorbestehende Substitutionsbehandlung mit Methadon fortgesetzt. Nach unkomplizierter Detoxifikation wird eine Motivationsbehandlung zur problemspezifischen Weiterbehandlung des Alkohol- sowie Opioid-Abhängigkeitssyndroms durchgeführt.

Folgende Diagnosen sind zu verschlüsseln:

F19.0	*Psychische und Verhaltensstörungen durch multiplen Substanzgebrauch und Konsum anderer psychotroper Substanzen: Akute Intoxikation [akuter Rausch]*
F11.0	*Psychische und Verhaltensstörungen durch Opioide: Akute Intoxikation [akuter Rausch]*
F11.2	*Psychische und Verhaltensstörungen durch Opioide: Abhängigkeitssyndrom*
F10.0	*Psychische und Verhaltensstörungen durch Alkohol: Akute Intoxikation [akuter Rausch]*
F10.2	*Psychische und Verhaltensstörungen durch Alkohol: Abhängigkeitssyndrom*
U69.30!	*Intravenöser Konsum von Heroin*
Z51.83	*Opiatsubstitution*

ALLGEMEINE KODIERRICHTLINIEN FÜR PROZEDUREN

Diese Kodierrichtlinien beziehen sich auf den **amtlichen Operationen- und Prozedurenschlüssel OPS Version 2019**.

PP001a Allgemeine Kodierrichtlinien für Prozeduren

Alle Prozeduren, die vom Zeitpunkt der Aufnahme bis zum Zeitpunkt der Entlassung vorgenommen wurden und im OPS abbildbar sind, sind zu kodieren. Dieses schließt alle diagnostischen, therapeutischen und pflegerischen Prozeduren ein, einschließlich traditioneller „nicht-chirurgischer" Prozeduren.

Es gibt keine Kodierrichtlinie, die die Reihenfolge der Prozeduren regelt. Jedoch sollten die aufwändigeren Prozeduren zuerst angegeben werden, da die Anzahl der zur Verfügung stehenden Schlüsselnummer-Felder begrenzt ist.

Hinweis der Selbstverwaltung: Zu kodieren sind auch die von der psychiatrischen/ psychosomatischen Einrichtung nach § 17d KHG veranlassten Leistungen (z.B. interne und externe konsiliarische Leistungen), sofern diese nicht durch die Einrichtung selbst außerhalb von § 17d KHG oder einen anderen Leistungserbringer mit der Krankenkasse abgerechnet werden.

Prozedurenkomponenten

Normalerweise ist eine Prozedur vollständig mit all ihren Komponenten, wie z.B. Vorbereitung, Lagerung, Anästhesie, Zugang, Naht, usw., in einem Kode abgebildet (siehe Beispiel 1). Abweichungen davon sind in den Hinweisen beschrieben. Bei den Operationen am Nervensystem zum Beispiel ist gewöhnlich der Zugang zusätzlich zu kodieren.

Deshalb werden diese individuellen Komponenten einer bereits kodierten Prozedur nicht noch einmal gesondert verschlüsselt.

Ebenso sind eingriffsverwandte diagnostische Maßnahmen nicht gesondert zu kodieren, wenn diese in derselben Sitzung durchgeführt werden und regelhaft Bestandteil der interventionell-therapeutischen Prozeduren sind und dies im OPS nicht anders geregelt ist (z.B. Papillotomie bei ERCP (diagnostische retrograde Darstellung der Gallenwege) wird nicht verschlüsselt).

Auch andere Prozeduren, wie z.B. Schmerztherapie (mit Ausnahme des OPS-Kodes 8-919 *Komplexe Akutschmerzbehandlung*), sind nur dann zu kodieren, wenn sie als alleinige Maßnahmen durchgeführt wurden (siehe Beispiel 2).

Beispiel 1

Eine Anästhesie bei einer Elektrokonvulsionstherapie ist im Kode enthalten und wird nicht gesondert kodiert.

Beispiel 2

Eine epidurale Schmerztherapie als alleinige therapeutische Maßnahme (ohne direkten Zusammenhang mit einer anderen Prozedur), zum Beispiel während eines stationären Aufenthaltes mit Chemotherapie (3 Tage, 2 Medikamente) bei metastasierendem Karzinom, wird gesondert kodiert.

8-543.32	*Mittelgradig komplexe und intensive Blockchemotherapie, 3 Tage, 2 Medikamente*
8-910	*Epidurale Injektion und Infusion zur Schmerztherapie*

Eigenständige Prozeduren, die nicht im direkten Zusammenhang mit einer operativen Prozedur stehen, werden getrennt kodiert.

Beispiel 3

Ein präoperatives CT des Abdomens mit Kontrastmittel und eine Hemikolektomie links werden beide kodiert.

3-225	*Computertomographie des Abdomens mit Kontrastmittel*
5-455.64	*Partielle Resektion des Dickdarmes; Resektion des Colon descendens mit linker Flexur [Hemikolektomie links]; offen chirurgisch mit Anastomosen-Anus praeter*

PP004a Nicht vollendete oder unterbrochene Prozedur

Wenn eine Prozedur aus irgendeinem Grund unterbrochen oder nicht vollendet wurde, ist wie folgt vorzugehen:

1. Gibt es einen spezifischen Kode für eine misslungene Prozedur (siehe Beispiel 1), so ist dieser zu verwenden.
2. Lässt sich die bisher erbrachte Teilleistung mit dem OPS kodieren, so wird nur die Teilleistung kodiert (siehe Beispiel 2).
3. Wird eine Prozedur nahezu vollständig erbracht, so wird sie kodiert.
4. In allen anderen Fällen ist die geplante, aber nicht komplett durchgeführte Prozedur zu kodieren.

Beispiel 1

Für einige misslungene Prozeduren gibt es spezifische Kodes.

5-733	*Misslungene vaginale operative Entbindung und zugehörige 5-Steller*
8-510.1	*Misslungene äußere Wendung*

Beispiel 2

Wenn eine Laparotomie vorgenommen wurde, um eine Appendektomie durchzuführen, aber die Appendektomie aufgrund eines Herzstillstandes nicht ausgeführt wurde, wird nur die Laparotomie kodiert.

5-541.0	*Explorative Laparotomie*

PP005g Multiple/Bilaterale Prozeduren

Multiple Prozeduren

Bei Prozeduren aus dem Bereich „Behandlung bei psychischen und psychosomatischen Störungen und Verhaltensstörungen bei Erwachsenen (9-60...9-64)“ bzw. „Behandlung bei psychischen und psychosomatischen Störungen und Verhaltensstörungen bei Kindern und Jugendlichen (9-65...9-69)“, die den Hinweis beinhalten, dass ein Kode aus diesem Bereich einmal pro Woche anzugeben ist, ist als Bezugsdatum für die jeweils zu kodierende Leistungsperiode der erste Tag der vom Kode bestimmten Periode anzugeben.

Beispiel 1

Ein 25-jähriger Patient wird am Donnerstag, den 04.08. aufgrund eines seit fünf Tagen akut aufgetretenen selbst- und fremdgefährdenden Verhaltens auf einer psychiatrischen Station unter Anwendung von besonderen Sicherungsmaßnahmen untergebracht. Es zeigt sich starke und schnelle Erregbarkeit mit fremdaggressivem Verhalten. Aufmerksamkeit und Konzentration sind schwer beeinträchtigt. Der formale Gedankengang ist inkohärent bis zerfahren; ferner wird über akustische Halluzinationen in Form von kommentierenden Stimmen berichtet. Der Patient ist in der ersten Woche (von Donnerstag, 04.08. bis Mittwoch, 10.08.) des stationären Aufenthaltes misstrauisch, kaum kontaktfähig. Ein geordnetes Gespräch ist nicht möglich. Affektiv besteht hochgradige Gespanntheit. Immer wieder äußert der Patient Suizidabsichten mit konkreten Ausführungsplänen. Viele ärztliche Kurzkontakte sind nötig, die jeweils weit unter einer Zeitdauer von 25 Minuten liegen. In der zweiten Woche (von Donnerstag, 11.08. bis Montag, 15.08.) ist die psychotische Symptomatik weitgehend remittiert, der Patient ist zunehmend stabiler. Fremdaggressives Verhalten ist nicht mehr nachweisbar. Therapeutische Einzelkontakte finden von Spezialtherapeuten am 14.08. und 15.08. und von ärztlicher Seite am 15.08. über jeweils 25 Minuten statt. Ab Dienstag, 16.08. sind keine Intensivbehandlungsmerkmale mehr vorhanden, so dass ein Wechsel der Behandlungsart mit Einstufung in die Regelbehandlung erfolgt. Am 17.08. wird vom Arzt 1 Einzeltherapieeinheit erbracht. In der dritten Woche vom 18.08. bis 24.08. werden vom Arzt 1 Einzeltherapieeinheit und von den Spezialtherapeuten 3 Einzeltherapieeinheiten erbracht. Am 25.8. erhält der Patient noch einmal vom Arzt 1 Einzeltherapieeinheit.

Hauptdiagnose:	F23.2	*Akute schizophreniforme psychotische Störung*

Prozeduren:

1. **Behandlungsart (Komplexkodes),**
   Periodizität: nicht wöchentlich, zu Beginn oder bei Wechsel anzugeben

   a) Do. 04.08. bis Mi. 10.08.: Intensivbehandlung (mit drei Merkmalen)
   OPS: 9-619, Bezugsdatum: Do. 04.08.

   Wechsel der Anzahl der Merkmale in der Intensivbehandlung am Do. 11.08.

   b) Do. 11.08. bis Mo. 15.08.: Intensivbehandlung (mit zwei Merkmalen)
   OPS: 9-618, Bezugsdatum: Do. 11.08.

   Wechsel der Behandlungsart von Intensiv- in Regelbehandlung am Di. 16.08.

   c) Di. 16.08. bis Fr. 26.08. (Entlassung): Regelbehandlung
   OPS: 9-607, Bezugsdatum: Di. 16.08.

../.. (wird fortgesetzt)

../.. (Fortsetzung)

2. Therapieeinheiten (Zusatzkodes),
Periodizität: einmal pro Woche

a)	Woche 1 (04.08.-10.08.):	0 TE	OPS 9-649.0
		Bezugsdatum:	04.08.
b)	Woche 2 (11.08.-17.08.):	Arzt 2 TE	OPS 9-649.11
		Spezialtherapeuten 2 TE	OPS 9-649.51
		Bezugsdatum:	11.08.
c)	Woche 3 (18.08.-24.08.):	Arzt 1 TE	OPS 9-649.10
		Spezialtherapeuten 3 TE	OPS 9-649.52
		Bezugsdatum:	18.08.
d)	Woche 4 (25.08.-26.08.):	Arzt 1 TE	OPS 9-649.10
		Bezugsdatum:	25.08.

Anmerkung: Aus Anschauungsgründen sind in diesem Beispiel die Therapieeinheiten auf wenige beschränkt und beispielhaft nur für Ärzte und Spezialtherapeuten angegeben. Gleichermaßen wird die Kodierung der Behandlungsart aus Anschauungsgründen dargestellt, wenngleich sich diese Kodierrichtlinie auf „einmal pro Woche" anzugebende Kodes bezieht. Gemäß OPS beginnt die wöchentliche Abgrenzung der Therapieeinheiten mit dem Tag der Aufnahme. Auf andere, ebenfalls zu kodierende Kodes bzw. Leistungen, wie beispielsweise die Einstufung in die Behandlungsbereiche nach der Psychiatrie-Personalverordnung (Psych-PV) oder weitere Zusatzkodes wurde an dieser Stelle bewusst verzichtet.

Tabelle zu PP005 (Multiple Prozeduren)

Behandlungsart/ Leistungsinhalt	Therapieeinheiten	Datum	Behandlungsart OPS-Kode (anlassbezogene Kodierung)	Leistungs-periode Behandlungs-art	Therapieeinheiten OPS-Kode (wöchentliche Kodierung)	Leistungs-periode Therapie-einheiten
Intensivbehandlung (3 Merkmale: Anwendung von besonderen Sicherungsmaßnahmen, akute Selbstgefährdung durch Suizidalität und akute Fremdgefährdung) *Leistungsinhalt:* Aufnahme, häufige Kurzkontakte, hoher Gesprächs-, Pflege- und Überwachungsaufwand		Do, 04.08.	9-619 Bezugsdatum: 04.08.	Do. 04.08. bis Mi. 10.08.	9-649.0 Bezugsdatum: 04.08.	Woche 1 Do. 04.08. bis Mi. 10.08.
		Fr, 05.08.				
		Sa, 06.08.				
		So, 07.08.				
		Mo, 08.08.				
		Di, 09.08.				
		Mi, 10.08.				
Intensivbehandlung (2 Merkmale: Anwendung von besonderen Sicherungsmaßnahmen und akute Selbstgefährdung durch Suizidalität) *Leistungsinhalt:* Zusätzliche therapeutische Einzelkontakte ab 25 Minuten Dauer		Do, 11.08.	9-618 Bezugsdatum: 11.08.	Do. 11.08. bis Mo. 15.08.	9-649.11 9-649.72 Bezugsdatum: 11.08.	Woche 2 Do. 11.08. bis Mi. 17.08.
		Fr, 12.08.				
		Sa, 13.08.				
	Pflege: 1	So, 14.08.				
	Arzt: 1, Pflege: 1	Mo, 15.08.				
Regelbehandlung *Leistungsinhalt:* Weitergehende therapeutische Arbeit, Entlassungsvorbereitung		Di, 16.08.	9-607 Bezugsdatum: 16.08.	Di. 16.08. bis Fr. 26.08.		
	Arzt: 1, Pflege: 1	Mi, 17.08.				
	Pflege: 1 (Gruppe)	Do, 18.08.			9-649.11 9-649.84 Bezugsdatum: 18.08.	Woche 3 Do. 18.08. bis Mi. 24.08.
	Arzt: 1, Pflege: 1 (Gruppe)	Fr, 19.08.				
		Sa, 20.08.				
		So, 21.08.				
	Pflege: 1 (Gruppe)	Mo, 22.08.				
	Pflege: 1 (Gruppe)	Di, 23.08.				
	Arzt: 1, Pflege: 1 (Gruppe)	Mi, 24.08.				
	Arzt: 1	Do, 25.08.			9-649.10 Bezugsdatum: 25.08.	Woche 4 Do. 25.08. bis Fr. 26.08.
		Fr, 26.08.				

Bezugsdatum von Leistungsperioden bei Fallzusammenführung

Bei mehreren Aufenthalten, die gemäß der Vereinbarung über die pauschalierenden Entgelte für die Psychiatrie und Psychosomatik (PEPPV) zu einem Abrechnungsfall zusammengefasst werden müssen, ist hinsichtlich der Angabe des Bezugsdatums für die jeweiligen Leistungsperioden folgendes zu beachten:

Für den in der chronologischen Reihenfolge ersten Aufenthalt, ist als Bezugsdatum für die jeweils zu kodierende Leistungsperiode der erste Tag der vom Kode bestimmten Periode anzugeben (siehe auch Beispiel 1).

Dies gilt gleichermaßen für alle Aufenthalte, die gemäß PEPPV zu einem Abrechnungsfall zusammengefasst werden müssen. Das bedeutet, dass keine Anpassung der Bezugsdaten an den ersten bzw. einen anderen vorherigen Aufenthalt erfolgt, der unter die Regel der Fallzusammenführung fällt.

Beispiel 2

Ein Patient wird viermal innerhalb von 30 Tagen stationär aufgenommen. Alle Aufenthalte sind gemäß PEPPV zusammenzuführen.

Aufenthalt 1

Aufnahme:	Montag, 06.01.		
Entlassung:	Donnerstag, 09.01.		
Prozeduren:	9-607	*Regelbehandlung bei Erwachsenen*	Bezugsdatum: Mo, 06.01.
	9-649.11	*Einzeltherapie durch Ärzte (2 TE/Woche)*	Bezugsdatum: Mo, 06.01.

Aufenthalt 2

Aufnahme:	Samstag, 11.01.		
Entlassung:	Freitag, 17.01.		
Prozeduren:	9-607	*Regelbehandlung bei Erwachsenen*	Bezugsdatum: Sa, 11.01.
	9-649.12	*Einzeltherapie durch Ärzte (3 TE/Woche)*	Bezugsdatum: Sa, 11.01.

Aufenthalt 3

Aufnahme:	Donnerstag, 23.01.		
Entlassung:	Dienstag, 27.01.		
Prozeduren:	9-607	*Regelbehandlung bei Erwachsenen*	Bezugsdatum: Do, 23.01.
	9-649.11	*Einzeltherapie durch Ärzte (2 TE/Woche)*	Bezugsdatum: Do, 23.01.

Aufenthalt 4

Aufnahme:	Mittwoch, 05.02.		
Entlassung:	Samstag, 08.02.		
Prozeduren:	9-607	*Regelbehandlung bei Erwachsenen*	Bezugsdatum: Mi, 05.02.
	9-649.11	*Einzeltherapie durch Ärzte (2 TE/Woche)*	Bezugsdatum: Mi, 05.02.

Anmerkung: Aus Anschauungsgründen wurden in diesem Beispiel vereinfachend nur die jeweils zu kodierenden Komplexkodes für die Behandlungsart und die Zusatzkodes für die Einzeltherapieeinheiten durch Ärzte angegeben.

PP007a Endoskopie multipler Gebiete (Panendoskopie)

Endoskopien multipler Gebiete sind nach dem am weitesten eingesehenen bzw. tiefsten Gebiet zu kodieren.

Beispiel 1

Eine einfache Ösophago-, Gastro-, Duodeno-, Jejuno- und Ileoskopie wird kodiert als

1-636.0	*Diagnostische Intestinoskopie (Endoskopie des tiefen Jejunums und Ileums), einfach (durch Push-Technik)*

PP009a Anästhesie

Die Kodierung der Anästhesie mit einem Kode aus 8-90 sollte sich auf Ausnahmesituationen beschränken. Dies gilt beispielsweise dann, wenn Schockpatienten, Kleinkinder oder nicht kooperative Patienten eine Anästhesie erhalten, damit eine diagnostische oder therapeutische Prozedur durchgeführt werden kann, die normalerweise ohne Anästhesie erbracht wird.
Gibt es einen Kode für die durchgeführte Prozedur, so ist dieser zusammen mit einem Kode aus 8-90 für die Anästhesie anzugeben (siehe Beispiel 1). Gibt es keinen Kode für die durchgeführte Prozedur, so ist der Kode aus 8-90 für Anästhesie alleine anzugeben.

Beispiel 1

Ein Patient mit schwerer Intelligenzminderung und agitiert-aggressivem Verhalten wird nach mehreren Stürzen stationär aufgenommen. Es wird ein Kernspintomogramm des Schädels unter Narkose durchgeführt.

3-820	*Magnetresonanztomographie des Schädels mit Kontrastmittel*
8-900	*Intravenöse Anästhesie*

PP012e Prozeduren, unterschieden auf der Basis von Größe, Zeit oder Anzahl

Bestimmte Prozeduren des OPS, insbesondere aus Kapitel 6 und 8, werden auf der Basis von Größe, Zeit oder Anzahl unterschieden.

Mengen- bzw. Zeitangaben sind zu addieren, die Summe ist einmal pro Aufenthalt zu kodieren.

Soweit der OPS für die Gabe von Medikamenten oder Blutprodukten eine Dosis- bzw. Mengenangabe vorsieht, ist **nur die dem Patienten tatsächlich verabreichte Dosis bzw. Menge** zu kodieren.

Beispiel 1

Ein Patient wird aufgrund einer schweren rezidivierenden depressiven Störung stationär behandelt. Als Nebendiagnose ist seit Jahren eine Psoriasis vom Plaque Typ bekannt. Der Patient befindet sich 42 Tage in stationärer Behandlung. In diesem Behandlungszeitraum werden dem Patienten unter Einhaltung des bestehenden Therapieschemas zur Behandlung der Psoriasis dreimalig 40 mg Adalimumab subkutan verabreicht.

Die Medikamentengabe wird kodiert mit

6-001.d4	*Adalimumab, parenteral, 120 mg bis unter 160 mg*

Hinweis der Selbstverwaltung: Die oben stehenden Regelungen entsprechen den Kodiervorschriften in den Deutschen Kodierrichtlinien für das G-DRG-System. Bezüglich ihrer leistungsgerechten Anwendung in der Psychiatrie/Psychosomatik bestehen abweichende Positionen innerhalb der Selbstverwaltung. Eine abschließende Lösung ist im Kontext der Kalkulation des Entgeltsystems für die Psychiatrie/Psychosomatik noch zu prüfen.

PP014f Prozeduren, die normalerweise nicht verschlüsselt werden

Prozeduren, die routinemäßig bei den meisten Patienten und/oder mehrfach während eines Krankenhausaufenthaltes durchgeführt werden, werden nicht verschlüsselt, da sich der Aufwand für diese Prozeduren in der Diagnose oder in den anderen angewendeten Prozeduren widerspiegelt (siehe Beispiel 1). Sie wurden aus diesem Grunde auch nicht in den OPS aufgenommen. Diese sollen auch nicht mit den Resteklassen „Andere ...“ verschlüsselt werden

Tabelle 1: Beispiele für nicht kodierbare Prozeduren
▪ Gipsverbände mit Ausnahme aufwändiger Gipsverbände (8-310)
▪ Verbände, außer bei großflächigen und schwerwiegenden Hauterkrankungen (8-191)
▪ Kardioplegie
▪ Kardiotokographie (CTG)
▪ Medikamentöse Therapie mit folgenden Ausnahmen: - bei Neugeborenen - nicht-antibiotische Chemotherapie - systemische Thrombolyse - Immunglobulingabe - Gabe von Gerinnungsfaktoren - Andere Immuntherapie (8-547) - antiretrovirale Therapie - Medikamente aus 6-00
▪ Ruhe-EKG
▪ Langzeit-EKG
▪ Belastungs-EKG
▪ 24-Stunden-Blutdruckmessung
▪ Legen einer Magensonde
▪ Legen eines transurethralen Blasenkatheters
▪ Subkutane Medikamentengabe, z. B. Heparin
▪ Blutentnahme
▪ Aufnahme- und Kontrolluntersuchung
▪ Visite
▪ Konventionelle Röntgenuntersuchungen
▪ Lungenfunktionstest mit Ausnahme von pneumologischen Funktionsuntersuchungen (1-71)
▪ Blutgasanalyse in Ruhe
▪ Atemgasanalyse
▪ Sonographien mit Ausnahme der Endosonographie und der komplexen differentialdiagnostischen Sonographie mit digitaler Bild- und Videodokumentation

Beispiel 1

- Eine Röntgenaufnahme und ein Gipsverband sind bei der Diagnose einer Radius-Fraktur (Colles) üblich.
- Die Gabe von Antibiotika wird bei der Diagnose einer Pneumonie erwartet.

Es handelt sich also um Standardmaßnahmen bei bestimmten Diagnosen und Prozeduren, deren gesonderte Kodierung deshalb nicht erforderlich ist.

Verfahren, die sich bei der Entwicklung des pauschalierenden Entgeltsystems doch als gruppierungsrelevant herausstellen sollten, werden im Rahmen der Pflege des OPS und der Kodierrichtlinien berücksichtigt.

PP016a Verbringung

Prozeduren im Rahmen einer Verbringung werden durch das verbringende Krankenhaus kodiert.

ANHANG A

Grundregeln zur Verschlüsselung (WHO)

Das Alphabetische Verzeichnis enthält viele Bezeichnungen, die in Band 1 nicht vorkommen. Für die Bestimmung einer Schlüsselnummer sind sowohl das Alphabetische Verzeichnis als auch das Systematische Verzeichnis heranzuziehen.

Bevor der Kodierer mit der Verschlüsselungsarbeit beginnt, müssen die Grundsätze der Klassifikation und des Verschlüsselns bekannt sein. Ferner sollte über einige Übungspraxis verfügt werden.

Im Folgenden wird für den gelegentlichen Benutzer der ICD ein einfacher Leitfaden aufgezeichnet:

1. Feststellung der Art der Angabe, die verschlüsselt werden soll, und Zugriff auf den entsprechenden Teil des Alphabetischen Verzeichnisses. Handelt es sich bei der Angabe um eine Krankheit bzw. Störung oder Verletzung oder um einen sonstigen in den Kapiteln I-XIX oder XXI-XXII zu klassifizierenden Zustand, ist Teil 1 des Alphabetischen Verzeichnisses zu berücksichtigen. Handelt es sich bei der Angabe um die äußere Ursache einer Verletzung oder um ein Ereignis, das Kapitel XX zuzuordnen ist, ist Teil 2 des Alphabetischen Verzeichnisses zu berücksichtigen.
2. Auffinden des Leitbegriffes. Bei Krankheiten bzw. Störungen und Verletzungen ist das gewöhnlich die Hauptbezeichnung des pathologischen Zustandes. Dennoch sind im Alphabetischen Verzeichnis auch einige Zustände, die mit Adjektiven oder Eponymen ausgedrückt werden, als Leitbegriffe aufgenommen.
3. Jeder Hinweis unter dem Leitbegriff ist zu lesen und zu befolgen.
4. Sämtliche Bezeichnungen, die in runden Klammern hinter dem Leitbegriff stehen, sind zu lesen (sie haben keinen Einfluss auf die Schlüsselnummer). Ebenso sind sämtliche eingerückte Bezeichnungen unter den Leitbegriffen zu lesen (diese Modifizierer können die Schlüsselnummer verändern), bis sämtliche Einzelbegriffe der Diagnosenbezeichnung berücksichtigt sind.
5. Sämtliche Querverweise des Alphabetischen Verzeichnisses („siehe" und „siehe auch") sind zu beachten.
6. Die Richtigkeit der ausgewählten Schlüsselnummern ist durch Rückgriff auf das Systematische Verzeichnis zu überprüfen. Es ist zu beachten, dass im Alphabetischen Verzeichnis eine 3-stellige Kategorie mit einem Strich in der 4. Stelle bedeutet, dass in Band 1 4-stellige Unterteilungen vorhanden sind. Weitere Unterteilungen, die für zusätzliche Stellen angewandt werden können, sind im Alphabetischen Verzeichnis nicht aufgeführt, falls sie doch benutzt werden sollen, sind sie nach Band 1 zu bestimmen.
7. Die Inklusiva und Exklusiva [Inkl. bzw. Exkl.] der jeweils ausgewählten Schlüsselnummer bzw. des Kapitels, der Gruppe oder der Kategorienüberschrift sind zu beachten.
8. Zuweisung der Schlüsselnummer.

ANHANG B

ZUSAMMENFASSUNG DER ÄNDERUNGEN

Deutsche Kodierrichtlinien für die Psychiatrie/Psychosomatik Version 2019 gegenüber der Vorversion 2018

Arbeitsschritte

Zur Erstellung der Deutschen Kodierrichtlinien für die Psychiatrie/Psychosomatik (DKR-Psych) Version 2019 wurden folgende Arbeitsschritte durchgeführt (s. a. Einleitung Version 2019):

- Redaktionelle Überarbeitung des Manuskripts der Version 2018
- Anpassung an die ICD-10-GM Version 2019
- Anpassung an den OPS Version 2019

Geänderte Textpassagen und Beispiele wurden durch Balken am rechten Seitenrand gekennzeichnet. Geringfügige redaktionelle Änderungen zur Vorversion 2018 sind nicht markiert.

Neue Kodierrichtlinien und Kodierrichtlinien, bei denen sich inhaltliche Änderungen ergeben haben, wurden in der fortlaufenden Nummerierung am Ende mit „g" bezeichnet. Ergaben sich durch die Anpassung von ICD-10-GM bzw. OPS neue Kodiermöglichkeiten, so wurde dies als inhaltliche Änderung der DKR-Psych bewertet. Kodierrichtlinien, in denen z.B. nur die Texte in Beispielen angepasst wurden, wurden in der Nummerierung nicht geändert. Rein redaktionelle Anpassungen von ICD-10-GM und OPS werden im Anhang B nicht aufgeführt.

Nachfolgend sind die wesentlichen Änderungen in den einzelnen Abschnitten und für die verschiedenen Kodierrichtlinien kurz dargestellt.

Wesentliche Änderungen

Allgemeine Kodierrichtlinien für Krankheiten

PD012a Mehrfachkodierung

Aufnahme der neu in die ICD-10-GM aufgenommenen Diagnosen K74.7-! *Klinische Stadien der Leberzirrhose* und L40.7-! *Schweregrad der Psoriasis* in die Tabelle 1 (mit einem Ausrufezeichen gekennzeichnete Kategorien/Kodes).

PD008a Verdachtsdiagnosen

Austausch des Begriffes „Klinik" in „Krankenhaus" in Beispiel 2.

PP016a Verbringung

Austausch des Begriffes „Klinik" in „Krankenhaus".

Allgemeine Kodierrichtlinien für Prozeduren

PP005g Multiple/Bilaterale Prozeduren

Anpassung von Beispiel 1 der Kodierrichtlinie und der Tabelle zu PP005 aufgrund der Streichung der Prozeduren für die Anzahl der Therapieeinheiten pro Woche durch Pflegefachpersonen im OPS Version 2019. Zur Erläuterung der Kodierung werden nun beispielhaft Prozeduren für die Anzahl der Therapieeinheiten pro Woche durch Spezialtherapeuten herangezogen.

SCHLAGWORTVERZEICHNIS

A

B

D

E

F

H

I

K

Z

SCHLÜSSELNUMMERVERZEICHNIS

ICD-Kode-Index

OPS-Kode-Index

Autorenverzeichnis

Draheim, Michael

Michael Draheim, M. Sc., geb. 1986, Gesundheits- und Krankenpfleger, Studium Health Care Management an der Hochschule Fulda sowie der Ernst-Moritz-Arndt-Universität Greifswald, seit 2015 Referent im Dezernat II – Krankenhausfinanzierung und -planung – bei der Deutschen Krankenhausgesellschaft e.V.

Koerdt, Stefan

Studium an der FH Osnabrück, Studiengang „Betriebswirtschaft in Einrichtungen des Gesundheitswesens", seit 2001 Referent im Dezernat II – Krankenhausfinanzierung und -planung – der Deutschen Krankenhausgesellschaft e.V., Berlin

Laufer, Dr. med. Roland

Studium der Medizin bis 1999, Studium der Volkswirtschaft bis 2001. Von 2001 bis 2010 stv. Geschäftsführer im Klinikum Fichtelgebirge gGmbH. Seit 01.04.2010 Geschäftsführer im Dezernat II – Krankenhausfinanzierung und -planung – bei der Deutschen Krankenhausgesellschaft e.V.

Petković, Dr. med. Ivan

Studium der Medizin und des Wirtschaftsrechts in Mainz. Von 2014 bis 2016 Klinik für Anästhesiologie mit Schwerpunkt operative Intensivmedizin der Charité Universitätsmedizin Berlin. Seit Dezember 2016 Referent im Dezernat Medizin I der Deutschen Krankenhausgesellschaft e.V.

Röske, Anja

Diplom-Pflegewirtin (FH), Studium der Pflege/Pflegemanagement von 2008 bis 2012 an der Evangelischen Hochschule Berlin, von 2012 bis 2014 Referentin in der Zentrale der HELIOS Kliniken GmbH, Gesundheits- und Krankenpflegerin, seit Mai 2015 Referentin im Dezernat VII – Qualitätssicherung, Transplantationsmedizin und Psychiatrie – bei der Deutschen Krankenhausgesellschaft e.V.

Roths, Urban

Studium der Medizin an der Universität zu Köln und Approbation als Arzt. Von 1995 bis 2001 Projektleiter und Prokurist der Gesellschaft für betriebswirtschaftliche Beratung im Gesundheitswesen, GEBERA GmbH in Köln. Seit 2001 Referent und seit 2004 stellvertretender Geschäftsführer im Dezernat II – Krankenhausfinanzierung und -planung – der Deutschen Krankenhausgesellschaft e.V., Berlin

Schlottmann, Dr. med. Nicole

Studium der Humanmedizin an der Universität Bonn, anschließend Innere Medizin am Malteser-Krankenhaus Bonn, Wissenschaftliche Mitarbeiterin am Zentralinstitut für die Kassenärztliche Bundesvereinigung, Beratende Ärztin beim AOK-Bundesverband (Vertragsabteilung stationärer Sektor). Seit Oktober 2000 Leiterin des Bereiches Medizin. Seit April 2004 Geschäftsführerin Dezernat Medizin bei der Deutschen Krankenhausgesellschaft e.V.

Vaillant, Jochen

Dipl.-Soz.-Ök., Krankenpfleger, Studium der Wirtschafts- und Sozialwissenschaften an der Hamburger Universität für Wirtschaft und Politik. Von 2003 bis 2008 und seit August 2012 Referent im Dezernat II – Krankenhausfinanzierung und -planung – der Deutschen Krankenhausgesellschaft e.V.